Schönheit und Psychotherapie

Lukas Hartl, Mag. phil., Studium der Philosophie und Musiktherapie in Graz und Wien, wissenschaftliche Publikationen an der Schnittstelle dieser beiden Disziplinen (Johannes Th. Eschen-Preis 2012 der Deutschen Musiktherapeutischen Gesellschaft), derzeit in Ausbildung zum Psychoanalytiker, Musiktherapeut an der Universitätsklinik Innsbruck, lukashartl@gmx.at.

Lukas Hartl

Schönheit und Psychotherapie

Facetten einer Wechselbeziehung

PARODOS

Bibliografische Information der Deutschen Nationalbibliothek
Die Deutsche Nationalbibliothek verzeichnet diese Publikation in der Deutschen Nationalbibliografie; detaillierte bibliografische Daten sind im Internet über http://d-nb.ddb.de abrufbar.

Druck: Print Group Sp. z o.o., Stettin
Printed in Poland

ISBN: 978-3-938880-86-9

www.parodos.de

Inhalt

Einleitung

Das Schöne, in triadischer Verbindung mit dem Wahren und Guten über zwei Jahrtausende ein zentraler Bezugspunkt der abendländischen Geistesgeschichte, wurde im Laufe der letzten zweihundert Jahre zunehmend suspekt. Bereits im Übergang vom Mittelalter zur Neuzeit zeichnete sich mit der Ästhetisierung und Subjektivierung des Schönen eine Entwicklung ab, die bis heute alle einschlägigen Diskurse bestimmt: Das Schöne gilt fortan nur mehr als ein *ästhetisches* Phänomen, seine ontologischen, ethischen und erkenntnistheoretischen Implikationen geraten außer Acht.

Insofern das Ästhetische in der Kunst gipfelt, wird diese auch zur Domäne und zum genuinen Ort des Schönen erklärt. Doch selbst die Kunst betont, spätestens seit Beginn der Moderne und in verständlicher Reaktion auf die ästhetische Verkürzung des Schönen, immer vehementer auch das Hässliche, Abgründige, Ungeheure; im Kontrast dazu konnten die klassischen Schönheitsideale und deren kanonisierte Ausdrucksformen leicht als weltfremder Schein, als politisch oder religiös vereinnahmte Ideologie abgetan werden.

Andererseits scheint das Schöne heute realer und wirkmächtiger denn je – der Schönheitskult in vielen Bereichen unserer Gesellschaft bezeugt dies auf eine Art und Weise, die zugleich die Verzerrung und Verengung des zugrundeliegenden Schönheitsbegriffs deutlich vor Augen führt. Kaum ein anderes Wort wird derart inflationär verwendet: Wir sprechen von schönem Wetter, schöner Kunst, schönen Autos, schönen Menschen, schöner Zeit, schöner Natur, einer schönen Begegnung, einem schönen Gespräch. Alles irgendwie positiv Besetzte kann, wie es scheint, auch mit dem Prädikat „schön" versehen werden – doch mit welchem Recht? Handelt es sich hier nur um eine leere Sprachkonvention, oder kommt dem Schönen im Grunde tatsächlich eine derart umfassende Bedeutung zu, die weit über den Bereich der Kunst und der Natur hinaus reicht? Der Aufweis einer solch grundlegenden Bedeutung wäre auch die Voraussetzung einer möglichen Klärung jenes Zusammenhangs, der im Titel dieser Studie anklingt und auf den ersten Blick befremden mag: Was hat das Schöne mit Psychotherapie zu tun?

Zwar finden sich bald erste Assoziationen im Schnittfeld von Schönheit und Gesundheit – man denkt hier wohl zunächst an die „Schönheitschirurgie" oder an eine ästhetisch ansprechende Gestaltung klinischer Umgebungen, in weiterer Folge vielleicht auch noch an verschiedene Vorteile von „schönen" Menschen, d.h. hier von physischer Attraktivität als Anzeichen für körperliche Fitness und Gesundheit.[1] Der volle Begriff des Schö-

---

1 Die Vorteile von attraktiven Menschen reichen laut neueren Untersuchungen von besseren Chancen bei der Partnerwahl über diverse Bevorzugungen in

nen aber, um den es uns im Folgenden geht, ist damit noch nicht getroffen (was die partielle Bedeutung der genannten Phänomene nicht in Abrede stellt).

Im Bereich der Psychotherapie verweist der Begriff des Schönen im herkömmlichen, ästhetisch-künstlerischen Sinn vorderhand auf jene Therapieformen, die ihrerseits methodisch auf künstlerische Mittel zurückgreifen, die sogenannten „kreativen" oder „künstlerischen Therapien"[2]. Diese bilden auch den Ausgangspunkt für unser eigenes Fragen, ob und inwiefern von einer psychotherapeutischen Relevanz des Schönen die Rede sein kann. Wir gehen dabei vom Naheliegenden aus und suchen nach der Schönheit zunächst in den therapeutischen Mitteln, im künstlerischen Erleben und Ausdruck, kurzum den *ästhetischen Erfahrungen*, auf die jene künstlerischen Therapien setzen.

Tatsächlich führt uns eine genauere Analyse dessen, was „ästhetische Erfahrung" meint, auch auf die Spur des Schönen, die jedoch im Feld des Ästhetischen weder beginnt noch endet (Teil I–II). Im Weiterverfolgen dieser Spur bedarf es einer grundlegenden Klärung: Was bedeutet überhaupt *Erfahrung* im vollen phänomenologischen Sinn, im Unterschied etwa zur naturwissenschaftlich verstandenen Empirie (Teil III)? Dabei werden uns v.a. zwei konstitutive Momente näher beschäftigen: erstens die welterschließende Funktion unserer jeweiligen *Befindlichkeit* und zweitens die *zeitliche Struktur* unseres Erfahrens in ihren unterschiedlichen Ausprägungen. Erst ein hinreichendes Verständnis dieser Zusammenhänge versetzt uns in die Lage, auch die Eigenart der *Erfahrung des Schönen* klarer herausstellen zu können (Teil IV), die ihrerseits mit einer spezifischen Form der Gestimmtheit und des Zeiterlebens korreliert.

Im Zuge dessen wird uns die alte philosophische Frage nach dem Verhältnis des Schönen zum Wahren und Guten, oder modern gesprochen, nach seinen erkenntnistheoretischen und ethischen Bezügen, immer wieder beschäftigen. Vor allem Letztere führen uns schließlich zurück zu unserer Ausgangsfrage: Wir finden das Schöne nun (Teil V) nicht mehr nur als *ästhetisches* Phänomen im Umfeld der spezifisch *künstlerischen* Therapien,

---

Schule und Beruf bis hin zu milderen Urteilen vor Gericht. Vgl. Liessmann 2009, 91ff.

2 Damit sind all jene Therapieformen gemeint, in denen die gemeinsame aktive wie rezeptive Auseinandersetzung mit einem oder mehreren künstlerischen Medien (Musik, Tanz, Schauspiel, bildende Kunst, Poesie etc.) eine zentrale Rolle spielt, in denen also die Beziehung zwischen KlientIn und TherapeutIn über weite Strecken *in* einem solchen künstlerischen Medium stattfindet. Einen Einblick in die Grundlagen, verschiedenen Richtungen und Anwendungen künstlerischer Therapien gibt Heimes 2010. Vgl. auch Kap. V.2.1. der vorliegenden Arbeit.

sondern dem zuvor und analog dazu als Ausdruck einer *ethisch-zwischenmenschlichen* Grundhaltung, eines aktiven *Sein-Lassens* und Zur-Geltung-*Bringens,* wie es insbesondere auch dem professionellen Beziehungsangebot von PsychotherapeutInnen zugrunde liegt (darüber hinaus freilich ebenso in privaten Beziehungen, in Pädagogik, Sozialarbeit und ähnlichen Professionen zum Tragen kommen kann). Diese Haltung bildet, wie sich zeigen wird, die Basis und damit einen der wesentlichen Wirkfaktoren der meisten heute gängigen Formen von Psychotherapie. Das Schöne erweist sich so gesehen, befreit aus seiner ästhetischen Verkürzung, als ein Moment, das die psychotherapeutische Praxis nicht nur beiläufig, sondern im Kern betrifft.[3]

Die vorliegende Studie möchte dazu beitragen, diesem Umstand auch in theoretischer Hinsicht Rechnung zu tragen. Den zahlreichen bestehenden Psychotherapiekonzepten soll keineswegs ein weiteres hinzugefügt, vielmehr manch geläufiger Begriff in einen größeren Zusammenhang und damit in ein neues Licht gerückt werden. Den eher philosophisch interessierten Leserinnen und Lesern gibt der Text Anlass zur Wiedergewinnung einer umfassenden und lebenspraktischen Theorie des Schönen, den Praktizierenden im Umfeld von Psychotherapie, Pädagogik und Sozialarbeit einen bisher kaum beachteten philosophischen Hintergrund für ein vertieftes Verständnis ihres eigenen Tuns. Die zahlreichen, z.T. ausführlichen Zitate und Fußnoten können als Ergänzung und Vertiefung gelesen, gegebenenfalls aber auch übersprungen werden. Sie sollen die vorgebrachten Thesen verdeutlichen, weiterführende Hinweise geben und die verwendeten Quellen angemessen würdigen. Die philosophische Grundlegung in den ersten Teilen des Buches ist für LeserInnen ohne einschlägige Vorkenntnisse konzipiert, sie holt deshalb an manchen Stellen etwas weiter aus und erlaubt sich hier und da auch Wiederholungen. Wer philosophisch geschult oder grundsätzlich weniger interessiert ist, mag hier wiederum über Einiges hinwegsehen – die conclusio im letzten Hauptabschnitt (Teil V) steht im Zweifelsfall auch für sich selbst.

---

[3] Im Hinblick auf dieses grundlegende und verbindende Moment, die zentrale Bedeutung der *zwischenmenschlichen Beziehung* von TherapeutIn und KlientIn, ist hier und im Folgenden auch von *der* Psychotherapie im Allgemeinen die Rede. Die oft beträchtlichen Unterschiede, die die einzelnen Therapieschulen in theoretischer und methodischer Hinsicht aufweisen, spielen demgegenüber eine vergleichsweise geringe Rolle. Die allgemeine Bezeichnung Psychotherapie bezieht sich demzufolge auf all jene Therapieverfahren, in deren *Zentrum* ein offenes zwischenmenschliches Beziehungsgeschehen steht. Davon zu unterscheiden wäre etwa ein medizinischer oder physikalischer Therapiebegriff, wie auch diverse „energetische“ oder suggestive Heilverfahren.

Im Sinne einer möglichst geschlechtergerechten Sprache wird, wo inklusive Formulierungen (z.B. KünstlerIn) den Sprachfluss zu sehr unterbrechen, abwechselnd die männliche und weibliche Form verwendet.

I. Ausgang von den Künstlerischen Therapien: Schönheit als „Ästhetische Erfahrung"

Wir gehen also zunächst von jener ersten Intuition aus, der zufolge ein Zusammenhang von Schönheit und Psychotherapie v.a. in den verschiedenen *künstlerischen* Therapieformen gegeben ist. Ganz allgemein und in einer ersten Annäherung kann gesagt werden: Künstlerische Therapien setzen (neben allgemeinen therapeutischen Wirkfaktoren, von denen noch die Rede sein wird) auf die Besonderheit von *ästhetischer Erfahrung*. Wir fragen also, worin diese Besonderheit besteht, wodurch sich ästhetische Erfahrung auszeichnet und von anderen Erfahrungsmodi etwa des handelnden Bewerkstelligens oder theoretischen Erkennens unterscheidet. Dabei folgen wir jedoch keiner bestimmten kunsttherapeutischen Ausrichtung, was immer auch eine gewisse Bindung an deren psychologisch-therapeutische Basistheorien bedeuten würde, sondern bemühen uns in spezifisch philosophisch-phänomenologischer Herangehensweise um größtmögliche Unvoreingenommenheit.

Die Rede von „ästhetischer Erfahrung" ist freilich eine sehr allgemeine. Es ist klar, dass sich etwa das Hören von Musik in vielerlei Hinsicht vom Lesen eines Romans, der Betrachtung eines Bildes, dem Riechen an einer Blume oder Schmecken einer Mahlzeit unterscheidet, ja bereits innerhalb der einzelnen Kunstgattungen ist eine unmittelbare Vergleichbarkeit der verschiedenen Formen oft nicht gegeben. Umso größer ist die philosophische Herausforderung, diese Vielfalt an ästhetischen Erfahrungsmöglichkeiten so zueinander in Beziehung zu setzen, dass dabei zwar gewisse gemeinsame Züge sichtbar werden, zugleich aber auch die jeweiligen Eigenheiten gewahrt bleiben.

Über die Bedeutung des Begriffs „Ästhetik" belehrt uns das Historische Wörterbuch der Philosophie:

> „Das Wort ‚Ästhetik' hat sich als Titel des Zweiges der Philosophie eingebürgert, in dem sie sich den Künsten und dem Schönen in der Allgemeinheit zuwendet, daß die Künste in ihrer gegenwärtigen Gestalt und in ihrer europäischen und außereuropäischen Geschichte gleicherweise als ästhetischer Gegenstand und die sie begleitenden Theorien [...] als ästhetische Theorien gelten." (Ritter 1980, Bd. 1, Sp. 555)

Ästhetik wird hier als Philosophie der Kunst definiert, ästhetisch wären demnach all jene Erfahrungen zu nennen, die wir im (re-)produktiven und rezeptiven Umgang mit den Künsten machen (welche in obiger Definition fraglos als der genuine Ort des Schönen vorausgesetzt werden). Zweifellos gebührt der Kunst eine zentrale Stellung im Bereich des Ästhetischen, zweifellos geht dieser Bereich aber auch über künstlerische Phänomene im engeren Sinn hinaus. Er umfasst, gemäß der ursprünglichen Bedeutung des griechischen Begriffes *aisthesis,* die sinnlich-leibliche Wahrnehmung und Empfindung im Allgemeinen.

Die Reduktion von Ästhetik auf Kunstphilosophie ergibt sich, wie wir noch näher sehen werden, erst aus bestimmten Grundannahmen des neuzeitlichen Denkens, steht also in Kontrast zur antiken und mittelalterlichen Weltanschauung und wird auch gerade in jüngerer Zeit wieder zunehmend in Frage gestellt. Einer der zahlreichen Beiträge zu ihrer Dekonstruktion stammt von dem Frankfurter Philosophen Martin Seel, der in seiner *Ästhetik des Erscheinens* (Seel 2003) versucht, der Vielfalt von ästhetischen Erfahrungsmöglichkeiten und ihrer Bedeutung für den Menschen gerecht zu werden, ohne dabei das Ästhetische zu verabsolutieren und mit dessen Grenzen auch seine Besonderheit preiszugeben.

Seel sieht in der ästhetischen *Erfahrung* eine Steigerungsform der noch grundlegenderen und allgemeineren ästhetischen *Wahrnehmung*. Nicht jede ästhetische Wahrnehmung ist demzufolge bereits eine ästhetische Erfahrung, hingegen basiert jede ästhetische Erfahrung auf einer ästhetischen Wahrnehmung. Ästhetische Erfahrung unterscheidet sich von ästhetischer Wahrnehmung dadurch, „dass sie für diejenigen, die sie durchleben, zum *Ereignis* wird. *Ästhetische Erfahrung,* mit einem Wort, *ist ästhetische Wahrnehmung mit Ereignischarakter*." (Seel 2007d, 58) Der *Ereignischarakter* der ästhetischen Erfahrung ist ein erster wichtiger Hinweis auf ihre Bedeutung und besondere Stellung innerhalb des Erfahrungskontinuums unseres Lebens – wir werden in weiterer Folge noch darauf zu sprechen kommen. Vorerst gilt es jedoch, die der ästhetischen Erfahrung zugrunde liegende ästhetische Wahrnehmung näher zu charakterisieren.

1. Was heißt *ästhetisch* wahrnehmen?

Die erste und allgemeinste Voraussetzung für eine spezifisch *ästhetische* Wahrnehmung ist gewissermaßen anthropologisch grundiert.

> „[…] allein dort, wo es eine propositionale, eine begrifflich artikulierte Wahrnehmung gibt, allein dort, wo sie wenigstens in Reichweite ist, tut sich eine markante Differenz zwischen ästhetischen und anderen Formen der Wahrnehmung auf. […] Menschen haben diese Fähigkeiten. Dennoch sind sie nicht daran gebunden, sich einem Gegenstand gegenüber auf diese oder jene Auffassung *von* diesem Gegenstand festzulegen. Sie können sich in ihrer Wahrnehmung freihalten von einer theoretisch oder praktisch bestimmten Verfügung dessen, wovon sie Wahrnehmung ist." (Seel 2003, 50f.)

Wir Menschen registrieren nicht einfach nackte Sinnesdaten, unsere Wahrnehmung ist begrifflich „instrumentiert" und somit propositional. Wir können etwas *als etwas*, als Ding, Sachverhalt etc. bestimmen und klassifizieren, indem wir es auf gewisse allgemeine Aspekte festlegen: so und so *ist* es. Erst vor dem Hintergrund dieser prinzipiellen Bestimmbarkeit können wir vom Bestimmen aber auch weitgehend absehen und etwas, wie im Falle der ästhetischen Wahrnehmung, primär in seinem *Erscheinen* sein und begegnen lassen.[4]

> „Die Grundunterscheidung, der die Ästhetik des Erscheinens ihren Namen verdankt, markiert eine Differenz zwischen *sinnlichem Sosein* und *ästhetischem Erscheinen*. Beides sind Arten, in denen die empirische Erscheinung eines Gegenstands zugänglich ist. Das ästhetische Erscheinen ist demnach ein Modus des sinnlichen Gegebenseins von etwas." (Seel 2003, 47)

Dabei bezieht sich der Terminus „Erscheinen" nicht nur auf Sichtbares, sondern ebenso auf alle anderen Sinnesmodalitäten, also auch auf das Tönen eines Tones, auf das Riechen eines Geruchs, auf das Schmecken eines Geschmacks, auf das Sich-Anfühlen eines Körpers.

Mit der genannten „Grundunterscheidung" werden keine einander ausschließenden Alternativen formuliert. Ästhetisch-vollzugsorientierte und theoretisch bzw. praktisch-zweckgerichtete Formen der Wahrnehmung können durchaus Hand in Hand gehen. Das Eine kann immer *auch* Elemente des Anderen enthalten, die jeweilige Gewichtung macht den Unterschied. Ästhetische Wahrnehmung eröffnet uns keine andere, „bloß" subjektive oder scheinbare Wirklichkeit, sondern vielmehr eine Dimension des Wirklichen, sinnlich Gegebenen, die uns in anderen Formen der Wahrnehmung weitgehend verschlossen bleibt.

1.1. Ästhetisches Subjekt: ein Spiel der Erkenntniskräfte

Ebenso wenig handelt es sich auf Seiten des wahrnehmenden Subjekts um ein eigenes Wahrnehmungsvermögen, gewissermaßen einen „sechsten Sinn", der in der ästhetischen Wahrnehmung zum Tragen käme. Dieselben sinnlichen und kognitiven Vermögen des Menschen, die auch allen anderen Wahrnehmungssituationen zugrunde liegen, treten hier vielmehr in eine spezifisch ästhetische Konstellation – sie sind, wie Immanuel Kant

[4] Das Motiv des *Sein-Lassens* wird uns im Folgenden immer wieder begegnen (vgl. Teil V). Um hier gleich vorweg ein naheliegendes Missverständnis zu entkräften: „[…]: da, wo wir etwas so sein lassen, wie es uns hier und jetzt gerade erscheint. Das ist keineswegs eine Begegnung mit einem puren Sein, was immer das sein sollte – denn es sind ja sozialisierte und kulturierte Individuen, die in ihrer Anschauung bei einem Ding oder in einer Situation verweilen; wir bringen unser Können und Wissen, unsere Unterscheidungen und Ansichten in alle Augenblicke dieser sinnlichen Wachheit mit." (Seel 2007b, 24f.)

(1724–1804) in seiner *Kritik der Urteilskraft* ausführt, „in einem freien Spiele, weil kein bestimmter Begriff sie [die Erkenntniskräfte, L.H.] auf eine besondere Erkenntnisregel einschränkt." (Kant 1974b, 132) Ästhetisches Wahrnehmen bedeutet für den Menschen demzufolge eine Art Befreiung, nicht nur von bestimmten äußeren Konventionen (etwa durch den autonomen Rahmen einer künstlerischen Institution), sondern in erster Linie von den „innerpsychischen" Einschränkungen der eigenen „Erkenntnisregeln" (Begriffe).[5] Eine Befreiung, die als solche laut Kant auch „directe ein Gefühl der Beförderung des Lebens bei sich führt" (ebd., 165).

Die Freiheit der ästhetischen Wahrnehmung ist natürlich keine absolute. Die Begriffe, durch deren Vermittlung wir in der alltäglichen Wahrnehmung etwas *als* dieses oder jenes bestimmen, werden nicht schlichtweg verworfen, sodass man plötzlich vor der Welt als einem „unbeschriebenen Blatt" stünde. Sie sind durchaus noch „im Spiel", verlieren darin allerdings jene streng organisierende Funktion, die ihnen im Verfolgen der alltäglichen theoretischen und praktischen Zielsetzungen (erkennen, klassifizieren, schlussfolgern, bewerkstelligen) zukommt.

> „Diesen *Wechsel der Einstellung* erläutert Kant, wenn er sagt, daß der ästhetische Gegenstand ‚ohne Begriff' gefällt. Nicht daß wir keine Begriffe für den Gegenstand hätten, nicht daß wir den Gegenstand nicht auf diese oder jene Weise in seinem Sosein wahrnehmen könnten – *aber auf das Begreifen kommt es hier nicht an*. Wir sind aufmerksam für die phänomenale Präsenz des Objekts. Wir können einen Gegenstand unter einem bestimmten Aspekt erfassen oder ihn in seinem Erscheinen begegnen lassen." (Seel 2003, 52, Hervorhebung L.H.)

Konkret heißt das, um nur einige Beispiele zu nennen: Wir können zum Himmel schauen, um eine Wetterprognose zu erstellen, oder an den vorbeiziehenden Wolkengestalten unsere Phantasie entzünden. Wir können im Konzertsaal die formale Struktur der erklingenden Musik analysieren oder uns motorisch-emotional bewegen lassen. Wir können einen Duschgang als bloße Körperhygiene vollziehen oder die damit verbundene Vielfalt an leiblichen Regungen auskosten. Wir können ein Lagerfeuer als Hitzequelle im Hinblick auf unser Grillfleisch betrachten oder uns in sein Formen- und Farbenspiel verlieren usw. Das „oder" ist hier wie gesagt einschließend zu verstehen, enthält also prinzipiell die Möglichkeit eines

5 „Kant hat hierin ein wichtiges Moment der Freiheit, nahezu einen Beweis von Freiheit gesehen. […] Der Vielfalt des Erscheinenden entspricht eine Vielfalt des Wahrnehmenkönnens, die wir in der Gegenwart dieses Erscheinenden ausleben können, ohne zur Selbstbegrenzung theoretischen Erkennens und realisierenden Handelns fortschreiten zu müssen. Im ästhetischen Zustand, so Kant, erfahren wir unsere Bestimmbarkeit durch uns selbst, ohne diese zur Bestimmtheit einer beschränkenden Stellungnahme ausführen zu müssen." (Seel 2003, 224)

sowohl als auch in verschiedener Gewichtung, einer Verschiebung von der einen zur anderen Perspektive hin.

Gelegenheiten zur ästhetischen Wahrnehmung bieten sich, wie bereits diese kleine Auswahl an Beispielen zeigt, keineswegs nur im Bereich der Kunst, sondern praktisch überall.[6] Ästhetische Relevanz lässt sich also nicht an bestimmten Klassen von Gegenständen festmachen. Es ist vielmehr, wie Martin Seel in Anknüpfung an Kant ausführt, eine spezifische *„Aufmerksamkeit für das Erscheinen von Erscheinendem"* (Seel 2007d, 57), die sich als grundlegendes Charakteristikum jeder ästhetischen Wahrnehmung erweist – bei allen Unterschieden und Besonderheiten, die es darüber hinaus zu berücksichtigen gilt.

Diese Aufmerksamkeit, dieser „Wechsel der Einstellung" vom *Sosein* zum *Erscheinen* kann einerseits bewusst befördert werden, indem wir uns einer bestimmten sinnlichen Konstellation *aktiv* zuwenden – was durchaus einiger Übung und Anstrengung bedarf. Dem zugrunde liegt jedoch meist noch ein Moment des Unwillkürlichen und Ereignishaften: etwas erregt unsere Aufmerksamkeit, zieht uns in seinen Bann, interessiert, fesselt, fasziniert, überwältigt uns.[7] Beide Bewegungen in ihrem engen Wechselverhältnis machen die ästhetische Erfahrung als Ganze aus. „Ästhetische Wahrnehmung ist ein Spiel, das wir spielen und das mit uns gespielt wird." (Seel 2003, 65)

1.2. Ästhetisches Objekt: ein Spiel der Gestalten

Die Rede vom freien Spiel der Erkenntnisvermögen könnte leicht dahingehend missverstanden werden, als schwebe dieses im luftleeren Raum und

---

[6] „Es ist alles da. Wir können auf alles und jedes, das irgendwie sinnlich gegenwärtig ist, ästhetisch reagieren – oder auch nicht. Es gibt Orte, an denen es schwerfällt, sich nicht ästhetisch zu verhalten (je nach Neigung eher im Wald oder im Garten, im Autosalon oder im Museum, in der Konzerthalle oder in der Sportarena), ebenso wie es Orte gibt, an denen das eher schwerfällt (beim Behördengang, in Parkhäusern, während einer Prüfung, beim Zahnarzt oder bei Aldi). [...] Welches diese Orte sind, ist natürlich historisch, kulturell und auch individuell äußerst verschieden." (Seel 2003, 64)

[7] Etwas Überwältigendes darf jedoch, um ästhetisch interessant zu bleiben, bestimmte Grenzen unserer Freiheit und Freiwilligkeit nicht überschreiten. „Das Moment der Freiheit grenzt das ästhetisch gesteigerte Gegenwartsbewusstsein von einem angsthaften oder panikartigen Gebanntsein durch Gegenwärtiges ab, das den überwältigten Subjekten den Spielraum eines willkürlichen oder unwillkürlichen, aber grundsätzlich freiwilligen *Verweilens* bei einem Ereignis nimmt, ohne das auch Horrorfilme und dergleichen nicht ästhetisch genossen werden können." (Seel 2007c, 51)

konstruiere dabei willkürlich seine eigenen, bloß subjektiven Scheinwelten. Es korreliert aber doch zumeist (mehr oder weniger, direkt oder indirekt) mit einem objektiven „Spiel der Gestalten" (Kant 1974b, 141), an dem es sich entzündet und in seinem Verlauf orientiert, in dessen Rahmen es seine spezifische Freiheit erst eigentlich entfalten kann. Die Bezeichnung dieses objektiven Korrelats als „ästhetisches Objekt" darf nicht über seinen spezifischen ontologischen Status hinwegtäuschen.

> „Dies sind keine Objekte, denen die Wahrnehmenden *gegenüber* stünden, dies ist ein komplexes Geschehen, das sie umfängt und umfaßt. Selbst wenn das ästhetische Objekt ein beharrliches Ding ist, haben wir es in der ästhetischen Anschauung nie mit einer statischen Gegebenheit zu tun. Denn die Konstellation von Erscheinungen, die an diesen Dingen erkennbar sind, tritt auch hier in den Zustand eines Spiels, eines Geschehens *am* Gegenstand." (Seel 2003, 98) „Nicht was sie sind, auch nicht, was sie zu sein scheinen, vielmehr: wie sie uns erscheinen – darauf kommt es bei ihrer Wahrnehmung in erster Linie an." (ebd. 223)

Ästhetische Objekte *sind* wesentlich im konkreten Vollzug ihres Erscheinens, als ein „‚Spiel' von Qualitäten [...], die an einem Gegenstand aus einer jeweiligen Warte und zu einem jeweiligen Zeitpunkt vernehmbar sind." Dieses Spiel „kann wahrnehmend verfolgt, nicht aber erkennend festgehalten werden." (ebd. 82f.) Im Einzelnen stellen die betreffenden Qualitäten durchaus objektive, d.h. intersubjektiv zugängliche und potentiell bestimmbare Größen dar, die jedoch in der ästhetischen Wahrnehmung nicht unter solch allgemeinen Gesichtspunkten, isoliert von ihrem jeweiligen Kontext, in Betracht kommen.

> „Es geht hier nicht um ein Erfassen einzelner Gegenstandsqualitäten, sondern vielmehr um ihr hier und jetzt (bei dieser Beleuchtung, von diesem Standpunkt oder diesem Wechsel von Standpunkten aus) sich ergebendes *Zusammenspiel.* Für diese Betrachtung sind Kontraste, Interferenzen und Übergänge wichtig, die jeder Beschreibung spotten, da sie nur in der Gleichzeitigkeit und oft nur in der Augenblicklichkeit der betreffenden Momente gegeben sind." (ebd. 54f.)

1.3. Umwertung mancher Werte

Das hier angesprochene Fehlen von adäquaten Begriffen und allgemeinen Bestimmungen, das eben nicht primär die einzelnen Zustandsqualitäten als solche betrifft, sondern ihr simultanes und momentanes „Zusammenspiel" im Kontext einer konkreten Wahrnehmungssituation, ihr Erscheinen im *zeitwörtlichen* Sinn – dieser Verlust an Allgemeinheit bedeutet aus ästhetischer Sicht keinen Mangel, im Gegenteil. Er schafft Raum für einen gesteigerten Fokus auf die phänomenale Individualität und Besonderheit, die sinnliche Fülle und Präsenz des Begegnenden. Eben davon wird ja überall dort weitgehend abstrahiert, wo es in erster Linie gilt, etwas objektiv zu erkennen oder auch nur richtig einzuschätzen und in weiterer Folge zweckmäßig zu handhaben, also im Zuge der meisten alltäglich-pragmatischen wie auch wissenschaftlich-technischen Lebensvollzüge.

> „Objekte der Wahrnehmung sind durch singuläre Begriffe vielfach ansprechbar und durch allgemeine Begriffe vielfach charakterisierbar, aber sie sind durch keine denkbare Ansammlung solcher Charakterisierungen erschöpfend bestimmt. Sie sind nicht nur das, als was wir sie jeweils erfassen können. Sie sind auch das, wie sie uns jeweils erscheinen können. Ihre erfahrbare Wirklichkeit überschreitet das, was wir erkennend an ihnen festhalten können." (Seel 2003, 88) „Die Beachtung des Erscheinenden macht erfahrbar, *daß die Wirklichkeit reicher ist als alles, was an ihr mit propositionaler Bestimmtheit erkannt werden kann.*" (ebd. 41, Hervorhebung L.H.)

Auch der Volksmund kennt die Erfahrung, dass der ästhetische Reichtum der Dinge sich nicht zur Gänze begrifflich einholen lässt, etwa in der sprichwörtlichen Wendung vom Bild, das „mehr als tausend Worte" sagt.

Die für jede begriffliche Bestimmung konstitutive Reduktion der erfahrbaren Wirklichkeit auf gewisse allgemeine Aspekte wird im Zuge der ästhetischen Wahrnehmung nicht etwa aufgehoben in dem Sinn, dass nun plötzlich die „ganze" Welt in ihrem „eigentlichen" Sein zum Vorschein käme. Derartig überhöhte Ansprüche, wie sie im Laufe der Zeit immer wieder und in unterschiedlicher Form artikuliert wurden, schaden der Ästhetik letztendlich mehr, als sie ihr vordergründig nützen. Nicht nur versprechen sie zu viel und münden dementsprechend leicht in Enttäuschung oder bloße Schwärmerei, sie verfehlen insbesondere die Eigenart des Ästhetischen, dem eben gerade nicht mit den herkömmlichen erkenntnistheoretischen Mitteln beizukommen ist.

Ästhetische Erfahrung durchbricht die Reduktion des Begrifflichen nicht durch eine überlegene Erkenntnis, sondern durch ein Absehen von (einer Fixierung auf) Erkenntnis. Nur im Hinblick auf umfassende Erkenntnis und Verfügbarkeit erfahren wir unsere menschliche Begrenztheit als Einschränkung im negativen Sinn, als unvermeidbares und letztlich unhintergehbares Übel.[8] Zwar bleiben, wie bereits erwähnt, auch im ästhe-

---

[8] Abgesehen von seiner Nicht-Einlösbarkeit erweist sich das hier zugrunde liegende szientistische Ideal einer restlos durchsichtigen Wirklichkeit von vornherein als fragwürdig und wenig wünschenswert. „Denn der Mensch kann im grellen Licht einer durchgängig szientistisch interpretierten Welt nicht leben; Szientist kann man nur stundenweise und mit dem Kopf sein. Das Dunkel, das die Helle des menschlichen Geistes begrenzt, umfängt sie zugleich tragend. Es darf nicht umgefälscht werden zu einer bloß äußeren, im Prinzip zu überwindenden und überwindbaren Grenze der Selbstdurchsichtigkeit und der Macht, möglichst alles zu durchschauen. Es gehört zur *inneren* Begrenzung, die als *posi-*

tischen Absehen von (einer Fixierung auf) Erkenntnis unsere Begriffe mit „im Spiel". Auch hier wird weiterhin Vieles partiell erkannt und festgehalten, allerdings nur beiläufig, nicht primär um des Erkennens willen. Die Begrenzung wird nicht aufgehoben, vielmehr umgewertet – sie gewinnt im Hinblick auf das Ästhetische eine neue, *ermöglichende* statt einschränkende Bedeutung.

> „Die ästhetische Lust ist eine Lust des endlichen Daseins am endlichen Dasein. [...] Sosehr das Bewußtsein des Faktums einer weitreichenden kognitiven und praktischen Unbestimmtheit und Unbestimmbarkeit der Welt in vielen Kontexten lähmend sein kann – ebensosehr kann es befreiend sein." (Seel 2003, 220)

Erst aus einer konkreten, d.h. immer auch begrenzten Perspektive auf eine letztlich unverfügbare und instabile Konstellation von Dingen und Ereignissen, erst dort, wo dieser Zustand zugelassen und nicht mehr (nur) als Bedrohung empfunden wird, kann jene „ästhetische Lust" in unserem Leben Platz greifen, deren Potential weit über ein bloß angenehmes, flüchtiges Gefühl hinausreicht – bis hin zur Versöhnung des Menschen mit seiner eigenen Endlichkeit. Das Absehen von Erkenntnis im engeren, pragmatisch bzw. wissenschaftlich konnotierten Sinn bedeutet nicht schon die Preisgabe jeglichen Realitätsbezuges, vielmehr liegt darin die Möglichkeit eines Vernehmens und Verstehens eigener Art – doch dazu später mehr.

1.4. Rückgang auf die Gegenwart

Ästhetisches Bewusstsein kann nicht pauschal als „bloß" subjektiv und phantastisch abgetan werden, nur weil es nicht (primär) die Form einer allgemeinen, begrifflich artikulierbaren Erkenntnis annimmt. Ebenso wenig vermag es umgekehrt unser theoretisches und praktisches Wissen zu ersetzen oder zu überbieten. Es gründet weder in theoretischer Durchsichtigkeit noch in praktischem Know-how, vielmehr in einem Sich-Einlassen auf ein Spiel von Erscheinungen, auf die ästhetischen Energien des *Hier und Jetzt*, auf die spezifische Gegenwart des Wahrgenommenen, die mit einer spezifischen Gegenwärtigkeit des Wahrnehmens korreliert.

> „Es ist ein spürendes Sich-gegenwärtig-Sein, das das Verweilen bei der sinnlichen Besonderheit von etwas begleitet. Die besondere Gegenwärtigkeit des *Gegenstands* der Wahrnehmung ist so an eine besondere Gegenwärtigkeit des *Vollzugs* dieser Wahrnehmung gebunden. Wir können nicht auf die Gegenwart eines Gegenstands achten, ohne unserer eigenen Gegenwart innezuwerden." (Seel 2003, 60)

---

tive Ermöglichung des Könnens zur Endlichkeit des menschlichen Geistes gehört." (Haeffner 2005, 230f.)

Der Mensch entwickelt im ästhetischen Wahrnehmen einen gesteigerten Sinn, ein gesteigertes Bewusstsein für *eine* jeweilige Gegenwart (des Wahrgenommenen), die zugleich *seine* jeweilige Gegenwart (als Wahrnehmender) ist.

> „Für Lebewesen, die in ihrem Denken und Imaginieren beliebig weit in Raum und Zeit ausgreifen (und sich dabei in Vergangenheit und Zukunft durchaus verlieren können), ist dies keine geringe Leistung. Denn die Fähigkeit zur ästhetischen Wahrnehmung erdet ihr für Abstraktionen, Antizipationen und Retrospektiven so empfängliches Bewusstsein durch Phasen eines anschauenden Rückgangs auf die Gegenwart [...]." (Seel 2007d, 58)

All unser Erleben ist wesentlich *zeitlicher* Natur – die verschiedenen Wahrnehmungs- und Erfahrungsmodi des Menschen zeichnen sich dementsprechend durch ihre jeweils unterschiedliche zeitliche Strukturierung aus. Von diesem Zusammenhang, der auch die gesteigerte Gegenwart der Ästhetischen Erfahrung verdeutlicht, wird noch ausführlich die Rede sein.[9] Zunächst gilt es jedoch, die konstitutive Offenheit der bisher entwickelten Grundbegriffe der ästhetischen Wahrnehmung bzw. des ästhetischen Erscheinens für weitere ästhetisch bedeutsame Phänomene wie Schein, Imagination, Interpretation und Reflexion aufzuzeigen.

2. Sein oder Schein

> „Der Wille zum Schein, zur Illusion, zur Täuschung, zum Werden und Wechseln ist tiefer, ‚metaphysischer' als der Wille zur Wahrheit, zur Wirklichkeit, zum Sein" (Nietzsche 1999, Bd. 13, 226). „Die Wahrheit ist häßlich: wir haben die Kunst, damit wir nicht an der Wahrheit zu Grunde gehn." (ebd. 500)

Diese Sätze aus dem Nachlass Friedrich Nietzsches (1844–1900) stehen beispielhaft für eine klassische ästhetische Position, die unseren bisherigen Ausführungen auf den ersten Blick zu widersprechen scheint. Hier geht es offenbar nicht um eine besondere Hinwendung zur Wirklichkeit und einen gesteigerten Sinn für ihr Erscheinen, hier besteht die Macht und die Bedeutung der ästhetischen Erfahrung vielmehr in einem Transzendieren der situativen Realität, einem Ausweg aus der Faktizität des Hier und Jetzt, einer Entrückung in eine Welt des Scheins und der Phantasie.

Martin Seel entwirft seine Ästhetik des Erscheinens als den Versuch einer Vermittlung zwischen einer solchen „Ästhetik des Scheins" und einer vermeintlich entgegengesetzten „Ästhetik des Seins". Er zeigt auf, inwiefern der *Rückgang auf* und das *Hinausgehen über* die Gegenwart des sinnlich Anwesenden einander nicht zwangsläufig ausschließen, sondern oftmals

[9] Vgl. Kap. III.2.3.2., Kap. IV.3.1. und Kap. V.1.3.

ergänzen und geradezu bedingen. Zahlreiche ästhetische Phänomene verdanken ihren spezifischen Reiz erst dieser Wechselwirkung von Sein und Schein, von Realität und Fiktion – wo die sinnliche Besonderheit von etwas zu gedanklich-imaginativer Ausformung, Weiterführung, Abschweifung anregt bzw. Phantasien und Reflexionen ihre jeweilige Gestalt und Intensität erst aus den Energien eines realen Spiels von Erscheinungen beziehen. Ästhetische Wahrnehmung vermag demnach „das Bedürfnis nach Sein, die Lust auf das Hier und Jetzt, ebenso zu stillen wie das Bedürfnis nach Schein, die Lust auf ein anderes Hier und ein anderes Jetzt." (Seel 2003, 145)

Seel differenziert das, was in der ästhetischen Tradition gemeinhin als „Schein" bezeichnet wird, in zwei verschiedene Formen: Schein und Imagination. Beim *Schein* handelt es sich um eine intersubjektiv nachvollziehbare Erscheinung – eine phänomenale Realität, der jedoch keine faktische Realität entspricht (z.B. die Biegung eines Stabes, den man ins Wasser hält oder der künstlich erzeugte Donner auf einer Theaterbühne). Wo es darum geht, etwas in seinem Sosein zu erkennen und zweckmäßig zu handhaben, gewinnt dieser Schein den Stellenwert einer perzeptiven Illusion, einer Täuschung, die es möglichst zu verhindern bzw. zu berichtigen gilt. In einem ästhetischen Zusammenhang hingegen, wo unsere Aufmerksamkeit nicht primär dem *Was* eines Soseins, sondern v.a. dem *Wie* eines Erscheinens gilt, erhält derselbe Schein einen positiven *Eigenwert*, der das Spiel dieses Erscheinens noch zusätzlich bereichern kann – u.z. auch dann (mitunter sogar nur dann, etwa in der Darstellung von Bedrohlichem), wenn er als Schein „durchschaut" wird.

> „Dann behält der sinnliche Eindruck einen Wert nicht als ein vermeintliches *Faktum* und auch nicht als ein trügerischer *Anschein* (wie er für einen Wahrnehmungspsychologen interessant sein könnte), sondern als ein für sich selbst bemerkenswerter Aspekt der Präsenz des Objekts – als ein zusätzliches Element seines *Erscheinens.*" (Seel 2003, 105)

Auch hier kann also wiederum etwas, das in herkömmlicher erkenntnistheoretischer oder pragmatischer Hinsicht lediglich einen Mangel bedeutet, ästhetisch bejaht werden und „als ein für sich selbst bemerkenswerter Aspekt der Präsenz des Objekts" zur Geltung kommen. Dieses Motiv wird uns im Folgenden in abgewandelter Form immer wieder begegnen. Ästhetische Erfahrung ist lediglich ein (wiewohl besonders anschauliches) Beispiel für den Ort eines derartigen Umschlags, einer derartigen Umwertung, wo etwas in neuer Bedeutung und Fülle wahrgenommen und gewürdigt werden kann, wo durch einen „Wechsel der Einstellung" bestimmte festgefahrene Hinblicknahmen, Erwartungen und Absichten in den Hintergrund treten zugunsten dessen, was sich jeweils (nicht nur im Bereich des Sinnlichen) „an-ihm-selbst" und „von-ihm-selbst-her" zeigt.[10] Ein tieferes Verständnis dieser hier erst angedeuteten Zusammenhänge wird uns schließlich auch näher an das Phänomen des Schönen heranführen.

Ästhetischer Schein ist also „etwas kategorial anderes als eine perzeptive Illusion." (Seel 2003, 110) Sein ontologischer Status ist weder der einer objektiven Tatsache, die unabhängig von der Situation ihres Wahrgenommenwerdens besteht, noch der einer bloß subjektiven Einbildung bzw. Konstruktion. Er ist durchaus real und intersubjektiv nachvollziehbar, jedoch nicht immer und überall, sondern nur im Rahmen einer bestimmten Wahrnehmungssituation. Aus dieser Perspektive und zu diesem Zeitpunkt schaut der Stab im Wasser tatsächlich (nicht nur für mich) so aus, als sei er gekrümmt, er zeigt sich mir und jedem anderen Beobachter an meiner Stelle auf diese Weise. Es handelt sich um eine phänomenale Realität, die erst aus einer konkreten sinnlichen Begegnung zwischen Mensch und Welt erwächst, ohne auf einen dieser beiden Pole reduzierbar zu sein – und die damit ebenso im Übergang begriffen ist wie die Konstellationen dieser Begegnung selbst.

Dabei gilt es zu beachten, dass aller Schein letztendlich in realen Erscheinungen fundiert bleibt. Er kann das Spiel dieser Erscheinungen zwar bereichern und intensivieren, sich aber nicht gänzlich darüber hinwegsetzen. „Nur an realen Sinnenobjekten kann ein sinnlicher Schein entstehen." (Seel 2003, 114) Umgekehrt bedarf es nicht notwendig des Scheins für das Zustandekommen eines Spiels von Erscheinungen.

Zu einer möglichen Überschreitung der situativen, intersubjektiv nachvollziehbaren Realität kommt es erst in der *Imagination*. Auch sie ist kein spezifisch ästhetisches Phänomen, sondern durchzieht unser alltägliches Erleben in Form von Erinnerungen, Erwartungen, Vorwegnahmen, Phantasien – kurzum überall dort, wo wir Objekte, Ereignisse oder Zustände vergegenwärtigen, die nicht unmittelbar sinnlich anwesend sind, mitunter überhaupt nicht existieren. *Ästhetischen* Charakter gewinnt eine Imagination analog zur oben beschriebenen ästhetischen Wahrnehmung, indem sie etwas auch bzw. in erster Linie im *Wie* seines Erscheinens und nicht nur im *Was* seines Soseins erinnert, vorwegnimmt, phantasiert, sobald sie also nicht nur *über* eine bestimmte (vergangene, zukünftige, erdachte) Gegenwart *informiert*, sondern darin zugleich *in* diese Gegenwart *versetzt* – man denke etwa an den Unterschied zwischen dem Wetterbericht im Fernsehen und einer literarischen oder malerischen Darstellung einer klimatischen Atmosphäre.

---

[10] Vgl. dazu den formalen Phänomenbegriff, wie ihn Martin Heidegger (1889–1976) in *Sein und Zeit* entwickelt hat: „*Phänomen* – das Sich-an-ihm-selbst-zeigen – bedeutet eine ausgezeichnete Begegnisart von etwas." (Heidegger 2006, 31)

In gewisser Hinsicht sind der Imagination keine äußeren Grenzen gesetzt. Hierin gründet jenes Transzendieren der Faktizität unserer jeweiligen Lebenslage, von dem Nietzsche spricht, das Einigen als das Wesen und die Aufgabe der Kunst, Anderen hingegen als Grund zum Misstrauen ihr gegenüber gilt. Hier erhebt sich das ästhetische Bewusstsein weit über den Bereich des unmittelbar bzw. überhaupt Wahrnehmbaren, jedoch ohne sich gänzlich davon zu emanzipieren, denn letztendlich rekurrieren auch (ästhetische) Imaginationen hinsichtlich ihrer inhaltlichen Zusammensetzung, ihrer Anlässe und ihres Verlaufs auf reale (oft bereits vergangene) Prozesse des Erscheinens. Selbst Fantasiegestalten wie Fabelwesen und Außerirdische setzen sich aus Zügen zusammen, die von Menschen, Tieren, Pflanzen oder anderen bekannten Phänomenen entlehnt wurden. Und auch im Hinblick auf ihren ästhetischen Gehalt steht die Imagination in einem asymmetrischen Verhältnis zur Wahrnehmung.

> „Was die ungebundene Imagination in bezug auf unerreichbare Räume, Zeiten und Gestalten an Bewegungsfreiheit gewinnt, verliert sie auf seiten der Besonderheit ihrer Gegenstände. Die erinnernde, antizipierende und phantasierende Vorstellung sinnlich gegebener Objekte schmälert ihre phänomenale Fülle. [...] Die sinnliche *Begegnung* mit dem Objekt wird zu einer vorstellenden *Vergegenwärtigung*, die nicht auf eine Gegenwart des Vorgestellten angewiesen ist und darum an ihm auf einen geringeren Widerstand stößt." (Seel 2003, 130f.)

Imaginierten Objekten ermangelt es an Eigen- und Widerständigkeit, an phänomenaler Fülle und Autonomie. Gerade diese Eigenständigkeit ist nun aber eine Grundvoraussetzung dafür, dass sich etwas „an-ihm-selbst" und „von-ihm-selbst-her" zeigen kann, ohne dabei seinen Ausgang und seine Bestimmung primär in der Gedanken- und Vorstellungswelt des Menschen zu nehmen. „Während die ästhetische Wahrnehmung etwas in *seinem* Erscheinen aufnimmt, vergegenwärtigt die ästhetische Vorstellung etwas in *einem* Erscheinen." (ebd., 129)

Nur etwas Eigen- und Widerständiges kann uns im eigentlichen Sinn begegnen, widerfahren, neue und unvorhergesehene Impulse liefern. Imaginationen bleiben demgegenüber trotz oder gerade wegen ihrer unbegrenzten Reichweite letztendlich im subjektiven Umfeld des Imaginierenden befangen. Sie „zeigen eine weit geringere Varietät ihres Erscheinens. Während ein Objekt der Wahrnehmung fortwährend andere Eindrücke bietet, wenn wir uns in seiner Gegenwart bewegen, stehen die Objekte ästhetischer Vorstellung stets in der *Regie* dieser Vorstellungen." (ebd.) Ästhetische Erfahrung darf nicht auf ästhetische Imagination reduziert werden. Sie entfaltet ihr Potential nur dort, wo sie im ästhetischen Wahrnehmen als einer spezifischen „Aufmerksamkeit für das Erscheinen von Erscheinendem" gründet. Diese Aufmerksamkeit zeichnet sich aber gerade dadurch aus, dass sie die „Regie" der eigenen Vorstellungen tendenziell auflockert, sich einem sinnlichen Erscheinen öffnet und davon bestimmen lässt. Die hierin anklingenden *ethischen Implikationen* des Ästhetischen werden uns noch eingehend beschäftigen (vgl. Kap. V.2.2.2.), sie schlagen gewissermaßen die Brücke zu einem umfassenden Verständnis des Schönen im Allgemeinen.

Von besonderem Interesse v.a. im Hinblick auf die Kunst sind nun jene Zustände, in denen ästhetische Wahrnehmung und ästhetische Imagination Hand in Hand und gleichsam ineinander übergehen. Martin Seel spricht in diesem Zusammenhang von *„gestaltete[n]* Imaginationen, die Objekte einer ästhetischen Wahrnehmung sind, die ihrerseits ein imaginatives *Mitgehen* verlangen."

> „Dies ist der Schauplatz, an dem sich die beiden gegenläufigen Bewegungen des ästhetischen Bewusstseins treffen. Dies ist der Schauplatz einer Vertiefung in die Wirklichkeit des augenblicklich Erscheinenden und zugleich einer Überschreitung aller unmittelbaren Wirklichkeit. Hier sind Objekte, die ein Spiel von Erscheinungen entfachen, das die Vorstellung weit über das Spiel der anwesenden Erscheinungen hinaus trägt. Hier ist eine Wahrnehmung, die ihre Objekte in ihrer Besonderheit ernst nimmt, indem sie sich von ihnen in eine andere Gegenwart leiten lässt. Hier ist eine Imagination, die sich an eine Choreographie realer Prozesse des Erscheinens bindet und an ihnen in Situationen eines erweiterten oder unerreichbaren Daseins findet." (Seel 2003, 132)

Insbesondere Kunstwerke sind meist derart strukturiert: Indem sie die Aufmerksamkeit des Rezipienten auf das Hier und Jetzt ihres Erscheinens ziehen, führen sie zugleich imaginativ und/oder reflexiv über ihre unmittelbar-sinnliche Gegenwart hinaus in eine erweiterte oder auch ganz andere Gegenwart. Das Verfolgen einer filmischen oder theatralischen Darstellung beschränkt sich in der Regel nicht auf die Wahrnehmung des „bloßen Erscheinens" einer Abfolge von Szenen. Ohne imaginativ-reflexive Ausführung der darin enthaltenen Bilder, Handlungen, Worte, Klänge kann deren volle künstlerische Intention nicht erfasst werden, können diese in ihrem „artistischen Erscheinen"[11] nicht eigentlich zur Geltung kommen.

---

[11] Seel unterscheidet im Hinblick darauf, ob und inwieweit eine ästhetische Wahrnehmung mit Imaginationen, Interpretationen und Reflexionen angereichert ist, ein „bloßes Erscheinen" (weitgehend ohne gedanklich-imaginative Begleitung – wenn wir z.B. ganz „aufgehen" im Anblick eines Naturschauspiels), von einem „atmosphärischen Erscheinen" (das gegenwärtige, vergangene, mögliche und unmögliche Facetten des *eigenen* Lebens veranschaulicht – wenn uns etwa das Hören eines Musikstückes in eine Urlaubsszene des letzten Sommers zurückversetzt) und einem „artistischen Erscheinen", wie es insbesondere für Kunstwerke charakteristisch ist (wo wirkliche wie unwirkliche Gegenwarten des menschlichen Lebens *im Allgemeinen,* über unsere eigene Lebenssituation hinaus, vergegenwärtigt werden – wie etwa die vorindustrielle Welt einer Bäuerin

Auch die *Interpretation* etwa eines Bildes oder einer Skulptur, also die Vergegenwärtigung eines Sinnzusammenhangs, den diese Objekte anschaulich darstellen, repräsentieren, exemplifizieren, stellt eine Form von imaginativ-reflexiver Ausführung dar und vermittelt eine wenn auch nicht ganz *andere*, so doch zumindest *erweiterte* Gegenwart im Vergleich zur „bloßen" sinnlichen Präsenz des Werkes. Dabei bestimmt wiederum nicht zuletzt das jeweilige (kunsthistorische) Wissen eines Menschen mit, ob und inwieweit er ästhetische Imaginationen und Interpretationen ausbildet. Am Beispiel der Kunst tritt die konstitutive Rolle des Begrifflich-Reflexiven für das Gesamtgeschehen der ästhetischen Erfahrung besonders deutlich hervor.

Dass Objekte der ästhetischen Wahrnehmung ein imaginatives „Mitgehen" mitunter *verlangen*, bedeutet aber auch und zuvor, dass sie dies grundsätzlich *ermöglichen*. Sie sind (stärker als etwa Objekte der technischen Verfügung oder der wissenschaftlichen Erkenntnis) offen und dialogisch strukturiert und bieten insofern auch eine wertvolle Gelegenheit zur Selbstbegegnung und Selbsterkenntnis, indem sie das Subjekt der Wahrnehmung dazu auffordern, sich denkend, fühlend, vorstellend mit einzubringen, sich in ein Gegenüber zu „entäußern" und dadurch in gewisser Weise auch selbst an diesem Gegenüber sinnliche Gestalt anzunehmen.

Was für Kunstwerke notwendig gilt, kommt allen anderen Sinnesobjekten zumindest als Möglichkeit zu. Seel unterscheidet diesbezüglich zwischen *konstitutiven*, d.h. eigens daraufhin angelegten, und *fakultativen* Objekten der Imagination, bei denen es stärker von der Disposition der Rezipienten abhängt, ob und inwieweit es zu einer imaginativ-reflexiven Fortführung des Wahrgenommenen kommt (vgl. Seel 2003, 135–142). Auch ein Wolkenbild am Himmel kann unsere Phantasie beflügeln, obwohl es dies nicht – wie etwa ein surrealistisches Gemälde – eigens intendiert. Auch ein an sich harmloser Schluck Tee mit Kuchen kann, wie in Marcel Prousts Roman *Auf der Suche nach der verlorenen Zeit*, eine ganze Welt von Vorstellungen (wieder) auferstehen lassen.

Eine weitere Unterscheidung, die Seel vornimmt, betrifft den Grad der Gebundenheit von Imaginationen. *Gebundene* ästhetische Imaginationen lassen sich weitgehend von den ihnen zugrunde liegenden ästhetischen Wahrnehmungen (z.B. des Bühnengeschehens im Theater) leiten, während *ungebundene* Imaginationen diese lediglich als Auslöser nehmen und sich in weiterer Folge verselbständigen, zum Teil auch ganz ohne bestimmten

---

in einem Gemälde von Vincent van Gogh – vgl. Kap. II.2.2.). Ein und derselbe Gegenstand kann grundsätzlich in allen drei Varianten erscheinen, je für sich oder auch – wie im Falle der meisten Kunstwerke – in Kombination. Vgl. dazu Seel 2003, 148–160.

Anlass auftreten. Jedoch gilt auch hier wiederum jenes oben beschriebene Fundierungsverhältnis, auch ungebundene Phantasien greifen direkt oder indirekt auf *vergangene* (ästhetische) Wahrnehmungen oder daran gebundene (ästhetische) Imaginationen zurück. Der Begriff der (ästhetischen) Imagination bleibt grundsätzlich abhängig von dem Begriff der (ästhetischen) Wahrnehmung. Diese verweilt nicht immer, vielleicht sogar nur selten beim „bloßen Erscheinen" eines Spiels von Erscheinungen im Hier und Jetzt. Die sinnlichen Energien dieses Spiels bleiben allerdings die Basis und treibende Kraft auch all dessen, was an Phantasie, Interpretation und Reflexion darüber hinausreicht in Vergangenheit, Zukunft, Fiktion und Abstraktion. Ästhetische Erfahrung bedeutet demnach keine Fixierung auf, wohl aber eine Verankerung in der Gegenwart ihres Vollzugs.[12]

3. Schule der Wahrnehmung

Vor diesem Hintergrund wird auch verständlich, welch enorme Bedeutung der Kunst und der ästhetischen Produktion insgesamt (Design, Architektur, Werbung, Kosmetik etc.) im Hinblick auf unser alltägliches Wahrnehmen und Erleben zukommt.

> „Nicht erst im ‚Medienzeitalter' ist die Phantasie der Menschen mit Formaten der elitären und populären ästhetischen Produktion reichhaltig ausgestattet; aber sie ist es heute erst recht. Sie ist es so sehr, daß die *ungebundenen* Imaginationen, die unser Leben begleiten, als Variationen der *gebundenen* ästhetischen Imaginationen verstanden werden müssen, die ihre Vorlagen überall findet." (Seel 2003, 141)

Das Wirkpotential von ästhetischen Gestaltungen reicht weit über ihr unmittelbares Umfeld hinaus. Ihre Effekte prägen sich oft tief in unser (leiblich-implizites) Gedächtnis ein und modellieren auf diese Weise, meist unbewusst, unsere Wahrnehmungs- und Vorstellungsgewohnheiten im Allgemeinen. Neben der nicht zu unterschätzenden Gefahr einer missbräuchlichen Instrumentalisierung liegt darin aber auch die Chance einer produktiven Erweiterung unserer Hinsicht, Einsicht und Umsicht. In seinem Essay *Der Verfall der Lüge* beschreibt Oscar Wilde (1854–1900) diese offenbarende Kraft der Kunst in gewohnt überzogener Eindringlichkeit:

---

[12] „Zu sagen, daß es Phänomene des Erscheinens sind, die das A und O des ästhetischen Verhaltens ausmachen, bedeutet zu sagen, daß hier, in der Aufmerksamkeit für das Erscheinende, etwas zu finden und zu erfahren ist, was nirgends sonst zu finden und zu erfahren ist. Dies ist eine normative These. Sie handelt von dem Potential der ästhetischen Wahrnehmung: von seiner Bedeutung für die individuelle Lebensführung wie für das kulturelle Leben." (Seel 2003, 68)

„Woher, wenn nicht von den Impressionisten, stammen jene wundervollen braunen Nebel, die durch unsere Straßen ziehn, die Gaslampen verschleiern und die Häuser in ungeheuerliche Schatten verwandeln? Wem verdanken wir die köstlichen Silbernebel, die über unserem Fluß brauen und die die geschwungene Brücke, die schwankende Barke in die zarten Linien vergänglicher Anmut hüllen, wenn nicht ihnen und ihrem Meister? Der ungewöhnliche Umschwung, der während der letzten zehn Jahre in den klimatischen Verhältnissen Londons stattfand, ist einzig und allein einer besonderen Kunstrichtung zuzuschreiben. […] Die Dinge sind, weil wir sie sehen, und was wir sehen und wie wir sehen, hängt von den Künsten ab, die uns beeinflußt haben. *Es ist ein großer Unterschied, ob man ein Ding ansieht, oder ob man es sieht. Man sieht nichts, solange man nicht seine Schönheit sieht. Dann, und erst dann, wird es lebendig.* Jetzt sehen die Leute die Nebel, nicht weil es Nebel gibt, sondern weil die Dichter und Maler ihnen die geheimnisvolle Schönheit solcher Erscheinungen offenbarten. Es hat vielleicht schon seit Jahrhunderten in London Nebel gegeben. Das glaube ich sogar ganz sicher. Aber niemand hat sie gesehen, und deshalb wissen wir nichts darüber. Sie waren nicht vorhanden, bis die Kunst sie erfunden hatte." (Wilde 2000, 34f., Hervorhebung L.H.)

Der Hinweis auf den latenten Reichtum und die ungeahnte Schönheit der uns umgebenden Welt, die zu entdecken uns gerade auch die Kunst (bzw. das ästhetische Wahrnehmen im Allgemeinen) in besonderer Weise befähigt, ist für unsere eigene Fragestellung von besonderer Bedeutung. Wir gehen ihm auf verschiedenen (Um-)Wegen weiter nach.

Wilde beschwört die Kunst als eine Schule der Wahrnehmung, als Einübung in eine bestimmte, eben *ästhetische* Art des Sehens, Hörens, (Sich-)Spürens. Insofern weist Kunst immer schon über sich selbst hinaus: Auch und insbesondere die profane Welt des Alltags (z.B. der Nebel über London) soll durch den kunstgeschulten Blick neu, anders, intensiver, sinnträchtiger wahrgenommen und damit das Menschsein insgesamt lebendiger vollzogen werden.

Dieser und anderer „Nutzen", den die Kunst für unser Leben haben kann, steht nicht zwangsläufig im Widerspruch zum Postulat ihrer Selbstzweckhaftigkeit (Wilde zählte bekanntlich zu den Protagonisten der „l'art pour l'art"-Bewegung). In diesem Zusammenhang sei auf eine Stelle in Platons *Politeia* verwiesen, wo „[d]rei Arten des Guten" unterschieden werden: zunächst jene Güter, die wir um ihrer selbst willen erstreben, „wie Wohlbefinden und alle Vergnügungen, die unschädlich sind", sodann all das, was wir „teils seiner selbst wegen lieben, teils auch wegen des daraus Entstehenden, wie wiederum das Vernünftigsein und das Sehen und das Gesundsein", und schließlich dies, was zwar „beschwerlich [ist], aber es nutzt uns", was wir also nicht um seiner selbst willen haben möchten, „sondern wegen des Lohnes und dessen, was uns sonst noch daraus entsteht", wie etwa „Leibesübungen", „Arzenei in der Krankheit" oder „Gelderwerb".

„[Z]u dem Schönsten" gehört nun laut Sokrates all dasjenige, „was sowohl um seiner selbst willen als auch wegen dessen, was daraus folgt, [...] wünschenswert ist."[13] (Politeia 357a–358a) Ein solches Gut jenseits der Alternative von an-sich und für-etwas ist eben auch die Kunst bzw. das ästhetische „Sehen" im obigen Sinn.

4. Interesselosigkeit als „höchste Anstrengung"

Gerade im Hinblick auf unsere eigene Fragestellung nach bestimmten lebenspraktischen Relevanzen des Schönen gilt es, über den scheinbaren Widerspruch des Selbstzweckhaften und Nützlichen hinaus nach einem möglichen „Nutzen des Nutzlosen" zu fragen, wie er auch in der Kunst zum Tragen kommt. Dieser „Nutzen" ist freilich auf einer anderen Ebene anzusiedeln wie der eines Gebrauchsgegenstandes, und doch gerade deshalb für den Menschen von besonderer Wichtigkeit. Er kann nicht im herkömmlichen Sinn „erarbeitet" werden, stellt sich aber auch nicht einfach von selber ein, etwa durch bloßes Absehen vom herkömmlichen Tun und Trachten, durch willenlose Gleichgültigkeit oder passives Konsumieren. Vielmehr bedarf es zu seiner Entfaltung eines *spezifischen* Wollens und einer *spezifischen* Anstrengung, deren Charakteristik im Laufe unserer Überlegungen verdeutlicht werden soll.

Zum besseren Verständnis mag vorerst eine Bemerkung Martin Heideggers (1889–1976) beitragen, die auf eine weitverbreitete, insbesondere von Arthur Schopenhauer (1788–1860) und Friedrich Nietzsche vertretene Auffassung des Kantischen Begriffs der „Interesselosigkeit" Bezug nimmt. Die Forderung nach einer selbstzweckhaften Kunst geht ja maßgeblich auf Immanuel Kants berühmte Definition des Schönen als Gegenstand eines Wohlgefallens „ohne alles Interesse" (Kant 1974b, 124, vgl. §§ 2–5) zurück.

> „Interesselosigkeit ist nach dem gemeinen Begriff die Gleichgültigkeit gegenüber einer Sache oder einem Menschen. [...] nach Schopenhauer eine Aushängung des Willens, ein Zurruhekommen alles Strebens, das reine Ausruhen, das

---

[13] Sokrates spricht hier konkret von der Gerechtigkeit als einem solchen „schönsten" Gut. „So scheint es indessen", entgegnet ihm sein Gesprächspartner Glaukon, „den meisten nicht; sondern sie rechnen sie [die Gerechtigkeit, L.H.] zu der mühseligen Art, wonach man sich nur des Lohns und des Ruhms wegen um des Ansehens willen bemühen muß, an und für sich aber es fliehen, weil es beschwerlich ist." (Politeia 358a)

> reine Nichts-mehr-wollen, das reine Verschweben in der Teilnahmslosigkeit." (Heidegger 1985, 126)

Beide Auffassungen erweisen sich als zu kurz gegriffen. Es bedarf offenbar einer differenzierteren Betrachtung dieser zentralen Bestimmung der Interesselosigkeit als derjenigen Einstellung, die, wie Kant sagt, dem Schönen als solchem gerecht zu werden vermag. Heideggers diesbezügliche Ausführungen zeichnen sich durch philosophischen Scharfsinn und pädagogisches Geschick aus, weshalb sie hier auch in extenso wiedergegeben werden.

> „Was heißt ‚ohne alles Interesse'? Interesse ist das lateinische mihi interest, mir ist an etwas gelegen. Ein Interesse nehmen an etwas, das besagt: dieses Etwas für sich haben wollen, nämlich zum Besitz, zur Verwendung und Verfügung; woran wir interessiert sind, mit dem soll jeweils dieses und jenes sein und angefangen werden. Wenn wir an etwas ein Interesse nehmen, stellen wir dieses in die Ausrichtung auf eine Absicht, in einen Bezug zu solchem, was wir damit vorhaben und wollen; woran wir ein Interesse nehmen, gerade das nehmen wir niemals nur als es selbst, für sich, sondern immer und immer schon im Hinblick auf anderes. […]
> Was das Urteil: das ist schön, uns abzwingt, kann niemals ein Interesse sein. Das will sagen: Um etwas schön zu finden, müssen wir das Begegnende selbst rein als es selbst, in seinem eigenen Rang und seiner Würde vor uns kommen lassen und dürfen es nicht im vorhinein in Absicht auf etwas anderes – unsere Zwecke und Absichten, daß eines uns eben Genuß bietet oder sonst von Vorteil ist – in Rechnung stellen. Das Verhalten zum Schönen als solchem, sagt Kant, ist die *freie Gunst*. Wir müssen das Begegnende als solches freigeben in dem, was es ist, und müssen ihm das lassen und gönnen, was ihm selbst zugehört und was es uns zubringt.
> Ist aber, so fragen wir jetzt, dieses freie Gönnen, ist dieses Seinlassen des Schönen, was es ist, ist das ein Aushängen des Willens, Gleichgültigkeit? Oder ist diese freie Gunst nicht eher die höchste Anstrengung unseres Wesens, die Befreiung unserer selbst zur Freigabe dessen, was in sich eigene Würde hat, damit es sie rein nur habe?" (ebd. 127f.)

Die Erfahrung des Schönen ist kein harmloser Müßiggang.[14] Sie bedarf wohl einer gewissen Art des Verweilens und Zur-Ruhe-Kommens, womit aber gerade kein Ausruhen im Sinne von Passivität und Teilnahmslosigkeit gemeint ist. Heidegger spricht hier sogar von der „höchste[n] Anstrengung unseres Wesens", die – mag sie von außen betrachtet noch so unscheinbar wirken – entsprechend auch ein höchstes Ziel erreicht: eine *Befreiung* unse-

---

14 Rainer Maria Rilke (1875–1926) schreibt in seiner ersten Duineser Elegie: „Denn das Schöne ist nichts / als des Schrecklichen Anfang, den wir noch grade ertragen, / und wir bewundern es so, weil es gelassen verschmäht, / uns zu zerstören." (Rilke 2006, 689)

rer selbst sowie des uns Begegnenden. Der „Nutzen" dieser scheinbaren Nutz- und Interesselosigkeit bezieht sich auf den Kern der eigenen Person – ihre Freiheit – und erfüllt dabei zugleich hohe moralische Ansprüche gegenüber dem, „was in sich eigene Würde hat". Doch dazu später mehr (vgl. Kap. V.2.2.2.).

Das bisher erörterte ästhetische Verhalten weist in eine ähnliche Richtung. Es zeichnet sich, wie wir gesehen haben, durch einen „Wechsel der Einstellung" aus, d.h. negativ durch ein *Absehen von* gewissen herkömmlichen Hinblicknahmen, Herangehensweisen und Absichten, ein *Freiwerden von* dem (in seinen Grenzen völlig legitimen, ja notwendigen) Interesse, etwas in seinem Sosein „richtig" zu erkennen, um es in weiterer Folge zweckmäßig, also günstig hinsichtlich der eigenen Bedürfnisse handhaben zu können. Positiv ermöglicht dieser Wechsel zunächst und ganz allgemein einen Rückgang auf Gegenwart, auf die Gegenwart des Wahrgenommenen wie auch des Wahrnehmenden, gleichsam eine Befreiung ihrer sinnlichen Energien, die in ihrem Erscheinen zur Geltung kommen, darüber hinaus aber auch unsere Einbildungskraft und Reflexion in vielerlei Hinsicht anregen können.

5. Exkurs: Ästhetik und Phänomenologie

Ästhetische Wahrnehmung impliziert insofern auch das Bemühen, die Anstrengung im obigen Sinn, etwas (in ihrem Fall sinnlich Gegebenes) so aufzunehmen, wie es sich „an-ihm-selbst" und „von-ihm-selbst-her" zeigt. Dieses Bemühen teilt sie mit der Phänomenologie, einer philosophischen Forschungsrichtung, die sich zu Beginn des 20. Jahrhunderts als Reaktion auf die zunehmende Vereinnahmung der Geistes- und Humanwissenschaften durch das naturwissenschaftliche Methodendenken herausgebildet hat. Ein wesentliches Charakteristikum der naturwissenschaftlichen Weltauffassung bestand damals und besteht auch heute noch darin, subjektive Erfahrung auf objektive Entstehungsbedingungen zurückzuführen, wobei das Subjektive als „bloß" Subjektives zunehmend ins Hintertreffen gerät zugunsten des Objektiven als des „eigentlich" Wirklichen. Menschliche *Erfahrung* in ihrer ganzen Tragweite (vgl. Teil III) wird auf diese Weise zu experimentell reglementierter *Empirie* verkürzt.

> „So können wir etwa ein Farbphänomen, z.B. das Türkisgrün eines Badezimmers, als Erscheinung einer bestimmten Schwingung des elektromagnetischen Feldes betrachten, als Erscheinung eines bestimmten chemischen Pigmentstoffes, als Erscheinung einer bestimmten Netzhautreizung, als Erscheinung einer bestimmten kulturellen Farbunterscheidungsleistung oder als Erscheinung der Kälte der bürgerlichen Gesellschaft. […] In allen diesen Fällen handelt es sich

aber um dasselbe Phänomen, nämlich um die *Farbe* Türkisgrün. Wenn wir dies Phänomen beschreiben wollen, ohne daß eine Reduktion des erscheinenden auf ein nichterscheinendes Wesen stattfinden soll, müssen wir Türkisgrün als das nehmen, was es ist: Farbe." (Luckner 2007, 24f.)

Etwas „als das nehmen, was es ist" und beschreiben „ohne […] eine Reduktion des erscheinenden auf ein nichterscheinendes Wesen" – dies kann als grobe Leitlinie des phänomenologischen Forschens angesehen werden und findet seinen Ausdruck in jener prägnanten, oft zitierten und leicht missverständlichen Maxime der Phänomenologie: „Zu den Sachen selbst!"[15] Damit ist kein naives erkenntnistheoretisches Ideal, vielmehr eine forschungsethische Grundhaltung gemeint: das Bemühen um größtmögliche Unvoreingenommenheit, der weitgehende Verzicht auf die Anwendung vorgefertigter, bereichsfremder Methoden, stattdessen der Versuch, sich die Methode vom jeweiligen Untersuchungsgegenstand (der „Sache selbst") vorgeben zu lassen.[16]

Was auf den ersten Blick banal erscheinen mag – etwas „als das nehmen, was es ist" – erweist sich bei näherem Hinsehen wiederum als „höchste Anstrengung" und Ausnahme von der Regel, die Dinge v.a. in Bezug auf unsere eigenen Vorannahmen, Absichten und Bedürfnisse (wahr) zu nehmen. Vor diesem Hintergrund formuliert Martin Heidegger in seinem frühen Hauptwerk *Sein und Zeit* – ein Hauptwerk auch der Phänomenologie, die sich in weiterer Folge in viele verschiedene Strömungen ausdifferenziert hat – seinen bereits zitierten formalen Phänomenbegriff: *„Phänomen – das Sich-an-ihm-selbst-zeigen – bedeutet eine ausgezeichnete Begegnisart von etwas."* (Heidegger 2006, 31) Die Parallelen zwischen dieser phänomenologischen und der oben beschriebenen ästhetischen Einstellung sind

---

15 Vgl. dazu auch das von Edmund Husserl (1859–1938), dem Begründer der Phänomenologie formulierte „Prinzip aller Prinzipien": „Doch genug der verkehrten Theorien. Am *Prinzip aller Prinzipien*: daß *jede originär gebende Anschauung eine Rechtsquelle der Erkenntnis* sei, daß *alles, was sich uns in der ‚Intuition' originär,* (sozusagen in seiner leibhaften Wirklichkeit) *darbietet, einfach hinzunehmen sei, als was es sich gibt,* aber auch *nur in den Schranken, in denen es sich da gibt,* kann uns keine erdenkliche Theorie irre machen." (Husserl 1976, 51)

16 Vgl. dazu etwa René Descartes' zweite „Regel zur Ausrichtung der Erkenntniskraft": *„Nur mit solchen Gegenständen darf man umgehen, zu deren zuverlässiger und unzweifelhafter Erkenntnis unsere Erkenntniskraft offenbar ausreicht."* Nur mit solchen Gegenständen also, über die man „eine den arithmetischen oder geometrischen Beweisen gleiche Gewißheit gewinnen kann." (Descartes 1973, 7, 13). Nach Descartes' Regeln, die für die Herausbildung der modernen Naturwissenschaft maßgeblich waren, bestimmt also eine vorgegebene (mathematische) Methode darüber, welche Gegenstände überhaupt in Betracht kommen und worin diese Betrachtung zu bestehen hat. Der phänomenologische Weg verläuft gewissermaßen umgekehrt.

offensichtlich.[17] Es verbindet sie nicht nur eine ähnliche Herangehensweise an die Dinge, sondern auch eine gemeinsame Zielsetzung: den Reichtum und die Vielfalt der Wirklichkeit anzuerkennen und aufzuzeigen, sowohl im Bereich der sinnlichen Wahrnehmung als auch der theoretisch-wissenschaftlichen Reflexion. Es liegt insofern nahe, in der Thematisierung von Ästhetik bzw. Schönheit im Allgemeinen nicht nur inhaltlich auf phänomenologisches Gedankengut zurückzugreifen, sondern selbst möglichst nach den methodischen Grundsätzen der Phänomenologie vorzugehen.

Im Unterschied zur ästhetischen Wahrnehmung verbindet die phänomenologische Forschung mit der Beachtung des Erscheinenden als solchem aber auch einen wissenschaftlichen Anspruch: Durch diese Art der Aufmerksamkeit soll etwas erkannt und in weiterer Folge begrifflich eingeholt werden, was auf andere Weise verborgen bleibt. Ähnliches wurde bereits über die ästhetische Erfahrung gesagt, die laut Martin Seel „ihre Subjekte mit einer Art der Bewusstheit versorgt, mit der sie keine andere Erfahrungsweise versorgen kann" (Seel 2007d, 56), in der „etwas zu finden und zu erfahren ist, was nirgends sonst zu finden und zu erfahren ist." (Seel 2003, 68) Ein gewisser offenbarender Charakter kennzeichnet also auch das ästhetische Bewusstsein, wird dort aber in der Regel nicht begrifflich oder gar wissenschaftlich-systematisch ausbuchstabiert und bezieht sich außerdem stärker auf sinnlich Gegebenes, während die Phänomenologie auch darüber hinaus, etwa nach dem Schönen als einem nicht (nur) ästhetischen Phänomen fragt.

Wenn wir nun aber gerade im Absehen von den herkömmlichen erkenntnistheoretischen Methoden zu einem anderen und erweiterten Bewusstsein des Wirklichen kommen – wird damit nicht die gewohnte Auffassung von Erkenntnis, von Wahrheit im Allgemeinen in Frage gestellt? Welcher Wahrheitsbegriff kommt zum Tragen, wenn wir der Kunst einen eigenen Erkenntniswert beimessen? Und wie hängt diese spezifische Wahrheit der Kunst mit ihrer Schönheit zusammen?

---

[17] Auch Ferdinand Fellmann verweist in seiner *Einführung zur Phänomenologie* auf den Zusammenhang von Phänomenologie und Ästhetik: „Diese oft wiederholte Formulierung [Phänomen als das Sich-an-ihm-selbst-zeigen, L.H.] wird aber erst verständlich, wenn man fragt, welchen Sachverhalt Heidegger dabei wohl im Auge hatte. Am ehesten kommt dafür das in Betracht, was man ästhetisches Phänomen nennt." (Fellmann 2006, 100)

II. Die ästhetische Deutung des Schönen und warum sie zu kurz greift

Bisher wurde versucht, ästhetische Erfahrung in möglichst allgemeinen Grundzügen, beruhend auf einer bestimmten Form der Wahrnehmung und Weltbegegnung zu charakterisieren. Diese Auffassung deckt sich, wie bereits eingangs erwähnt, nicht durchgängig mit dem gebräuchlichen Begriff von „Ästhetik", wie er seit Alexander Gottlieb Baumgarten (1714–1762) zur Begründung einer eigenständigen philosophischen Disziplin herangezogen wird. Der Wiener Philosoph Günther Pöltner unterscheidet in diesem Zusammenhang „zwischen einer weiteren und engeren Bedeutung des Wortes ‚ästhetisch'".

> „Gemäß der weiteren Bedeutung bezeichnet ‚Ästhetik' alle geschichtlich aufgetretenen Formen des Nachdenkens über das Schöne und die Kunst und die damit verwandten Phänomene. [...] Gemäß der engeren Bedeutung bezeichnet ‚Ästhetik' ein spezifisches Konzept – die mit der Neuzeit aufgekommene ästhetische Deutung des Schönen und der Kunst. In diesem Sinn darf von einer Ästhetik der Antike oder des Mittelalters nicht gesprochen werden." (Pöltner 2008, 18)

Indem wir im Folgenden versuchen, die philosophischen Voraussetzungen und Implikationen dieses spezifisch neuzeitlichen Konzepts einer Ästhetik im engeren Sinn genauer darzustellen, soll schließlich auch die „weitere Bedeutung" des Schönen – über den Bereich der Kunst hinaus – besser verständlich werden. Eben darin besteht laut Günther Pöltner die „Grundfrage" einer gegenwärtigen philosophischen Ästhetik.

> „Nicht das immer wieder beklagte Versagen oder Verstummen der Philosophie vor der Kunst und auch nicht die Ausweitung des Feldes des Ästhetischen im Sinne einer neuen Wahrnehmungslehre (‚Aisthetik'), sondern dem zuvor die Marginalisierung[18] des Schönen ist gegenwärtig das vordringliche Problem einer philosophischen Ästhetik. Ihre Grundfrage muß lauten: Was heißt es, eine Erfahrung mit Schönem zu machen? Was gibt diese Erfahrung zu denken?" (Pöltner 2008, 20)

Diese „Grundfrage" sprengt den Rahmen der philosophischen Ästhetik im engeren, herkömmlichen Sinn – gerade das macht sie für unsere eigene Fragestellung so aufschlussreich. Uns interessiert in weiterer Folge nicht

---

18 „Damit ist nicht gemeint, die Schönheit würde nur ein unwesentliches Thema ästhetischer Dispute bilden. Es wird im Gegenteil sogar von einem Re-Turn of Beauty geredet [...]. Marginalisierung meint, daß in diesen Diskursen die Frage nach dem ursprünglichen Phänomen des Schönen, nach seinem unverkürzten Sich-Zeigen im mainstream der ästhetischen Diskussionen so gut wie keine Rolle spielt." (Pöltner 2008, 19f.)

nur, was die Erfahrung des Schönen „zu denken" gibt, gewissermaßen ihr philosophischer Ertrag, sondern ebenso die damit verbundenen Modifikationen des Sich-Befindens, des Erlebens von Zeit, Sinn und menschlicher Gemeinschaft. Die *existenzielle Bereicherung*, die die Erfahrung des Schönen für uns bedeutet, begründet schließlich auch ihre psychotherapeutische Relevanz.

1. Voraussetzungen der neuzeitlichen Metaphysik

Doch vorerst zurück zu jener spezifisch neuzeitlichen Auffassung des Schönen, die uns gleichsam als Sprungbrett dienen soll. Welches Weltbild, welche Auffassung von Wirklichkeit und Wahrheit hat dazu geführt, dass die „weite Bedeutung", die dem Schönen in der Antike und im Mittelalter zukam, schließlich zum „schönen Schein" der Kunst verkürzt wurde?

1.1. Wahrheit als Richtigkeit der Aussage

Eine seiner wirkmächtigsten Prägungen erfährt das neuzeitliche Denken durch den Philosophen, Mathematiker und Naturwissenschaftler René Descartes (1596–1650). In dem Versuch, die überkommene antik-mittelalterliche Metaphysik hinter sich zu lassen und die Wissenschaft insgesamt auf ein neues Fundament zu stellen, entwickelt Descartes seinen „methodischen Zweifel" an all dem, was er bis dahin zu wissen glaubte. Dies führt ihn zu der Erkenntnis, dass allein die Tatsache des eigenen Fragens, Zweifelns, Bejahens und Verneinens, kurzum die Tatsache des eigenen Denkens (zunächst unabhängig von der Wahrheit des Gedachten) nicht weiter angezweifelt werden kann und somit einen ersten gesicherten „Gegenstand" und Ausgangspunkt darstellt.

> „Und das Denken? Hier werde ich fündig: das Denken [= Bewusstsein] ist es; es allein kann von mir nicht abgetrennt werden; [...] demnach bin ich genaugenommen lediglich ein denkendes Ding, d.h. Geist bzw. Seele bzw. Verstand bzw. Vernunft; lauter Bezeichnungen, deren Bedeutung mir früher unbekannt war. Ich bin nun ein wirkliches und wahrhaft seiendes Ding." (Descartes 2002, 83)

Das Erste, eigentlich und wahrhaft Seiende bin nach Descartes ich selbst als „denkendes Ding" (res cogitans), mein Körper und meine materielle Umwelt existieren davon unabhängig als „ausgedehnte Dinge" (res extensa). Das Selbstbewusstsein des Subjekts gilt fortan als die entscheidende und maßgebende Instanz (Subjektmetaphysik): Nur solches, das von ihm „klar und deutlich" erkannt wird, gilt ebenfalls als wahrhaft seiend – der Akt bzw. die Art des Erkennens bestimmt demnach über Sein und Nichtsein insgesamt (vgl. Fußnote 16).

In dieser Konzeption von Sein als Denken/Erkennen bzw. als Gedacht/Erkannt-Sein wiederholt und verfestigt sich, wenn auch in dezidiert subjektbetonter Weise, eine Auffassung von Wahrheit, deren Ursprünge bis auf Aristoteles zurückgehen. Wahrheit wird hier verstanden als Übereinstimmung der Vorstellung mit ihrem Gegenstand (adaequatio rei et intellectus), ihr angestammter Ort ist das Urteil bzw. die Aussage. Erst ein Satz wie z.B. „Der Schwan ist weiß" – nicht aber „Schwan" oder „weiß" für sich genommen – kann wahr oder falsch sein. Das Erkennen zielt auf die Eigenschaften, die dem Seienden rechtmäßig zugesprochen werden können, wobei es sich in erster Linie um solche Eigenschaften handelt, die dauerhaft vorhanden und intersubjektiv zugänglich sind.[19] Nur solches kann wahr sein, und nur Wahres *ist* im eigentlichen Sinn.

1.2. Schönheit als subjektives Gefühl

Auch die neuzeitliche Ästhetik im engeren Sinn beruht im Wesentlichen auf den Voraussetzungen der cartesianischen Philosophie (die trotz dieser Bezeichnung freilich nicht an eine einzige Person gebunden ist).

---

[19] Dazu der Kieler Philosoph und Begründer der „Neuen Phänomenologie" Hermann Schmitz: „Wenn jemand feste Körper im zentralen Gesichtsfeld zählt oder mißt – auch das Messen ist ein Zählen – und dann er selbst oder ein anderer diese Operation wiederholt, pflegt das Ergebnis nicht so zu schwanken, wie das Urteil über Farben oder gar über atmosphärische Stimmungen, es sei denn, daß Veränderungen gewisser bekannter Typen mit deutlich erkennbaren Ursachen eingetreten sind; diese lassen sich dann aber gedanklich beherrschen und vom Ergebnis abziehen. Nur was diesem Standardmodell rigoroser Vergegenständlichung mit Hilfe des Zählens fester Körper im zentralen Gesichtsfeld sich fügt, lässt *Demokrit* als objektive Außenwelt gelten; alles andere, namentlich die sogenannten sekundären Sinnesqualitäten, wandert als ‚bloß subjektiver' Abfall in die vom menschlichen Selbstermächtigungsstreben bereitgestellte Seele, die damit zum Sammelbecken des Scheinhaften, des nicht ganz ernst und nicht als wirklich zu Nehmenden, herabsinkt. Noch für *Kant* ist ‚objektive Realität' fast synonym mit ‚empirische Wirklichkeit'. Die Disziplinierung der Person durch das Bedürfnis nach Ermächtigung gegen die unwillkürlichen Regungen hat die Seele als Innenwelt geschaffen und dem Körper entgegengesetzt; die Disziplinierung der Außenwelt durch rigorose Objektivierung füllt diese Seele mit dem dabei anfallenden Material, das sich so schroffem Anspruch nicht fügt [...]. Erst die Neuzeit, in gleichem Maß auf den Schultern *Platons* und *Demokrits* sich erhebend, hat mit ihrer Naturwissenschaft und Technik aus dieser doppelten Disziplinierung alle Konsequenzen gezogen." (Schmitz 1989, 302f.)

„Die Ästhetik übernimmt die subjektzentrierte Grundstellung der Metaphysik und die Dualität von Geist und Sinnlichkeit. Sie ordnet das Schöne der AISTHESIS, der Sinnlichkeit, zu und bestimmt es vom Sich-Fühlen her. Der *Gefühlszustand* des Subjekts befindet über die Schönheit des Schönen." (Pöltner 2008, 227)

Das Schöne, neuzeitlich-*ästhetisch* verstanden, gilt also nunmehr als „das Reizvolle, Hübsche, Gefällige, Dekorative, Elegante, Gestylte. Das Schöne ist zum Wohlfühlen da."[20] Es verliert damit seine *ontologische* Bedeutung, der zufolge Schönheit auch etwas über das Gegeben-Sein einer Sache aussagt und nicht lediglich einen angenehmen Gefühlszustand des Subjekts bezeichnet. *Dass* es angesichts des Schönen zu diversen Gefühlszuständen kommt, steht außer Zweifel. *Was* hier allerdings jeweils „gefühlt" wird, überhaupt die Bedeutung des menschlichen Sich-Befindens im Allgemeinen, versteht sich keineswegs von selbst. Diese vermeintliche Selbstverständlichkeit gilt es kritisch zu hinterfragen.

„Die Ästhetik kehrt am Gefühl nur das Moment des Sich-Fühlens, den Zustand des Subjekts hervor. Sie unterschlägt, *wovon* wir bestimmt und deshalb so oder so gestimmt sind, was uns in der Weise der Gestimmtheit präsent ist, sich in und als unsere Gestimmtheit erschließt. In der Gestimmtheit sind wir der ungegenständlichen Welt[21] inne. Mit der Subjektivierung entgeht der ästhetischen Deutung der welteröffnende Charakter der Gestimmtheit." (Pöltner 2008, 229)

1.3. Trennung des Schönen, Guten und Wahren

Gemäß der ästhetischen Deutung wird das Schöne letztendlich auf einen bloßen Bewusstseinszustand ohne äußere Entsprechung reduziert. Es beruht auf den inneren Regungen und angenehmen Gefühlen eines Subjekts, das im Gefühlstaumel sein Inneres nach außen projiziert und damit eine Sache überhaupt erst schön *macht*, die uns *eigentlich*, d.h. nach dem nun vorherrschenden Verständnis von Wahrheit, völlig wertfrei und neutral gegenüber steht.

„Der ästhetischen Deutung des Schönen als eines wirklichkeits-leeren Scheins liegt ein Seinsbegriff zugrunde, der von der Entgegensetzung von Sein und Gutsein (Sinn) bestimmt ist. Ist nämlich Sein gleichbedeutend mit sinn-loser,

---

20 „Die Gegenreaktion auf eine so verstandene Schönheit, die etwa das Scheußliche und Ekelhafte pflegt und die Konsumentenhaltung gegenüber dem Ästhetischen in Form von Provokationen kritisiert, ist zwar nachvollziehbar, bleibt aber unfruchtbar, weil sie als Anti-Ästhetik mit dem Kritisierten insgeheim dieselben Voraussetzungen teilt – die Subjektivierung des Schönen durch die Ästhetik." (Pöltner 2008, 226)

21 Zum hier verwendeten Welt-Begriff vgl. Kap. II.2.1.

bedeutungs-freier Faktizität, kann Sinn nur dem Subjekt entstammen. Sinn wird zum Resultat einer subjektiven Sinngebung des Sinnlosen. Erträglich wird die an ihr selbst sinn-lose Wirklichkeit nur in Form eines Aufenthalts in der Scheinwelt des Schönen. [...] Das Schöne wird zum Gegenstand eines metaphysischen Narzißmus: Im Schönen begegnet das Subjekt nur mehr sich selbst." (Pöltner 2008, 230)[22]

„Gutsein" bzw. Sinn kann analog zum Wahrsein einerseits als Setzung des Subjekts, andererseits aber auch als „Grundzug des Seienden selbst" verstanden werden. Das Seiende selbst kann uns als *in sich* sinnvoll und erstrebenswert erscheinen – gerade darin, d.h. in einem Sinn, der sich nicht ausschließlich einer Sinngebung durch das Subjekt verdankt (etwas ist als Mittel für meine jeweiligen Zwecke *gut*), wird auch seine Schönheit zu suchen sein. Dieser „Eigensinn" des Seienden soll im Folgenden noch deutlicher herausgestellt werden (vgl. insbesondere Kap. IV.2). Er reicht jedenfalls, so viel wissen wir bereits, über allgemeine Definitionen und pragmatische Zweckmäßigkeiten hinaus.

Alexander Gottlieb Baumgarten, der mit seiner 1758 vollendeten *Aesthetica* gewissermaßen das Gründungsdokument der neuzeitlichen Ästhetik als einer eigenständigen philosophischen Disziplin vorgelegt hat, ging dabei von der üblichen Trennung des menschlichen Weltbezuges in ein Erkenntnis- und ein Strebevermögen (Wille) aus, und ordnete vor diesem Hintergrund das Schöne explizit dem Erkenntnisvermögen zu.[23] Damit einher ging auch die Loslösung des Schönen (nun verstanden als „sinnlich-verworrene Wahrheit") vom Guten, in sich Sinnvollen und Erstrebenswerten.

„Mit der betonten Zuordnung zum Erkenntnisvermögen wird die Erfahrung des Schönen um ihre ganzheitliche, den Menschen in seiner ‚Herzmitte' erfassenden Dimension gebracht. Dabei gerät zweierlei in den Hintergrund. Zum einen, daß Schönes sich nicht schon einer ästhetisch distanzierten Einstellung erschließt, die am bloßen Anblick bereits ihr Genüge findet, sondern uns in Anspruch nimmt. Und zum anderen, daß das Schöne etwas Gutes, in sich Sinnvol-

[22] „Die Frage ist nicht mehr, ob etwas schön *ist*, sondern ob und wie es auf mich ästhetisch wirkt, welchen Eindruck es auf mich macht. [...] Wie ist mir, wenn ich das Schöne erfassen will? Das ist die Frage. Man ist wie einer, der jemanden für sich haben will, um sich als ein Liebender zu erleben. Er liebt im anderen nur sich selber. Der andere muß dazu geeignet sein, Selbstgenuß und -befriedigung zu erregen." (Wucherer-Huldenfeld 1985, 26f.)

[23] Baumgarten unterscheidet ein oberes (Logik/Verstand) und ein unteres Erkenntnisvermögen (Ästhetik/Sinnlichkeit). „Die Ästhetik (als Theorie der freien Künste, als untere Erkenntnislehre, als Kunst des schönen Denkens und als Kunst des der Vernunft analogen Denkens) ist die Wissenschaft der sinnlichen Erkenntnis." (Baumgarten 1983, 2)

les, sich selbstlos Verschenkendes ist, und umgekehrt nur etwas Gutes schön sein kann." (Pöltner 2008, 228)

Das Schöne steht uns nicht einfach neutral gegenüber, es spricht und geht uns an, fordert uns heraus, zieht uns in seinen Bann, gibt uns zu denken, bereichert uns. Das ihm entsprechende Verhalten ist nicht die bloße Kenntnisnahme seiner objektiven Eigenschaften, wie es gegenüber dem (neuzeitlich verstandenen) Wahren gefordert wird.

Doch auch der Bezug zum Erkenntnisvermögen und zur Wahrheit, wie er dem Schönen bei Baumgarten noch zukommt, wird in weiterer Folge in dem Maße unterlaufen, als das Schöne *nur noch als künstlerisches Phänomen* in den Blick kommt. Während Kunst im Sinne der mittelalterlichen „artes liberales" (Grammatik, Rhetorik, Dialektik bzw. Arithmetik, Geometrie, Astronomie und Musiktheorie) bzw. „artes mechanicae" (Techniken etwa des Musizierens, Malens, Webens, Ackerbaus) noch keineswegs explizit auf die Hervorbringung von Schönheit bezogen war, wurde sie (vor allem die bildende Kunst) im Selbstverständnis der Renaissance-Künstler erstmals zum genuinen und ausschließlichen Ort des Schönen erklärt. „Aber", so betont auch der Kulturphilosoph Wilhelm Perpeet, „weder gehört Schönheit zum Wesen der Kunst noch ist die Kunst zum Zwecke des Schönseins da. Kunst und Schönheit wurden erst in der Renaissance mit solcher Überzeugungskraft so zusammengedacht, daß sich daraus ein Dogma formte." (Perpeet 1987, 17) Die neuzeitlich-ästhetische Fragestellung nach dem Schönen bewegt sich zunächst innerhalb der Alternative von Naturschönem und Kunstschönem, orientiert sich dann aber im Laufe der Zeit zunehmend an Letzterem.[24]

„Die Frage nach dem Schönen wird zur Frage nach der Seinsart des Kunstwerks bzw. des im Kunstwerk Dargestellten. Das im Kunstwerk Dargestellte besitzt den Seinscharakter des Scheins. Das Schöne wird zum Schein, der dem Sein entweder als aufrichtiger oder täuschender Schein entgegengesetzt bleibt. Daraus läßt sich folgern: Was schön ist, ist nicht, und was ist, ist nicht schön. Auf diese Weise wird Schönsein von Wahrsein getrennt. [...] In der Schönheit

24 Maßgeblich hierfür waren vonseiten der Philosophie die „Vorlesungen über die Ästhetik", die Georg Wilhelm Friedrich Hegel (1770–1831) zwischen 1820 und 1829 gehalten hat. Aufgrund des Vorranges des Geistes vor der Natur orientiert sich Hegel am Kunstschönen, das bei ihm jedoch noch durchaus in Bezug zum Wahren steht. „[D]as Schöne ist [bei Hegel, L.H.] das sinnliche Scheinen der Idee (d.h. des sich in allem selbst setzenden und denkenden Absoluten, des Göttlichen). Der atheistischen Umdrehung Hegels bleibt freilich von der Schönheit nur mehr ihr Scheinen oder ihr Schein übrig im Sinne von Illusion, hinter der nichts ist. Das leitende Welt- und Wahrheitsverhältnis wird in Wissenschaft und Forschung ausgemacht. Die Pflege der Kunst dient gewissen untergeordneten Erfordernissen der Kultur [...]." (Wucherer-Huldenfeld 1985, 25)

> kommt nicht Wirklichkeit zur Darstellung, vielmehr ist die Schönheit wirklichkeits-leerer (die Wirklichkeit verdeckender oder illusionär überhöhender) Schein." (Pöltner 2008, 229f.)

Schönheit wird als „schöner Schein" zur illusionären Seinsart des Kunstwerks verklärt, dem gegenüber es die *Wahrheit* mit der Welt der „nackten Tatsachen" zu tun hat. Inwiefern bzw. wozu kann dieses nur noch Vorhandene *gut* sein, wenn ihm an und für sich keinerlei Sinn zukommt? Es bietet sich dem Menschen, der doch unweigerlich nach irgendeiner Art von Sinn verlangt, nun als frei verfügbares „Material" dar, als offene Projektionsfläche für seine eigenen Bedürfnisse und Interessen. Vor diesem Hintergrund wird auch das Programm der zur selben Zeit aufstrebenden Naturwissenschaften verständlich, die den Wahrheitswert ihrer Erkenntnisse zunehmend am Kriterium einer umfassenden Naturbeherrschung im Dienste des Fortschritts bemessen. Francis Bacon (1561–1626), ein Zeitgenosse Descartes', brachte diese spezifisch neuzeitliche Grundhaltung der Wissenschaft in seinem *Novum Organum* auf die bekannte Formel: „Wissen ist Macht".

2. Heideggers Kritik: Wahrheit als Unverborgenheit des Seienden

Es war ein zentrales Anliegen Martin Heideggers, das in abgewandelter Form sein gesamtes Werk durchzieht, die Verkürzungen und Verschiebungen aufzuzeigen, die mit der neuzeitlichen Subjektmetaphysik, insbesondere der skizzierten Auffassung von Wahrheit als Richtigkeit des Vorstellens/der Aussage einhergehen. In seiner Vorlesung „Vom Wesen der Wahrheit" aus dem Wintersemester 1931/32 heißt es in diesem Zusammenhang:

> „Wahrheit wird verstanden als Richtigsein im Sinne des richtigen Gesagtseins (Richtigkeit oder gar Gültigkeit), daher nun auch das Sein verstanden als Ausgesagtsein (*on = on legomenon*): was richtig gesagt ist, *ist*, und *nur* solches Gesagte ist. Das Sein also wird orientiert auf die Aussage. Dafür ist ein handgreifliches Dokument, daß seit Aristoteles die Charaktere für das Sein ‚Kategorien' genannt werden: Bestimmungen, die zum Aussagen gehören. Von da aus verliert nun gar der Seinsbegriff auch noch seinen ureigenen, innersten Bedeutungsgehalt, nämlich Anwesenheit; dieses *Zeit*-Moment wird vollends abgedrängt." (Heidegger 1997, 144)

Heidegger weist darauf hin, dass Wahrheit als Richtigkeit der Aussage fundiert ist in einem noch grundlegenderen, zeitlich zu verstehenden Wahrheits-*Geschehen*, das er als „Unverborgenheit" bezeichnet (eine wörtliche Auslegung des gemeinhin mit „Wahrheit" übersetzten griechischen Begriffs *aletheia*) und das sich nicht von den erkennenden bzw. urteilenden

Vollzügen des Subjekts her bestimmen lässt, diesen vielmehr immer schon vorausgeht.

> „Wahrheit als Richtigkeit der Aussage ist gar nicht möglich ohne Wahrheit als Unverborgenheit des Seienden. Denn das, wonach die Aussage sich richten muß, um richtig werden zu können, muß zuvor schon unverborgen sein." (ebd. 34)[25]

Wahrheit als Unverborgenheit bezeichnet nicht erst einen Erkenntniszustand des Menschen, zu dem er durch das Einhalten bestimmter logischer Regeln von sich aus gelangt, sondern dem zuvor einen „Grundzug des Seienden selbst", der jener Urteils-Wahrheit als einer „Auszeichnung des menschlichen Verhaltens zum Seienden" (Heidegger 2004a, 231) ermöglichend zugrunde liegt. „Ursprünglich wahr, d.h. unverborgen, ist gerade nicht die Aussage *über* ein Seiendes, sondern das Seiende selbst, – ein Ding, eine Sache." (Heidegger 1997, 118)

Sein besagt Wahr-Sein, die Begriffe Wahrheit und Sein bedingen sich wechselseitig. Mit anderen Worten: Unser jeweils vorherrschendes Verständnis von Wahrheit bestimmt wesentlich mit darüber, was wir überhaupt als Seiendes bzw. *auf welche Art seiend* wir es anerkennen.[26] Die Frage nach der Wahrheit eines Seienden bezieht sich nicht lediglich auf irgendwelche objektiven Eigenschaften, die wir ihm prädikativ zusprechen können – wer nur noch so fragt, übergeht dabei bestimmte, keineswegs selbstverständliche Vorentscheidungen hinsichtlich der *Seinsart* sowohl des Fragenden als auch des Befragten.

2.1. Verschiedene Arten, (wahr) zu sein

In seinem frühen Hauptwerk *Sein und Zeit* (erschienen 1927) denkt Heidegger das Phänomen der Welt vom Menschsein her, menschliche Existenz

---

[25] Die Offenbarkeit des Unverborgenen ist laut Heidegger vierfach gegliedert: „[O]ffenliegen muß nicht nur der *Gegenstand* der Aussage (Offenbarkeit des Seienden), sondern auch der *Bereich* muß gelichtet sein, den das Sichrichten nach dem Objekt durchmißt. Ebenso muß der *Mensch*, der diese Offenheit niemals erzeugt, sondern vielmehr immer schon in sie als gestimmter eingelassen ist, für das ihm Entgegenstehende offen sein (Offenständigkeit), um sich darüber in der Offenheit des *Menschen zum Menschen* über die Richtigkeit des Vorstellens verständigen zu können." (Flatscher 2004, 395f.)

[26] „Was immer sich mit dem geschichtlichen Menschen begibt, ergibt sich jeweils aus einer zuvor gefallenen und nie beim Menschen selbst stehenden Entscheidung über das Wesen der Wahrheit. Durch diese Entscheidung ist je schon ausgegrenzt, was im Lichte des festgelegten Wesens der Wahrheit als ein Wahres gesucht und festgehalten, aber auch als das Unwahre verworfen und übergangen wird." (Heidegger 2004a, 237)

heißt bei ihm „In-der-Welt-sein".[27] Im Rahmen einer Analyse dieser Welt stellt Heidegger die Frage nach dem *„Sein des in der Umwelt begegnenden Seienden"* (Heidegger 2006, § 15). Er widerspricht hier der gängigen Auffassung, derzufolge uns zunächst einzelne, isolierte „Dinge" begegnen, wie sie die tradierte Philosophie und Naturwissenschaft vorstellen: als substanzielle Träger bestimmter (primärer und sekundärer, wesentlicher und akzidenteller) Eigenschaften. Diese Seinsart nennt Heidegger „Vorhandenheit", auf diese Weise *sind* die Dinge jedoch erst abgeleitet für ein neutrales und distanziertes, im weitesten Sinn wissenschaftliches „Nur-noch-*hinsehen*", das explizite Reflexionen über sich und seinen Gegenstand anstellt.

In unserem Alltag („zunächst und zumeist") sind wir laut Heidegger nicht primär theoretisch-reflexiv, sondern unmittelbar praktisch („umsichtig") in der Welt, d.h. wir sehen nicht wie von außen auf das uns Begegnende hin, um seine Eigenschaften zu erkennen und begrifflich abzubilden, sondern sind darin involviert und gehen damit um, indem wir es auf diese oder jene Weise „besorgen". Das im umsichtigen Besorgen begegnende Seiende *ist* im Modus der „Zuhandenheit" – Heidegger nennt es „Zeug". Als solches ist es für den Menschen immer schon mehr oder weniger vertraut und bedeutsam (wenn auch mitunter nur als etwas Unbekanntes, Befremdliches, Gleichgültiges …), noch bevor es explizit thematisiert werden kann. Von woher bezieht nun das Zeug seine primäre Bedeutung, wenn nicht mittels bewußter Reflexion und begrifflicher Auffassung?

Zeug ist kein isolierter, an und für sich seiender Gegenstand, es verweist immer schon auf einen größeren Bedeutungszusammenhang, in dem und aus dem heraus es begegnet. „*Ein* Zeug ‚ist' strenggenommen nie. Zum Sein von Zeug gehört je immer ein Zeugganzes, darin es dieses Zeug sein kann, das es ist." (Heidegger 2006, 68) Dieses vorgängige Ganze verweist laut Heidegger auf das ursprüngliche Phänomen der *Welt*, das primär durch historisch und kulturell gewachsene und wandelbare „Bedeutsamkeit", nicht durch geometrische Ausmaße oder andere objektive Eigenschaften charakterisiert ist.[28] Im umsichtigen Besorgen des zuhandenen

---

[27] „Dasein findet sich immer schon in einer Welt, es ist *In-der-Welt-sein*. Dies im Unterschied zu dem ‚Menschen', dem ‚Subjekt' oder dem ‚Bewußtsein', bei welchen die Welt und selbst der Bezug zu ihr ein ihnen Äußerliches ist." (Luckner 2007, 34)

[28] „Der Zeugzusammenhang leuchtet auf […]. Mit diesem Ganzen aber meldet sich die Welt." (Heidegger 2006, 75) Gerd Haeffner charakterisiert diesen „anthropologischen" (im Unterschied zum „kosmologischen") Weltbegriff als „die Gesamtheit all dessen, was für ein Subjekt eine Bedeutung hat" – darunter fällt auch Fiktives und Imaginäres wie z.B. „Mickey Mouse, unheimliche Ecken, Ideale und Theorien". Diese Welt „umschließt das Leben als sinngebender und

Zeugs ist Welt immer schon, wenngleich unausdrücklich mitentdeckt: wofür es verwendet werden kann, zu- bzw. abträglich ist; die Natur im weitesten Sinn als das Material seiner Herstellung, als die natürlichen Gegebenheiten, denen es Rechnung trägt (z.B. ein Dach dem Wetter, eine künstliche Beleuchtung der Dunkelheit); die Mitmenschen, von denen und für die es verarbeitet und verwendet wird.[29]

Diese vielfältigen Bezüge nehmen wir nun allerdings nicht als neutrale Gegebenheiten bloß zur Kenntnis – wir *freuen* uns schließlich über die Zuträglichkeit und *bedauern* bzw. *befürchten* die Abträglichkeit des Zuhandenen, wir *benötigen* ein Dach über dem Kopf, wir *lieben, hassen, beneiden, bemitleiden…* unsere Mitmenschen. Die spezifische Bedeutsamkeit, die die menschliche Lebenswelt konstituiert, ist von Grund auf „emotionaler" Natur und somit auch nur „emotional" erschließbar. Wie gewahren wir denn etwa ein herannahendes Unwetter in freier Natur? Wir registrieren dabei nicht lediglich eine Veränderung der Wolkenfarbe und -formation, der Temperatur und anderer vorhandener Eigenschaften; das Charakteristische des „Un"-Wetters besteht vielmehr im *Gefühl* einer existenziellen Bedrohung.

> Nur was in der Befindlichkeit des Fürchtens, bzw. der Furchtlosigkeit ist, kann umweltlich Zuhandenes als Bedrohliches entdecken. […] Wir müssen in der Tat *ontologisch* grundsätzlich die primäre Entdeckung der Welt der ‚bloßen Stimmung' überlassen. Ein reines Anschauen, und dränge es in die innersten Adern des Seins eines Vorhandenen, vermöchte nie so etwas zu entdecken wie Bedrohliches." (Heidegger 2006, 137f.)

Wir werden auf den hier angedeuteten Weltbegriff und die konstitutive Bedeutung der Befindlichkeit für die Erschließung von Welt noch zurückkommen. Vorerst sei festgehalten: „Zunächst und zumeist" begegnen uns nicht einzelne vorhandene Dinge, sondern zuhandenes Zeug in wechselseitiger Verweisung. Diese Verweisungsstrukturen bilden die Grundlage unserer Lebenswelt, ihre Bedeutsamkeit erschließt sich nicht primär als reflexives Wissen, sondern dem zuvor als gestimmtes Sich-Befinden.

---

sinnbeschränkender Horizont, wie ein Netz von Bedeutungen. Sie ist nicht schon von Natur aus immer schon da, sondern bildet und wandelt sich im Zusammenhang mit den Lebenserfahrungen." (Haeffner 2005, 52f.) Hingegen „Welt" im kosmologischen Sinn wäre etwa zu verstehen als die Summe alles Seienden. Zu den verschiedenen Bedeutungen des Begriffes „Welt" vgl.: Heidegger 2006, 64f.

29 Welt ist also immer auch schon öffentliche „*Mitwelt*". Sowenig das Dasein ursprünglich „bei sich" und erst in einem zweiten Schritt „draußen" in der Welt ist, sowenig kommt es ursprünglich als isoliertes Individuum vor, sondern ist als „*Mitdasein*" wesenhaft (ontologisch) auf Seinesgleichen bezogen, auch wenn es faktisch (ontisch) oft allein ist (vgl. Heidegger 2006, § 26f.).

Die Seinsart der Zuhandenheit „darf jedoch nicht als bloßer Auffassungscharakter verstanden werden, als würden dem zunächst begegnenden ‚Seienden' solche ‚Aspekte' aufgeredet, als würde ein zunächst an sich vorhandener Weltstoff in dieser Weise ‚subjektiv gefärbt'." (Heidegger 2006, 71) Ein bloß „vorhandener Weltstoff" lässt sich erst über den Umweg einer Abstraktion, eines Absehens von all den stimmungshaften Bezügen und Verweisungen des zuhandenen Zeuges denken. Die Seinsart der Zuhandenheit erweist sich insofern als ursprünglich und unhintergehbar, auch alles objektiv Vorhandene beruht auf dieser Grundlage.

> „Die Lebenswelt ist die Welt, in der wir wirklich leben, anders gesagt: die Welt, wie sie unmittelbar für uns ist. Hingegen haben wir die Welt-an-sich nicht unmittelbar vor uns. Sie können wir uns nur durch die mythische oder wissenschaftliche Konstruktion eines Welt-*Bildes* präsentieren." (Haeffner 2005, 53)

2.2. Wahrheit im Kunstwerk

Die vielfältigen gestimmten Bezüge, die das Zeug für uns unmittelbar bedeutsam machen, bleiben allerdings im konkreten besorgenden Umgang damit für gewöhnlich unthematisch und implizit. „Das Eigentümliche des zunächst Zuhandenen ist es, in seiner Zuhandenheit sich gleichsam zurückzuziehen, um gerade eigentlich zuhanden zu sein." (Heidegger 2006, 69) Das Besorgte geht meist ganz im Besorgen auf; solang es zuhanden ist, wird es weder als Zuhandenes noch als Vorhandenes explizit wahrgenommen und thematisiert. Seine spezifische Bedeutsamkeit lässt sich, wie wir gesehen haben, nicht einfach objektiv nachweisen. Sie kann nur dort ausdrücklich werden und Welt aufgehen lassen, wo etwas weder ganz zuhanden bleibt, noch vorschnell auf bloß Vorhandenes reduziert wird.[30] Die Wahrheit des Seienden, wie es uns „zunächst und zumeist" begegnet, geht uns laut Heidegger insbesondere im Rahmen der Kunst auf.[31]

---

[30] In *Sein und Zeit* findet eine solche (ästhetische) Seinsart jenseits von Vorhandenheit und Zuhandenheit noch wenig Raum. An einer Stelle spricht Heidegger immerhin von „Blumen am Rain", die als solche weder bloß vorhandene „Pflanzen des Botanikers" sind, noch bloß zuhandene Mittel zur Besorgung eines praktischen (z.B. landwirtschaftlichen) Zwecks. (Heidegger 2006, 70)

[31] Neben dieser positiven Aufweisung durch die Kunst nennt Heidegger in *Sein und Zeit* auch bestimmte „defiziente Modi" des Besorgens („Auffälligkeit, Aufdringlichkeit und Aufsässigkeit"), in denen die Verweisungsstruktur (Welt) des Zuhandenen auffällig wird. „Die Verweisungen selbst sind nicht betrachtet, sondern ‚da' in dem besorgenden Sichstellen unter sie. In einer *Störung der Verweisung* – in der Unverwendbarkeit für ... wird aber die Verweisung ausdrücklich." (Heidegger 2006, 74)

Er verdeutlicht dies in seinem Aufsatz *Der Ursprung des Kunstwerkes* am Beispiel eines Gemäldes von Vincent van Gogh, das ein altes Paar Schuhe darstellt.

> „Ein Paar Bauernschuhe[32] und nichts weiter. Und dennoch.
> Aus der dunklen Öffnung des ausgetretenen Inwendigen des Schuhzeuges starrt die Mühsal der Arbeitsschritte. In der derbgediegenen Schwere des Schuhzeuges ist aufgestaut die Zähigkeit des langsamen Ganges durch die weithin gestreckten und immer gleichen Furchen des Ackers, über dem ein rauher Wind steht. Auf dem Leder liegt das Feuchte und Satte des Bodens. Unter den Sohlen schiebt sich hin die Einsamkeit des Feldweges durch den sinkenden Abend. In dem Schuhzeug schwingt der verschwiegene Zuruf der Erde, ihr stilles Verschenken des reifenden Korns und ihr unerklärtes Sichversagen in der öden Brache des winterlichen Feldes. Durch dieses Zeug zieht das klaglose Bangen um die Sicherheit des Brotes, die wortlose Freude des Wiederüberstehens der Not, das Beben in der Ankunft der Geburt und das Zittern in der Umdrohung des Todes. Zur *Erde* gehört dieses Zeug und in der *Welt* der Bäuerin ist es behütet."[33]

Das Sein bzw. die Wahrheit dieses Schuhzeuges und damit die *Welt* der Bäuerin, die Heidegger zufolge diese Schuhe trägt, wird uns nicht zugänglich, wenn wir es zum Objekt einer noch so genauen wissenschaftlichen Untersuchung machen. Im Zuge einer solchen Vergegenständlichung wird insbesondere die grundlegende Dimension der *Befindlichkeit* ausgeklammert, die die jeweiligen Zeugbezüge konstituiert, d.h. im Falle jenes Schuhzeuges „die Mühsal der Arbeitsschritte", „die Zähigkeit des langsamen Ganges", „die Einsamkeit des Feldweges", „das klaglose Bangen um die Sicherheit des Brotes, die wortlose Freude des Wiederüberstehens der Not, das Beben in der Ankunft der Geburt und das Zittern in der Umdrohung des Todes". Auf diese Weise entdeckten wir zwar einiges über den Schuh

---

32 Der US-amerikanische Kunsthistoriker Meyer Shapiro (1904–1996) wirft Heidegger vor, die dargestellten Schuhe zu Unrecht als Bauernschuhe aufzufassen, darin spiegle sich lediglich Heideggers eigene ländliche Herkunft und bodenständige Terminologie. In Wahrheit, so Shapiro, gehörten die Schuhe keiner Bäuerin, sondern Van Gogh selbst, der zu jener Zeit in der Stadt lebte (Shapiro 1968). Das ist jedoch, wie auch Jacques Derrida (1930–2004) bemerkt (Derrida 1992), nicht die entscheidende Frage, um die es Heidegger geht und die auch uns primär interessiert. Der philosophische Ertrag der folgenden Analysen wird durch Shapiros Argument, selbst wenn es zutrifft, nicht wesentlich geschmälert.

33 Im konkreten Umgang mit dem Schuh-Zeug hat die Bäuerin ein implizites Wissen von alldem, d.h. sie hat durch das Zeug (und nur dadurch) teil an einer Welt. Diese weltverbürgende Funktion als das ursprüngliche Sein des Zeuges nennt Heidegger seine „Verläßlichkeit", auf deren Grunde erst die für das Zeug charakteristische „Dienlichkeit" erwächst. (Heidegger 2005, 27f.)

als vorhandenes Ding, aber nichts über seine Zuhandenheit, die sich doch als seine primäre und unhintergehbare Seinsweise erwies.

Im Rahmen der Kunst bzw. der ästhetischen Erfahrung im Allgemeinen[34] treten nun eben jene Zeugbezüge und lebensweltlichen Bedeutsamkeiten eigens hervor und werden ausdrücklich, indem sie uns be-*stimmen*, indem wir uns von ihnen bestimmen *lassen*. Das auf diese Weise stimmungshaft Erschlossene kann und soll freilich in weiterer Folge wiederum bis zu einem gewissen Grad begrifflich eingeholt und kritisch befragt werden – es ist jedoch durch keine Art der „reinen Vernunft" zu *ersetzen*.

Heidegger spricht in diesem Zusammenhang von einem „Sich-ins-Werk-Setzen der Wahrheit des Seienden" (Heidegger 2005, 30) als dem Wesen der Kunst.

> „Das Zeugsein des Zeuges wurde gefunden. Aber wie? Nicht durch eine Beschreibung und Erklärung eines wirklich vorliegenden Schuhzeuges; nicht durch einen Bericht über den Vorgang der Anfertigung von Schuhen; auch nicht durch das Beobachten einer hier und dort vorkommenden wirklichen Verwendung von Schuhzeug, sondern nur dadurch, daß wir uns vor das Gemälde van Goghs brachten. Dieses hat gesprochen. In der Nähe des Werkes sind wir jäh anderswo gewesen, als wir gewöhnlich zu sein pflegen.
> Das Kunstwerk gab zu wissen, was das Schuhzeug in Wahrheit ist. Es wäre die schlimmste Selbsttäuschung, wollten wir meinen, unser Beschreiben habe als ein subjektives Tun alles so ausgemalt und dann hineingelegt." (ebd. 29f.)

Der Sinn eines Kunstwerks, die Wahrheit des künstlerisch Dargestellten erschöpft sich weder in irgendwelchen subjektiven Einbildungen, noch in der Feststellung von objektiven Eigenschaften und der Vermittlung allgemeiner Sachverhalte. Zu denken, man wisse ohnehin, was Schuhe sind und brauche dazu keine weiteren „Informationen" vonseiten der Kunst, wäre ein grobes Missverständnis. Erinnern wir uns an den bereits erwähnten Unterschied zwischen einem nüchternen Wetterbericht im Fernsehen und der malerischen oder literarischen Darstellung einer klimatischen Atmosphäre: Im einen Fall werden wir *über* eine Sache informiert, im anderen zusätzlich in sie *hinein* versetzt. Kunst vermittelt emotional-leibhaftigen Nachvollzug von existenziell bedeutsamen Phänomenen.

Jede bloß sachliche Beschreibung und Klassifikation impliziert die Einhaltung bestimmter erkenntnisleitender Regeln, die Konformität mit einem

---

[34] Was Heidegger hier in Bezug auf die „große Kunst" und in einer etwas eigentümlichen Terminologie beschreibt, lässt sich zum Teil auch mit den bereits gewonnenen Mitteln der *Ästhetik des Erscheinens* (Seel 2003) nachzeichnen und auf unscheinbarere ästhetische Situationen umlegen. Vgl. dazu etwa das Heraustreten der existenziellen Bedeutsamkeit von etwas in seinem „atmosphärischen Erscheinen" bzw. die an ein ästhetisches Objekt gebundenen und von ihm geleiteten Imaginationen, Assoziationen und Reflexionen (Kap. I.2.).

bereits bestehenden Wissens- und Wissenschaftssystem, einer vorgefertigten Welt.[35] Ein Kunstwerk hingegen, indem es in seiner Einmaligkeit zur Geltung kommt, bricht ein Stück weit mit dieser Konformität – es zeichnet sich laut Heidegger gerade dadurch aus, dass es jene Welt, in die es hervorkommt, selbst erst eigens „aufstellt" bzw. „lichtet".

> „Die im Werk sich eröffnende Wahrheit ist aus dem Bisherigen nie zu belegen und abzuleiten. Das Bisherige wird in seiner ausschließlichen Wirklichkeit durch das Werk widerlegt." (Heidegger 2005, 77) „Die Einrichtung der Wahrheit ins Werk ist das Hervorbringen eines solchen Seienden, das vordem noch nicht war und nachmals nie mehr werden wird. Die Hervorbringung stellt dieses Seiende dergestalt ins Offene, daß das zu Bringende erst die Offenheit des Offenen [d.h. die Welt dieses Seienden, L.H.] lichtet, in das es hervorkommt. Wo die Hervorbringung eigens die Offenheit des Seienden, die Wahrheit, bringt, ist das Hervorgebrachte ein Werk. Solches Hervorbringen ist das Schaffen. Als dieses Bringen ist es eher ein Empfangen und Entnehmen innerhalb des Bezuges zur Unverborgenheit." (ebd. 62f.)

Wir überhören vieles vom dem, was ein Kunstwerk zu sagen vermag, wenn wir es nur vor dem Hintergrund herkömmlicher, allgemein gebräuchlicher Gesichtspunkte betrachten. Um seiner Wahrheit inne zu werden, müssen wir uns unmittelbar auf die Einmaligkeit des Werkes (als eines Seienden, „das vordem noch nicht war und nachmals nie mehr werden wird"), in seine eigens gelichtete Welt ein-lassen. Wir müssen es also, um hier unsere obigen Überlegungen wieder aufzugreifen, mit einer „spezifischen Aufmerksamkeit" und doch weitgehend „interesselos" betrachten, es „als das nehmen, was es ist", seine „Sache selbst" zur Geltung bringen, ihm unsere „freie Gunst" schenken und insofern die vielleicht „höchste Anstrengung unseres Wesens" leisten. Dabei kommt es v.a. auch darauf an, den Aspekt der eigenen Befindlichkeit angemessen in das ästhetische Erfahren mit einzubeziehen und für den Verstehensprozess fruchtbar zu machen. Angemessenheit meint hier nicht nur einen Mittelweg zwischen streng rationalistischer Ausblendung und romantisch-naiver Überhöhung, wir werden noch darauf zurückkommen.

Es war bereits die Rede davon, inwiefern im Zuge des ästhetischen Wahrnehmens die Sinnlichkeit des Sinnlichen unter veränderten Gesichtspunkten wahrgenommen und gewürdigt wird, was in weiterer Folge auch

---

[35] Deshalb ist für Heidegger „die Wissenschaft kein ursprüngliches Geschehen der Wahrheit, sondern jeweils der Ausbau eines schon offenen Wahrheitsbereiches, und zwar durch das Auffassen und Begründen dessen, was in seinem Umkreis sich an möglichem und notwendigem Richtigen zeigt. Wenn und sofern eine Wissenschaft über das Richtige hinaus zu einer Wahrheit und d.h. zur wesentlichen Enthüllung des Seienden als solchen kommt, ist sie Philosophie." (Heidegger 2005, 62)

der Imagination und Reflexion neue Anstöße liefern kann. Auch Heidegger charakterisiert das Kunstwerk und dessen Wahrheitsgeschehen durch ein besonderes Zur-Geltung-Kommen seiner Materialität – er verwendet dafür, komplementär zum Sinnhorizont der Welt, den Begriff „Erde".

In seiner Einführung zu *Der Ursprung des Kunstwerks* schreibt Hans-Georg Gadamer: „Seine [des Kunstwerks, L.H.] Wahrheit ist nicht das plane Offenliegen von Sinn, sondern vielmehr die Unergründlichkeit und Tiefe seines Sinnes. So ist es seinem Wesen nach Streit zwischen Welt und Erde, Aufgang und Bergung." (Gadamer 2005, 110) Heidegger selbst formuliert dieses Wahrheits*geschehen*, diesen Streit zwischen Welt und Erde, folgendermaßen: „Indem das Werk eine Welt aufstellt, stellt es die Erde her. [...] Das Werk rückt und hält die Erde selbst in das Offene einer Welt. *Das Werk läßt die Erde eine Erde sein.*" (Heidegger 2005, 43) Streit meint hier keine bloße Gegnerschaft, sondern Aus-Einander-Setzung, in deren Zuge „die Streitenden, das eine je das andere, in die Selbstbehauptung ihres Wesens [heben]" (ebd. 46). Der Begriff „Erde" verweist auf „dasjenige am Werk, was man sonst den Werkstoff nennt" (ebd. 42), jedoch nur insofern dieser nun „gebraucht" und nicht mehr wie üblich „verbraucht" wird.[36]

> „Das Zeug nimmt, weil durch die Dienlichkeit und Brauchbarkeit bestimmt, das, woraus es besteht, den Stoff, in seinen Dienst. Der Stein wird in der Anfertigung des Zeuges, z.B. der Axt, gebraucht und verbraucht. Er verschwindet in der Dienlichkeit. Der Stoff ist um so besser und geeigneter, je widerstandsloser er im Zeugsein des Zeuges untergeht. Das Tempel-Werk dagegen läßt, indem es eine Welt aufstellt, den Stoff nicht verschwinden, sondern allererst hervorkommen, und zwar im Offenen der Welt des Werkes: der Fels kommt zum Tragen und Ruhen und wird so erst Fels; die Metalle kommen zum Blitzen und Schimmern, die Farben zum Leuchten, der Ton zum Klingen, das Wort zum Sagen. All dieses kommt hervor, indem das Werk sich zurückstellt in das Massige und Schwere des Steins, in das Feste und Biegsame des Holzes, in die Härte und den Glanz des Erzes, in das Leuchten und Dunkeln der Farbe, in den Klang des Tones und in die Nennkraft des Wortes." (ebd. 42)

Die Erde *als sie selbst* zur Geltung bringen, kann also wiederum nicht heißen, den jeweiligen Werkstoff objektiv beobachten und wissenschaftlich analysieren. Das Kunstwerk „läßt die Erde eine Erde sein", indem es ver-

---

36 „Zwar gebraucht der Bildhauer den Stein so, wie nach seiner Art auch der Maurer mit ihm umgeht. Aber er verbraucht den Stein nicht. Das gilt in gewisser Weise nur dort, wo das Werk mißlingt. Zwar gebraucht auch der Maler den Farbstoff, jedoch so, daß die Farbe nicht verbraucht wird, sondern erst zum Leuchten kommt. Zwar gebraucht auch der Dichter das Wort, aber nicht so wie die gewöhnlich Redenden und Schreibenden die Worte verbrauchen müssen, sondern so, daß das Wort erst wahrhaft ein Wort wird und bleibt." (Heidegger 2005, 44)

bürgt, dass sein „Stoff" nicht wie bei gewöhnlichen Werk-Zeugen in seiner Dienlichkeit als Mittel zum Zweck auf- und damit untergeht.[37]

Unser Wissen über das Vorhanden-Seiende, seine objektive Beschaffenheit ist das Produkt einer im weitesten Sinn wissenschaftlichen Distanzierung und Abstraktion. In gewisser Weise ähnlich erschließt sich die *Bedeutsamkeit* des Zuhandenen (die im alltäglichen Umgang meist implizit bleibt, im wissenschaftlichen Kontext bewusst und methodisch ausgeklammert wird) bevorzugt aus jener *ästhetischen Distanz* heraus, die wir in der künstlerischen Erzeugung und Rezeption den Dingen gegenüber einnehmen, und die auch Heidegger andeutet, wenn er davon spricht, dass wir „[i]n der Nähe des Werkes [...] jäh anderswo gewesen [sind], als wir gewöhnlich zu sein pflegen."

Ästhetische Distanz meint kein bloßes Sich-Wegkehren und Ausblenden, sondern im Gegenteil eine Form der Zurücknahme, die zugleich eine spezifische Öffnung und Hinwendung impliziert – ein Zurücktreten also, das nicht den Blick abwendet, nicht aus dem Blick verliert, sondern in gewisser Weise erst „eigentlich" sehen lässt. Diese vermeintlich paradoxe Haltung wird uns gerade auch im Kontext der Psychotherapie wieder begegnen.

2.3. (Therapeutische) Implikationen über die Kunst hinaus

Wir haben gesehen: in der Kunst kommt ein anderes Verständnis von Sein, Wahrheit und Verstehen zum Tragen als etwa in der Wissenschaft oder im alltäglichen Besorgen. Diese alternative Auffassung ist allerdings – und darauf kommt es uns hier v.a. an – sehr wohl auch über den Bereich der Kunst hinaus von hoher Relevanz. Die Kunst macht lediglich besonders anschaulich, was anderswo, in weniger sinnfälliger Form, oft leicht übersehen wird.

Welt und Erde setzen sich nicht nur im Kunstwerk aus-einander, ihr Streit erweist sich als charakteristisch für das Geschehen der Wahrheit im Allgemeinen, Unverborgenheit bleibt in sich bezogen auf Verborgenheit. Insofern gewinnt der *Kunstwerkaufsatz* eine maßgebende Bedeutung für Heideggers Seins- und Wahrheitsverständnis insgesamt.

> „Was so am Kunstwerk seine Ausweisung findet, soll aber das Wesen des Seins überhaupt ausmachen. Streit von Entbergung und Verbergung ist nicht nur die

---

[37] „Die Erde her-stellen heißt: sie ins Offene bringen als das sich Verschließende. Diese Herstellung der Erde leistet das Werk, indem es sich selbst in die Erde zurückstellt. [...] Offen gelichtet als sie selbst erscheint die Erde nur, wo sie als die wesenhaft Unerschließbare gewahrt und bewahrt wird, die vor jeder Erschließung zurückweicht und d.h. ständig sich verschlossen hält." (Heidegger 2005, 44)

Wahrheit des Werkes, sondern die alles Seienden. […] Wahrheit ist nicht einfach schlechthinnige Anwesenheit von Seiendem, so daß es dem richtigen Vorstellen gleichsam entgegensteht. […] Was ist, das bietet nicht nur als Oberfläche einen kenntlichen und vertrauten Umriß, es hat auch eine innere Tiefe der Selbständigkeit, die Heidegger als ‚Insichstehen' bezeichnet. Die vollendete Unverborgenheit alles Seienden, die totale Vergegenständlichung von allem und jedem (durch ein in seiner Perfektion gedachtes Vorstellen), würde das Insichsein des Seienden aufheben und eine totale Einebnung bedeuten." (Gadamer 2005, 110f.)

Das am Kunstwerk ausgewiesene Wahrheitsgeschehen verweist sowohl über den Bereich der Kunst als auch jenen der Logik und Erkenntnistheorie (Wissenschaft) hinaus in eine grundlegende Dimension des Seins alles Seienden. In diesem Zusammenhang fragen wir in eigener Sache nach den Implikationen, die sich aus diesem erweiterten Wahrheitsbegriff für den Bereich der Psychotherapie ergeben. Heidegger unterscheidet in *Sein und Zeit* bekanntlich zwischen einem „eigentlichen" und einem „uneigentlichen" In-der-Welt-sein – der jeweilige Bezug zur Wahrheit ist dabei ein entscheidendes Kriterium (vgl. Fußnote 61). Lässt sich diese Unterscheidung auch im Hinblick auf das psychotherapeutisch relevante Spektrum Gesundheit – Krankheit fruchtbar machen? Gibt es einen Bezug zwischen Wahrheit im Sinne von Unverborgenheit und psychischer Gesundheit? Worin könnte ein solcher Bezug bestehen?

Insbesondere für psychotherapeutische Zusammenhänge liegt die unterschiedliche Relevanz der oben genannten Seins-, Wahrheits- und Weltauffassungen auf der Hand. Hier interessiert nicht in erster Linie die „Welt" der nackten, allgemeingültigen Tatsachen; hier geht es vielmehr darum, die existenzielle Bedeutsamkeit der *Lebenswelt* eines Menschen (die ihn nicht einfach umgibt wie ein Schrank das Kleid, sondern ihn unmittelbar betrifft und angeht, *an der* er leiden, *in der* er seine Orientierung verlieren kann) möglichst umfassend und unreduziert zu erschließen. Freilich kann und soll auch in solchen therapeutischen Zusammenhängen immer wieder auf Erkenntnisse zurückgegriffen werden, die sich erst aus einer Vergegenständlichung und Entweltlichung ergeben, wie z.B. die Anatomie und Physiologie des menschlichen Körpers. Derartige Rückgriffe dürfen allerdings nicht mehr als bloße Hilfsgriffe sein, wenn anders ein genuines Anliegen von Psychotherapie, das Zum-Vorschein- und Zur-Geltung-Kommen des je eigenen Daseins und Dasein-Könnens nicht verdeckt werden soll.

Wenn also gerade auch das Sein des Menschen, die Wahrheit seines Existierens durch Öffnung (Welt) *und* Verbergung (Erde) gekennzeichnet ist, dann gilt insbesondere für ihn, dass er sich „an-ihm-selbst" und „von-ihm-selbst-her" nur da zeigen kann, wo er (auch) „unentborgen und unerklärt" bleibt – nicht aus Ignoranz oder Unwissenheit, sondern aus eben jener tieferen Einsicht in sein Wesen und aus Respekt vor diesem seinem „Insichstehen" (Heidegger 2005, 35) als Person.

So wie die Schwere und das Lasten eines Steines unter der Hand einer nur noch vergegenständlichenden Beschreibung zu einem Gewicht, zur bloßen Zahl wird und *als Schwere* nicht mehr zur Geltung kommt,[38] so läßt sich auch die „Schwere" des menschlichen Existierens nur sehr eingeschränkt messen und technisch manipulieren, wohl aber künstlerisch „ins-Werk-Setzen" und analog dazu – wie wir noch näher sehen werden – im Rahmen einer *schönen* zwischenmenschlichen Beziehung erschließen und gestalten. Im Unterschied zum Stein, so steht zu vermuten, bedeutet dieses seiner Seinsweise angemessenere Medium, dieser Zuwachs an Unverborgenheit (Wahrheit) *für den Menschen* auch einen Zuwachs an psychosomatischer Gesundheit.

Diese Argumentation, wie überhaupt der Rückgriff auf den Heidegger'schen Wahrheitsbegriff zur Verdeutlichung psychotherapeutischer Zusammenhänge, mag auf den ersten Blick befremden. Das Denken Heideggers hat sich gleichwohl in vielerlei Hinsicht über die Grenzen der akademischen Philosophie hinaus als fruchtbar erwiesen, gerade auch für den Diskurs der Psychotherapie.[39] Der Wiener Philosoph Helmut Vetter spricht in diesem Zusammenhang sogar von einem „in sich therapeutischen Moment" der Heidegger'schen Philosophie.

---

38 „Der Stein lastet und bekundet seine Schwere. Aber während diese uns entgegenlastet, versagt sie sich zugleich jedem Eindringen in sie. Versuchen wir solches, indem wir den Fels zerschlagen, dann zeigt er in seinen Stücken doch nie ein Inneres und Geöffnetes. Sogleich hat sich der Stein wieder in das selbe Dumpfe des Lastens und des Massigen seiner Stücke zurückgezogen. Versuchen wir, dieses auf anderem Wege zu fassen, indem wir den Stein auf die Waage legen, dann bringen wir die Schwere nur in die Berechnung eines Gewichtes. Diese vielleicht sehr genaue Bestimmung des Steins bleibt eine Zahl, aber das Lasten hat sich uns entzogen. Die Farbe leuchtet auf und will nur leuchten. Wenn wir sie verständig messend in Schwingungszahlen zerlegen, ist sie fort. Sie zeigt sich nur, wenn sie unentborgen und unerklärt bleibt. Die Erde lässt so jedes Eindringen in sie an ihr selbst zerschellen. Sie läßt jede nur rechnerische Zudringlichkeit in eine Zerstörung umschlagen. Mag diese den Schein einer Herrschaft und des Fortschritts vor sich hertragen in der Gestalt der technisch-wissenschaftlichen Vergegenständlichung der Natur, diese Herrschaft bleibt doch eine Ohnmacht des Wollens." (Heidegger 2005, 43f.)

39 Dieser Einfluss war durchaus beabsichtigt. Zwischen 1959 und 1969 hielt Heidegger eine Reihe von philosophischen Vorträgen vor Psychiatern und Psychotherapeuten in der Schweiz, die später als „Zollikoner Seminare" veröffentlicht (Heidegger Gesamtausgabe, Band 89) und zu einer wichtigen theoretischen Grundlage für die psychotherapeutische Schule der *Daseinsanalyse* wurden.

„In der Analytik des Daseins [d.h. in *Sein und Zeit*, L.H.] ist der Anspruch enthalten, den Menschen als Phänomen *sein zu lassen*, ihn nicht aufgrund eines methodischen Vorurteils von Nichtmenschlichem her zu verstehen. Darin liegt, verglichen mit dem erwähnten Reduktionismus, ein Freimachen und Freiwerden für die Phänomene. In diesem Moment der Befreiung darf über das Faktum des Verhältnisses von Phänomenologie und Psychotherapie hinaus von einem in sich therapeutischen Moment dieses Denkens – wenn anders Befreiung auch ein Gesundwerden ist – gesprochen werden." (Vetter 1992, 229)

Im Zuge seiner hier skizzierten Erweiterung und Fundierung gewinnt der Begriff der Wahrheit also auch im Hinblick auf die Psychotherapie an Relevanz. Wahrheit meint nun nicht mehr nur ein „Wissen um" (beispielsweise die traumatisierenden Ursachen eines psychischen Leidens) oder ein mögliches Therapieziel (der „häßlichen Wahrheit" ins Auge schauen im Unterschied etwa zum bloßen Streben nach Wohlbefinden), sondern v.a. das Zur-Geltung-*Kommen*, das Sich-Zeigen-*Können* eines Menschen „an-ihm-selbst" und „von-ihm-selbst-her" als entscheidende Grundlage des therapeutischen Prozesses.

Wir haben gesehen: Auch und gerade von der Kunst her erschließt sich uns ein Verständnis von Wahrheit, das weiter reicht als die klassische erkenntnistheoretische Definition einer Übereinstimmung von Vorstellung/ Urteil und Gegenstand – bis hinein in so entlegene Bereiche wie die Psychotherapie, die als Domäne des Subjektiven, Emotionalen, Phantastischen, pathologisch Abweichenden nach herkömmlichem Verständnis weitab vom Ort der Wahrheit anzusiedeln wäre. Dieser erweiterte Wahrheitsbegriff ist eine wichtige Voraussetzung dafür, das Phänomen des Schönen in seiner ganzen Tragweite zu verstehen: nicht mehr bloß ästhetisch, als „schönen Schein" der Kunst, sondern ontologisch als ein Sichereignen von Wahrheit, als einen „Modus von Präsenz" (Pöltner 2008, 235).

Es klafft hier kein Abgrund zwischen dem Wahren, Schönen und Guten, wie im Gefolge der neuzeitlichen Subjektmetaphysik, im Gegenteil: „Wenn die Wahrheit sich in das Werk setzt, erscheint sie. Das Erscheinen ist – als dieses Sein der Wahrheit im Werk und als Werk – die Schönheit. So gehört das Schöne in das Sichereignen der Wahrheit. Es ist nicht nur relativ auf das Gefallen und lediglich als dessen Gegenstand." (Heidegger 2005, 85) Ähnlich argumentiert Heidegger in der bereits zitierten Nietzsche-Vorlesung in Anlehnung an den platonischen Dialog *Phaidros*:

„Ebendieses, was die Wahrheit ihrem Wesen nach vollbringt und ausmacht, die Enthüllung des Seins selbst, ebendieses und nichts anderes vollbringt die Schönheit, indem sie aufleuchtend im Anschein entrückt in das darin aufscheinende Sein, d.h. in die Offenbarkeit des Seins, in die Wahrheit. [...] Wahrheit und Schönheit sind in ihrem Wesen bezogen auf dasselbe, das Sein. Sie gehören zusammen in dem Einen, Entscheidenden: das Sein selbst offenbar zu halten und offenbar zu machen.“ (Heidegger 1985, 247)

III. Die *Erfahrung* des Schönen

Der Hinweis auf die ontologische Dimension des Schönen versteht sich als kritisches Korrektiv gegenüber der oben skizzierten ästhetisch-subjektiven Verkürzung. Keineswegs soll damit einer naiven Objektivierung des Schönen das Wort geredet werden, so als wäre Schönheit lediglich eine Eigenschaft unter anderen, die sich an den Dingen festmachen ließe.[40] Auch um eine bloße Restaurierung antik-mittelalterlicher Schönheits-Metaphysiken kann es hier nicht gehen, in deren Rahmen das Schöne womöglich, wie bei Platon, als eine Art Gegenstand höherer Ordnung (Idee) gedacht wird. Was wir allerdings nach wie vor von Platon lernen können, ist der Sinn einer ontologischen Fragestellung, in unserem Fall nach dem Unterschied zwischen dem Schön-Sein und dem Schön-Seienden, wie ihn Sokrates seinem Gesprächspartner Hippias klarzumachen versucht (Hippias I, 286c – 287e). „Wer allerdings begriffen hat, daß das Schönsein des Schönen nicht selbst wiederum etwas Schönes ist, muß sich deshalb keineswegs der platonischen Metaphysik verschreiben." (Pöltner 2008, 219)

> „Die ontologische Frage nach dem *Schönsein* des Schönen fragt nach dessen *Anwesen, Sich-Zeigen*, nach seinem *Gegebensein*. Sie versteht Sein verbal. Der Einwand, es handle sich bei ihr um Essentialismus, verwechselt das Anwesen, das Sich-Zeigen mit einem Gegenstand höherer Ordnung. Er teilt mit dem Essentialismus (=Platonismus), den er bekämpft, heimlich dieselbe Voraussetzung – nur mit dem Unterschied, daß er die Existenz solch eines Gegenstandes höherer Ordnung mit Berufung auf den Relativismus der Schönheitsvorstellungen bestreitet."[41]

Was kann es also heißen, das Schön*sein* des Schönen zu erfahren? Diese Frage setzt bereits Klarheit darüber voraus, was es überhaupt bedeutet, eine *Erfahrung* zu machen. Das mag auf den ersten Blick banal erscheinen,

---

40 So versucht beispielsweise die psychologische Ästhetik, Schönheit empirisch zu ermitteln, indem sie sie auf Schönheitskriterien, d.h. auf bestimmte Eigenschaften jener Objekte zurückführt, die in der Befragung von Versuchspersonen das größte Wohlgefallen ausgelöst haben. „Aber selbst wenn wir durch Kriterien das Schöne erkennen und vom kunstlos Häßlichen unterscheiden könnten, so würden unsere Kriterien, d.h. Erkenntnismittel, uns zwar vor das Schöne führen, aber worin die Schönheit des Schönen beruht – das bliebe ungesagt. Ja, nicht einmal die Frage, warum wir gewisse formale Elemente, Strukturen der Naturgestalten und Kunstwerke, für schön halten, ist damit beantwortet." (Wucherer-Huldenfeld 1985, 29)

41 „Wenn nach dem *Sein* eines Läufers gefragt wird, wird nicht nach einem Läufer höherer Ordnung Ausschau gehalten, sondern nach seinem *Lauf* gefragt. Der aber läuft nicht, sondern eben der Läufer. Der Lauf ist die Art und Weise, wie der Läufer als der, der er ist, zum Vorschein kommt." (Pöltner 2008, 221)

zumal wir doch unablässig dieses oder jenes erfahren und insofern wohl wissen sollten, was es damit auf sich hat. Jedoch bedarf, um ein berühmtes Wort Hegels zu paraphrasieren, oft gerade das derart *Bekannte* und vermeintlich Selbstverständliche der philosophischen Prüfung, um es in den Status eines *Erkannten* zu heben.

Eine phänomenologische Herausstellung der allgemeinen Grundzüge von Erfahrung soll uns insbesondere auch vor einer Sackgasse im Gefolge der sogenannten Erfahrungswissenschaften bewahren: Lebensweltliche *Erfahrung* im umfassenden Sinn darf nicht auf methodisch-experimentell kontrollierte *Empirie* reduziert werden – insbesondere dann nicht, wenn es um Phänomene wie das Schöne geht, die zwar jeder schon erfahren, niemand aber jemals empirisch „belegen" konnte. Eine Reflexion über den Erfahrungsbegriff im Allgemeinen schafft die Voraussetzung, um in weiterer Folge bestimmte Grundformen von Erfahrung näher kennzeichnen zu können. Die Erfahrung des Schönen ist zweifellos eine solche Grunderfahrung, insofern eben auch nicht an bestimmte Gegenstände gebunden.

1. Strukturmomente von Erfahrung

Zu Beginn unserer Überlegungen war bereits vom Erfahrungsbegriff die Rede, als es um den Unterschied zwischen (ästhetischer) *Erfahrung* und (ästhetischer) *Wahrnehmung* ging: Nicht jede Wahrnehmung bzw. jedes Erlebnis ist bereits eine Erfahrung, umgekehrt beinhaltet eine Erfahrung immer ein Wahrnehmungs- und Erlebnismoment. Martin Seel spricht auch vom „Ereignischarakter" einer Erfahrung: Ereignisse machen sich als „ein Aufstand der Gegenwart gegen die übrige Zeit", als „Unterbrechungen des Kontinuums der biografischen und historischen Zeit […] bemerkbar, indem sie zugleich das Bemerken verändern." (Seel 2007d, 59)

In eine ähnliche Richtung weisen auch die Überlegungen Günther Pöltners, der fünf Strukturmomente von Erfahrung unterscheidet: Widerfahrnis, Entbergung von ihm selbst her, Jemeinigkeit, Notwendigkeit der Deutung und Offenheit für Erfahrung (vgl. Pöltner 2008, 221ff.). Erfahrung lässt sich nicht unmittelbar willentlich herbeiführen oder vermeiden – sie betrifft und überkommt uns (*Widerfahrnis*). Damit einher geht wiederum jener „Vorrang der Sache" (*Entbergung von ihm selbst her)*, der im Gefolge der neuzeitlichen Subjektmetaphysik zunehmend dem Vorrang eines souverän setzenden und verfügenden Subjekts gewichen ist.[42]

---

[42] Besonders deutlich kommt diese Verschiebung in Kants *Kritik der reinen Vernunft* als sogenannte „kopernikanische Wende" zum Ausdruck: „Bisher nahm man an, alle unsere Erkenntnis müsse sich nach den Gegenständen richten; aber alle Versuche, über sie a priori etwas durch Begriffe auszumachen, wodurch un-

„Nicht wir bestimmen den Inhalt der Erfahrung, sondern das Erfahrene bestimmt uns. Es bestimmt uns, indem es sich neu, anders zeigt. Das Sich-Zeigen geht vom Erfahrenen aus. […] Sie [die Sache, L.H.] zeigt sich freilich nur in unserem Erfahrungshorizont. Insofern ist das in ihm wirksame Vorverständnis mitbestimmend dafür, wie und als was etwas für uns zum Vorschein kommt. Aber das Erfahrene zeigt sich dabei so, daß es den Erfahrungshorizont verwandelt und durchkreuzt. […] Es geschieht etwas mit unserem Weltbezug und unserer Art, die Dinge zu sehen." (Pöltner 2008, 222)

Erfahrung ist untrennbar an einen jeweiligen Menschen gebunden, der diese Erfahrung „macht" (*Jemeinigkeit*). Andere Menschen können meine Erfahrung allenfalls verstehend nachvollziehen, nicht aber an meiner statt erfahren – in meinen Erfahrungen bin ich unvertretbar. Dass eine Erfahrung je meine ist, bedeutet allerdings nicht, dass sie „bloß" subjektiv und folglich solange für die Erschließung von Welt ohne Relevanz bleibt, bis von ihrer Jemeinigkeit genügend abstrahiert und das Subjekt der Erfahrung beliebig austauschbar wird. Auf dieser Verkürzung der Erfahrung zum Experiment beruht der naturwissenschaftliche Empiriebegriff. Gerade jenes „Wissen", das für den Menschen von existenzieller Bedeutung ist, kann nur in Form der jemeinigen Erfahrung angeeignet und verstanden, nicht aber wie ein allgemein gesicherter Tatbestand gelernt bzw. gelehrt werden.

Dass wir unsere Erfahrungen je selber machen müssen, bedeutet auch nicht, dass dabei jeder Mensch etwas grundsätzlich Anderes erfährt. „Was sich zu erfahren gibt, ist etwas Gemeinsames, etwas, was uns gemeinsam angeht – was nicht heißen muß, in gleicher Weise angeht. (Wäre es anders, gäbe es keine Möglichkeit der Kommunikation. […])" (ebd. 224) Wir können uns mit anderen Menschen über Gemeinsamkeiten und Unterschiede unserer Erfahrungen austauschen. Diese prinzipielle, wenn auch de facto oft sehr begrenzte Möglichkeit beruht auf der Basis einer gemeinsamen Erfahrungsgrundlage. Das Moment der Gemeinsamkeit verbürgt auch die – freilich wiederum begrenzte – Möglichkeit von Objektivität im engeren, wissenschaftlichen Sinn. Eine Erfahrung kann nur machen, wer sich selbst, seine Jemeinigkeit ernst nimmt und kultiviert, anstatt sie einem bestimm-

---

sere Erkenntnis erweitert würde, gingen unter dieser Voraussetzung zu nichte. Man versuche es daher einmal, ob wir nicht in den Aufgaben der Metaphysik damit besser fortkommen, daß wir annehmen, *die Gegenstände müssen sich nach unserem Erkenntnis richten* […]. Es ist hiemit eben so, als mit den ersten Gedanken des Kopernikus bewandt, der, nachdem es mit der Erklärung der Himmelsbewegungen nicht gut fort wollte, wenn er annahm, das ganze Sternheer drehe sich um den Zuschauer, versuchte, ob es nicht besser gelingen möchte, wenn er den Zuschauer sich drehen, und dagegen die Sterne in Ruhe ließ." (Kant 1974a, B XVI, Kursivsetzung L.H.)

ten Wissensideal zu opfern, das nur das Reproduzierbare und Objektivierbare (an-)erkennt.

Erfahrungen geben uns etwas zu denken (*Notwendigkeit der Deutung*) und unterscheiden sich insofern vom bloßen Erlebnis, bei dem es eher um den unmittelbaren Selbstgenuss *bei* einer Sache, weniger um die *Sache selbst* geht. Gerade auch in Bezug auf das Schöne erweist sich, wie wir gesehen haben, eine solche Verschiebung der Erfahrung hin zum ästhetischen Erlebnis als verhängnisvoll. Schönes interessiert dann nicht mehr als solches, sondern nur noch im Hinblick auf seine Wirkung, seinen potentiellen Erlebniswert für das Subjekt. Auf diese Weise „wird das Schöne funktionalisiert und prinzipiell austauschbar. Seine Wirkungen können auch durch etwas anderes verursacht werden." (Pöltner 2008, 229)

So wie der Mensch auf den Zuspruch der Sache selbst angewiesen ist, bedarf diese umgekehrt der verstehenden „Aufschließung" durch den Menschen.

> „Was uns trifft und in der Erfahrung überkommt, verlangt Besinnung, Deutung, begriffliche Aufschließung.[43] Es verlangt, freigegeben und ins Offene gebracht zu werden, so daß es möglichst unverkürzt zum Vorschein kommen kann. Das Phänomen ist darauf angewiesen, in sein Sich-Zeigen freigegeben zu werden. [...] In Abwandlung einer Formulierung Kants kann gesagt werden: Erfahrung ohne Erkenntnis ist blind, Erkenntnis ohne Erfahrung leer." (Pöltner 2008, 225)

2. Sich-Befinden zwischen Offenheit und Verschlossenheit

Phänomene im Sinne der Phänomenologie liegen nicht schlichtweg gegeben und selbstverständlich vor – sie sind vielmehr, um möglichst unverkürzt erfahren zu werden, auf eine bestimmte Haltung der Erfahrenden angewiesen (*Offenheit für Erfahrung*). Das Bestimmt-Werden durch das Erfahrene geht Hand in Hand mit einem Sich-Bestimmen-*Lassen* als einem „vergleichsweise aktive[n] Moment". „Das Lassen ist die auf unserer, auf der Seite der Erfahrenden liegende Ermöglichungsbedingung einer wirklichen Erfahrung." (Pöltner 2008, 222f.) Was es heißt, (sein) zu lassen, wird uns in Teil V noch eingehend beschäftigen, insbesondere im Hinblick auf die zwischenmenschliche Beziehung im Rahmen der psychotherapeutischen Praxis. Es impliziert ganz allgemein ein Sich-Öffnen gegenüber dem, was sich „an-ihm-selbst" und „von-ihm-selbst-her" zeigt, eine aktive Hin-

43 „Damit ist keine Auflösung des Erfahrungsinhalts in einen Begriffsinhalt gemeint. Etwas begreifen ist nicht identisch mit begrifflich auflösen. Man kann etwas genau dann begriffen haben, wenn man dessen Unauflöslichkeit in den Begriff erfaßt hat (‚Jetzt habe ich begriffen, wie es um die Sache steht')." (Pöltner 2008, 225)

wendung zur jeweiligen Sache bei gleichzeitiger Bemühung um eine Zurücknahme der eigenen Voreingenommenheit durch Anderes, Sachfremdes, durch frühere Erfahrungen, durch das, was „man" darüber sagt, etc. – was freilich, um es noch einmal zu betonen, nie zu einem *völlig* unvoreingenommenen, voraussetzungslosen Blick führen kann.[44] Wer diese Öffnung, aus welchen Gründen auch immer, nicht vollbringt, ist letztendlich auch nicht in der Lage, eine Erfahrung im obigen Sinn zu machen.

> „Es gibt Menschen, die in einem ‚geschlossenen' Horizont leben. Menschen können sich in vielerlei Formen Erfahrungen verschließen – in Form der Besserwisserei, der Informationsgier, der Wissenschaftsgläubigkeit, aber auch in Form einer zur Grundhaltung gewordenen Gestimmtheit. *Das Gestimmtsein ist die jeweilige Art und Weise, wie wir für das Begegnende offen und von ihm ansprechbar sind.* Es gibt Gestimmtheiten, die einen abstumpfen, aber auch solche, die einen offen sein lassen (wie z.B. die gelassene Heiterkeit)." (Pöltner 2008, 223, Hervorhebung L.H.)

Erfahrung impliziert einen gewissen Grad an Offenheit, der wesentlich von unserer jeweiligen *Befindlichkeit* mitbestimmt wird. Damit stoßen wir erneut auf den Zusammenhang von Stimmung und Erfahrung, der sich bisher nur sehr verkürzt dargestellt hat, als Reduktion der Erfahrung des Schönen auf ein angenehmes Gefühl im Sinne eines bloßen Bewusstseinszustandes ohne welterschließende Relevanz. *Dass* gerade auch im Zuge von Schönheitserfahrungen, etwa im Bereich des Ästhetisch-Künstlerischen, Stimmungen angesprochen, mobilisiert und modifiziert werden, liegt auf der Hand.[45] *Was* es allerdings bedeutet, in Stimmung zu

44 „In der Erfahrung kommt es zu einem Zusammenfall von Bestimmtwerden und Bestimmen. Wir werden einerseits von dem Erfahrenen bestimmt, andererseits aber bestimmen wir es. Denn es durchkreuzt unseren Erfahrungshorizont so, daß es im Durchkreuzen von ihm geprägt wird. Im Bestimmen*lassen* eignen wir das uns Treffende an, so daß es zu *unserer* Erfahrung, zu einem Element unserer Lebenspraxis wird. So gehen in das Unverfügbare und Unvorhersehbare immer auch die Züge unseres eigenen Weltbezugs ein." (Pöltner 2008, 223) „So wichtig der Hinweis auf die Bedeutung der im Erfahrungshorizont enthaltenen Vorgaben für das ‚Machen' der Erfahrung ist, so darf doch umgekehrt nicht vergessen werden, daß der Erfahrungshorizont seinerseits durch die in ihm geschehende Erfahrung modifiziert und verwandelt, ja durchbrochen werden kann." (Pöltner 1985, 11f.)

45 „Weit entfernt davon, das Kunstwerk auf die Funktion der Erzeugung oder Vermittlung von ‚Gefühlen' reduzieren zu wollen, kann doch der Jahrhunderte lang vertretene Zusammenhang zwischen Kunst und ‚Affekt' nun nicht mehr einfach geleugnet werden, umso weniger, wenn man die vom Kunstwerk ‚erzeugten' ‚Gefühle' im Sinne von Heideggers Stimmungen versteht. Dann nämlich wird deutlich, dass die Kunst sehr wohl mit ‚Gefühl' zu tun hat, nur dass dieses ‚Gefühl' nichts ‚Subjektives' oder ‚Willkürliches' ist, sondern eine Weise der Erschlossenheit sowohl von Welt als auch von Sein." (Weiß 2003, 187) Eine

sein oder (um)gestimmt zu werden, *was* mit „Stimmung" und „Befindlichkeit" überhaupt gemeint ist, im Unterschied etwa zum ästhetisch verkürzten „Gefühl" – dies versteht sich keineswegs von selbst und verdient unsere nähere Aufmerksamkeit, insbesondere auch im Hinblick auf die evidente Bedeutung von Stimmung und Stimmungswechsel im psychotherapeutischen Kontext.

Für PsychotherapeutInnen gehören sie zum täglichen Geschäft, im Rahmen der akademischen Philosophie bleiben Gefühle und Stimmungen meist außen vor. Wenn überhaupt, wird hier *von* ihnen gehandelt, quasi aus sicherer Distanz, und auch das in der Regel mit pejorativer Konnotation – man denke etwa an Kants Moralphilosophie und ihre negative Bewertung des Gefühls, der persönlichen Neigung als Bestimmungsgrund unseres Handelns. Eine ähnliche Abwertung mag übrigens auch in jener kantischen Formel vom „interesselosen Wohlgefallen" mitschwingen, wenn man Interesselosigkeit als Emotionslosigkeit, als Abwesenheit von Emotionalität schlechthin versteht – eine Auffassung, deren Kurzsichtigkeit im Folgenden hoffentlich noch deutlich wird.

Auch hier war es v.a. die Phänomenologie, die jene stiefmütterliche Behandlung der Gefühle vonseiten der Philosophie (als das Dunkle, Weibliche, Unbewusste, als subjektiver Störfaktor auf der Suche nach allgemeiner Wahrheit) revidierte und der Befindlichkeit in ihrer Bedeutung für das menschliche Selbst- und Weltverhältnis zu neuer Geltung verhalf. In ihrem Gefolge kann die Frage nach dem Wesen der Stimmungen, ihrer aufschließenden Kraft und spezifischen Zeitlichkeit neu aufgeworfen und fruchtbar gemacht werden. Dies erscheint gerade im Kontext unserer eigenen Fragestellung in mehrfacher Hinsicht angezeigt, zumal sowohl die Erfahrung des Schönen als auch die Praxis der Psychotherapie vielfältige Bezüge zum sogenannten „Gefühl" aufweisen, was allerdings den Sachverhalt oft eher verdeckt (wie am Beispiel der neuzeitlich-ästhetischen Auffassung des Schönen deutlich wurde) und insofern sorgfältig bedacht sein will.

2.1. Die welterschließende Bedeutung der Stimmung

In *Sein und Zeit* hat Martin Heidegger das Thema der Befindlichkeit für die Philosophie in ein neues Licht gerückt. Im Rahmen seiner „Analytik des Daseins" (vgl. hier und im Folgenden Kap. II.2.1.) gewinnt die Befindlichkeit den Status eines *Existenzials,* d.h. eines grundlegenden und unhintergehbaren Strukturmoments des Menschseins. Damit wendet sich

anschauliche Darstellung der verschiedenen Stimmungen, in die uns das Ästhetische versetzt, liefert Konrad Paul Liessmann (2004) in seinem Buch *Reiz und Rührung. Über ästhetische Empfindungen.*

Heidegger gegen die klassische philosophische Auffassung des Menschen als eines „animal rationale", dessen Wesenskern die Vernunft ist, die mitunter und beiläufig auch von diesen oder jenen (meist als störend bewerteten) Stimmungen begleitet wird. So gesehen „[geraten] die Affekte und Gefühle [...] thematisch unter die psychischen Phänomene, als deren dritte Klasse sie meist neben Vorstellen und Wollen fungieren. Sie sinken zu Begleitphänomenen herab." (Heidegger 2006, 139)

Demgegenüber betont Heidegger, dass das Dasein primär im Modus der *Befindlichkeit* (bzw. der damit einhergehenden Momente des *Verstehens* und der *Rede*) zu sich selbst kommt, *da* ist.

> „In der Befindlichkeit ist das Dasein immer schon vor es selbst gebracht, es hat sich immer schon gefunden, nicht als wahrnehmendes Sich-vorfinden, sondern als gestimmtes Sichbefinden." (Heidegger 2006, 135)[46] „Dieses ‚es ist einem so und so' ist nicht und nie erst die Folge und Begleiterscheinung unseres Denkens, Tuns und Lassens, sondern – grob gesprochen – die Voraussetzung dafür, das ‚Medium', darin erst jenes geschieht." (Heidegger 1983a, 101)

Sofern Dasein nicht ursprünglich „drinnen" bei sich und in einem zweiten Schritt erst „draußen" bei den Dingen, sondern wesenhaft *in-der-Welt* ist, bedeutet sein Zu-sich-selbst-Kommen im Modus der Befindlichkeit „gleichursprünglich" ein Zur-Welt-Kommen, also gerade keinen bloß innerpsychischen Vorgang. Stimmung ist insofern stets *Übereinstimmung* – als solche liegt sie auch noch allen Entfremdungs- und Isolationserfahrungen (wie sie sich etwa in manchen gedrückten Stimmungen zeigen) ermöglichend zugrunde.

> „Das Gestimmtsein bezieht sich nicht zunächst auf Seelisches, ist selbst kein Zustand drinnen, der dann auf rätselhafte Weise hinausgelangt und auf die Dinge und Personen abfärbt. [...] Sie [die Befindlichkeit, L.H.] ist eine existenziale Grundart der *gleichursprünglichen Erschlossenheit* von Welt, Mitdasein und [eigener, L.H.] Existenz, weil diese selbst wesenhaft In-der-Welt-sein ist." (Heidegger 2006, 137)[47]

---

[46] „Das pure ‚daß es ist' zeigt sich, das Woher und Wohin bleiben im Dunkel. [...] dieses ‚Daß es ist' nennen wir die *Geworfenheit* dieses Seienden in sein Da, so zwar, daß es als In-der-Welt-sein das Da ist. Der Ausdruck Geworfenheit soll die *Faktizität der Überantwortung* andeuten. Das in der Befindlichkeit des Daseins erschlossene ‚Daß es ist und zu sein hat' ist nicht jenes ‚Daß', das ontologisch-kategorial die der Vorhandenheit zugehörige Tatsächlichkeit ausdrückt. Diese wird nur in einem hinsehenden Feststellen zugänglich. [...] Das Daß der Faktizität wird in einem Anschauen nie vorfindlich." (Heidegger 2006, 134f.)

[47] „Die Welt ist in der Stimmung noch nicht gegenständlich geworden, wie nachher in den späteren Formen des Bewußtseins, vor allem im Erkennen, sondern die Stimmungen leben noch ganz in der ungeschiedenen Einheit von Selbst und Welt, beides in einer gemeinsamen Stimmungsfärbung durchwaltend. Darum

Die Gestimmtheit des Menschen gewinnt bei Heidegger also einen zentralen *welterschließenden* Charakter. Der deutsche Ausdruck Sich-Befinden meint sowohl einen „inneren“ psychischen Zustand als auch einen „äußeren“ räumlichen Aufenthalt. Diese Mehrdeutigkeit ist kein Zufall, sondern Ausdruck jenes Zusammenhanges von „Innen“ und „Außen“, jener „gleichursprünglichen Erschlossenheit“ von Selbst und Welt, Ich und Du, wie sie Heidegger beschreibt.

Mit Welt ist hier kein vorhandener Gegenstand oder die Summe aller Gegenstände gemeint, sondern ein charakteristisches Moment des menschlichen Daseins, das Heidegger aus diesem Grund als „In-der-Welt-sein“ bezeichnet. Als solches „hat“ der Mensch seinem Wesen nach immer schon Welt.[48] Das bedeutet nicht nur, dass er immer schon innerhalb einer „Welt“ im Sinne eines äußerlichen Rahmens vorkommt. Dieses abgeleitete „Selbst“-Konzept eines Vorkommens-in und die damit verbundenen „Welt“-Konzepte (Natur, Planet, Universum ...) gründen vielmehr in jener ursprünglichen, auf ihre eigene Weise räumlichen *Weltlichkeit* des Daseins (vgl. Heidegger 2006, §§ 22–24).

Dasein zeichnet sich vor anderem Seienden dadurch aus, dass es sich zu sich selbst verhält und insofern für sich selbst erschlossen (da) ist, es versteht sich immer schon *besorgend* auf zuhandenes Zeug bzw. *fürsorgend*[49] auf seinesgleichen hin – und damit auch auf Welt, auf Verweisungsstrukturen und Bedeutungszusammenhänge. In Kap. II.2.1. haben wir gesehen, inwiefern es mit zuhandenem Zeug immer schon diese oder jene Bewandtnis hat, welche ihm jedoch nicht wie eine objektive Eigenschaft anhaftet, sondern jeweils aus einer historisch-biografisch gewachsenen und wandelbaren „Bewandtnisganzheit“ heraus entsteht.[50] „Der Zeugzusammenhang

---

ist es auch verkehrt, die Stimmung allein auf die Rechnung der subjektiven Seite zu setzen und zu meinen, daß sie dann gewissermaßen auf die Welt auch abfärbe.“ (Bollnow 1988, 39)

48 Im Unterschied zum „weltbildenden“ Menschen bezeichnet Heidegger das Tier als „weltarm“ und den Stein als „weltlos“. Vgl. Heidegger 1983a, § 42f.

49 Mit dem Begriff der *„Fürsorge“* beschreibt Heidegger die wesenhafte Bezogenheit auf unsere Mitmenschen. „Das Für-, Wider-, Ohne-einandersein, das Aneinandervorbeigehen, das Einander-nichts-angehen sind mögliche Weisen der Fürsorge. Und gerade die zuletzt genannten Modi der Defizienz und Indifferenz charakterisieren das alltägliche und durchschnittliche Miteinandersein. Diese Seinsmodi zeigen wieder den Charakter der Unauffälligkeit und Selbstverständlichkeit, der dem alltäglichen innerweltlichen Mitdasein Anderer ebenso eignet wie der Zuhandenheit des täglich besorgten Zeugs.“ (Heidegger 2006, 121)

50 „Gerade im unsteten, stimmungsmäßig flackernden Sehen der ‚Welt‘ zeigt sich das Zuhandene in seiner spezifischen Weltlichkeit, die an keinem Tag dieselbe ist.“ (Heidegger 2006, 138)

leuchtet auf […]. Mit diesem Ganzen aber meldet sich die Welt." (Heidegger 2006, 75) Sie „meldet" sich, d.h. wir nehmen sie nicht einfach wahr, sie ist selbst kein innerweltlicher Gegenstand, zu dem wir uns auf Distanz bringen könnten. Welt ist vielmehr da, *indem* uns Mitmenschen bzw. zuhandenes Zeug etwas bedeuten.

Diese Bedeutungen sind „zunächst und zumeist" v.a. *stimmungshaft* und implizit, bevor sie in weiterer Folge bis zu einem gewissen Grad auch expliziert und symbolisiert werden können. Insofern schwingt in jeder expliziten Bezugnahme auf innerweltlich Seiendes – gewissermaßen als Bedingung ihrer Möglichkeit – der primär befindliche und als solcher meist implizite Weltbezug des Menschen mit.

Das Sich-Befinden erschließt Welt also nicht im Sinne eines Erforschens des „in" ihr Vorhandenen. Etwas als neutral Vorhandenes zu betrachten, ist, wie wir gesehen haben, bereits ein abgeleitetes Weltverhältnis. „Zunächst und zumeist" begegnen uns die Dinge als zuhandenes Zeug, in Bezug auf unser „umsichtiges Besorgen", unsere alltäglichen Verrichtungen, Bedürfnisse und Absichten – als Dienliches, Anziehendes, Gleichgültiges, Bedrohliches, Beglückendes usw. Diese *stimmungshaften* Bezüge blieben einem rein theoretischen Blick zwangsläufig verborgen, der allenfalls etwas Vorhandenes von so und so großem Ausmaß, Gewicht etc. vorfände. Zeug bzw. jenen Zeugzusammenhang, jene ungegenständliche Welt gibt es nur für ein befindliches Betroffen-Sein und Angegangen-Werden.

> „Diese Angänglichkeit gründet in der Befindlichkeit, als welche sie die Welt zum Beispiel auf Bedrohbarkeit hin erschlossen hat. Nur was in der Befindlichkeit des Fürchtens, bzw. der Furchtlosigkeit ist, kann umweltlich Zuhandenes als Bedrohliches entdecken. […] Wir müssen in der Tat *ontologisch* grundsätzlich die primäre Entdeckung der Welt der ‚bloßen Stimmung' überlassen. Ein reines Anschauen, und dränge es in die innersten Adern des Seins eines Vorhandenen, vermöchte nie so etwas zu entdecken wie Bedrohliches." (Heidegger 2006, 137f.)

Fassen wir zusammen: Welt im ursprünglichen, „anthropologischen" (im Unterschied zum „kosmologischen") Sinn (Haeffner 2005, 52f.) erschließt sich uns primär durch und als unsere Befindlichkeit; die mannigfaltigen Bezüge dieser Welt sind wesentlich *gestimmte*. Die Erschließungsfunktion der Befindlichkeit geht somit weit über das Innerpsychische, „bloß" Subjektive hinaus. Welt ist weder etwas nur Gedachtes, Reflektiertes, Konstruiertes (jede Reflexion und Konstruktion setzt umgekehrt immer schon Welt voraus), noch eine objektiv gegebene Größe, sondern vielmehr der geschichtlich, kulturell und biografisch gewachsene und ständig in Verwandlung begriffene Horizont, aus dem heraus alles innerweltlich Seiende erst seine jeweilige Bedeutung gewinnt, uns so oder so präsent wird.[51] Welt kann nicht wiederum als ein innerweltlich Seiendes aufgefunden, wie dieses zu einem Untersuchungsgegenstand gemacht und begrifflich eingeholt werden.

Solange wir ganz in der praktischen Besorgung oder theoretischen Beschreibung des innerweltlich Seienden aufgehen (daran „verfallen"), erschließt sich uns der zugrunde liegende Welt-Horizont nur implizit. Er zeigt sich freilich auch nicht unabhängig von dem in ihm Begegnenden, sondern eben immer nur darin, „wie etwas für uns gegenwärtig wird und Bedeutung gewinnt. [...] Auf Gegenstände der Welt können wir uns direkt beziehen, nicht aber auf die Welt. Der ungegenständlichen Welt sind wir *inne* – und zwar im Modus der *Befindlichkeit, der Gestimmtheit (Stimmung).*" (Pöltner 2000, 163) Demgemäß korreliert unsere Stimmung im Unterschied zum Gefühl nicht mit einzelnen Dingen, Personen, Sachverhalten, sondern entspricht – als „die jeweilige Art und Weise, wie wir für das Begegnende offen und von ihm ansprechbar sind" – jenem grundlegenden Weltbezug, der das Präsent- und Bedeutsamsein des Seienden primär konstituiert. „Das Eigentümliche der Stimmung liegt darin, daß sie in eine je andere Erfahrung des Ganzen versetzt. Den traurig oder heiter Gestimmten sprechen die Dinge je anders an." (Nielsen 2004, 508)

Befindlichkeit (Heidegger zufolge insbesondere die Angst und die Langeweile, da diese eigens als solche erfahren und nicht mehr auf dasjenige hin übergangen werden, *wobei* man sich befindet)[52] eröffnet Welt als eine

---

[51] „Mit der Zugänglichkeit von innerweltlichem Zuhandenen für das umsichtige Besorgen ist je schon Welt vorerschlossen. Sie ist demnach etwas, ‚worin' das Dasein als Seiendes je schon *war,* worauf es in jedem irgendwie ausdrücklichen Hinkommen immer nur zurückkommen kann." (Heidegger 2006, 76) Diesen Umstand verdeutlicht Heidegger am Beispiel der Verweisungsstruktur eines Schreib-Zeuges: „Schreibzeug, Feder, Tinte, Papier, Unterlage, Tisch, Lampe, Möbel, Fenster, Türen, Zimmer. Diese ‚Dinge' zeigen sich nie zunächst für sich, um dann als Summe von Realem ein Zimmer auszufüllen. Das Nächstbegegnende, obzwar nicht thematisch Erfaßte, ist das Zimmer, und dieses wiederum nicht als das ‚Zwischen den vier Wänden' in einem geometrischen räumlichen Sinne – sondern als Wohnzeug. Aus ihm heraus zeigt sich die ‚Einrichtung', in dieser das jeweilige ‚einzelne' Zeug. *Vor* diesem ist je schon eine Zeugganzheit entdeckt." (ebd. 68f.)

[52] *„Die Befindlichkeit erschließt das Dasein in seiner Geworfenheit und zunächst und zumeist in der Weise der ausweichenden Abkehr."* (Heidegger 2006, 136) In seiner Freiburger Antrittsvorlesung „Was ist Metaphysik?" nennt Heidegger neben der Angst und der Langeweile, denen er an verschiedenen Stellen eingehende Erörterungen gewidmet hat, ganz unvermittelt und ohne weitere Ausführungen auch noch eine dritte Weise des Aufleuchtens von Welt: „Eine andere Möglichkeit solcher Offenbarung [von Welt, L.H.] birgt die Freude an der Gegenwart

bestimmte Seins-Weise[53] – nicht in Form einer reflexiv vermittelten Vorstellung, sondern unmittelbar als *Dass* bzw. *Wie* des Sich-Befindens. Die spezifische Ausprägung der jeweiligen Befindlichkeit ist in weiterer Folge maßgebend dafür, in welche Richtung das darauf aufbauende Denken, Wollen und Handeln tendiert, welche Interpretationen, Einsichten und Entscheidungen auf ihrem Boden (un-)möglich werden.

2.2. Existenzphilosophischer Vorrang der Angst

Wir folgen dem Gedankengang Heideggers noch einen Schritt weiter, indem wir die konkrete Erschließungsleistung einzelner Stimmungen näher betrachten. Im Zuge dessen wird es in eigener Sache notwendig, über Heideggers Hervorhebung der Angst als einer *„ausgezeichnete[n] Befindlichkeit"* (Heidegger 2006, 188) hinauszugehen.

Bedrohliches erschließt sich nur einem entsprechend gestimmten bzw. bestimmbaren In-der-Welt-sein, dasselbe gilt für alles andere stimmungshaft Gegebene, für Schönes, Beglückendes, Lustiges usw. Heidegger erörtert in *Sein und Zeit* – neben der ontologischen Bedeutung der Stimmung im Allgemeinen – vor allem die spezifische Befindlichkeit der Angst, die ihm zufolge das In-der-Welt-sein (also Welt, In-Sein und Selbst gleichursprünglich) auf eine ausgezeichnete Art und Weise erschließt, indem sie es vor die Möglichkeit seines „eigentlichen Selbstseinkönnens" stellt. Denn „zunächst und zumeist" ist der Mensch laut Heidegger nicht „eigentlich" er selbst.

> „[D]as Dasein ist zunächst und zumeist *bei* der besorgten ‚Welt' [‚Welt' in Anführungszeichen meint nicht den ungegenständlichen Welt-Horizont, sondern das innerweltlich Seiende, zu Besorgende, L.H.]. Dieses Aufgehen bei … hat meist den Charakter des Verlorenseins in die Öffentlichkeit des Man. Das Dasein ist von ihm selbst als eigentlichem Selbstseinkönnen zunächst immer schon abgefallen und an die ‚Welt' verfallen. Die Verfallenheit an die ‚Welt' meint das Aufgehen im Miteinandersein, sofern dieses durch Gerede, Neugier und Zweideutigkeit geführt wird." (Heidegger 2006, 175) „Die Angst dagegen holt das Dasein aus seinem verfallenden Aufgehen in der ‚Welt' zurück. Die alltägliche

des Daseins – nicht der bloßen Person – eines geliebten Menschen." (Heidegger 2004c, 110; vgl. Fußnote 60)

[53] „Eine Stimmung ist eine Weise, nicht bloß eine Form oder ein Modus, sondern eine Weise im Sinne einer Melodie, die nicht über dem sogenannten eigentlichen Vorhandensein des Menschen schwebt, sondern für dieses Sein den Ton angibt, d.h. die Art und das Wie seines Seins stimmt und bestimmt." (Heidegger 1983a, 101)

Vertrautheit bricht in sich zusammen. Das Dasein ist vereinzelt, das jedoch *als* In-der-Welt-sein." (ebd. 189)

Die Angst befreit also das Dasein gleichsam wider Willen aus seiner charakteristischen „Verfallenheit" an das „Man"[54], in dessen vermeintlicher Sicherheit (seiner „selbst" und seiner „Welt" gewiss als den einzig möglichen, d.h. letztendlich un-möglichen, unhinterfragten, selbstverständlichen) es sich entfremdet von seinem eigentlichen Wesen als einem „Möglichsein", einem Sich-Verstehen und -Entwerfen auf Möglichkeiten hin.[55] Diesen Zustand der Un-Möglichkeit, Unfreiheit und Entfremdung, in dem „man" zunächst und zumeist ist, bezeichnet Heidegger als „Uneigentlichkeit". Befreiung zur Eigentlichkeit bedeutet nun allerdings nicht, die Uneigentlichkeit des „Man" ein für allemal hinter sich zu lassen. „Zunächst ist das Dasein Man und zumeist bleibt es so." (Heidegger 2006, 129) Wir müssen unser Dasein stets aufs Neue eigens ergreifen und können dies nur vor dem Hintergrund unseres primären Eingelassenseins in eine immer schon öffentlich ausgelegte „Welt".

Die Angst lässt sich im Unterschied zur Furcht nicht gegenständlich festmachen, sie erschließt kein konkretes innerweltliches Wovor oder Wobei, auf dessen (bemächtigende, ablenkende, flüchtende ...) Besorgung oder Erklärung hin das Sich-Befinden übergangen werden könnte. Es ist einem unheimlich, d.h. die „Welt", wie „man" sie kennt, besorgt und versteht, wird bedeutungslos, vermag keinen Anhalt, keine Zuflucht mehr zu bieten. Dieser Untergang der „Welt" des „Man" bedeutet aber zugleich die

---

54 „Das ‚Man' ist dabei nicht ein dämonisches Etwas, sondern einfach der Oberbegriff für alle Verhaltensweisen und Einstellungen, die das Dasein leiten und dessen Realität ausmachen, also um Institutionen im weitesten Sinne." (Luckner 2007, 59) „Das ‚man' ist in seiner Welt gefangen, insofern es keine mögliche Alternative sieht, ja nicht einmal von der Möglichkeit einer alternativen ‚Welt' weiß. Das ‚man' hat keine Möglichkeiten, es weiß nicht, dass es ‚eigentlich' immer schon in Möglichkeiten steht und zu wählen hat. In diesem Nichtwissen um seinen eigenen Möglichkeitscharakter besteht die Uneigentlichkeit des ‚man'. Mit anderen Worten: In der alltäglichen Verfallenheit an die als Notwendigkeit verstandene ‚Welt' des ‚man' ist das Dasein fremdbestimmt und seiner selbst entfremdet. Die emanzipatorische Funktion der Angst besteht nun darin, die radikale Fragwürdigkeit und Nicht-Notwendigkeit des Bestehenden aufzuzeigen. In ihrer destabilisierenden Wirkung, die alles gewohnte plötzlich ‚unheimlich' werden lässt, offenbart sie dem Dasein den Möglichkeitscharakter der Welt und damit letztendlich seine eigene Freiheit". (Weiß 2003, 178f.)

55 „Dasein *ist* je seine Möglichkeit und es ‚hat' sie nicht nur noch eigenschaftlich als ein Vorhandenes. Und weil Dasein wesenhaft je seine Möglichkeit ist, *kann* dieses Seiende in seinem Sein sich selbst ‚wählen', gewinnen, es kann sich verlieren, bzw. nie und nur ‚scheinbar' gewinnen [d.h. eigentlich oder uneigentlich da-sein, L.H.]." (Heidegger 2006, 42)

Möglichkeit des Aufgangs einer *Welt*[56] im obigen Sinn eines offenen Horizontes von Möglichkeiten, damit auch eines „eigentlichen" In-der-Weltseins als radikalem „Möglichsein".[57] Möglich ist etwas, insofern es auch *nicht* sein kann, insofern der Mensch immer schon über den jeweils erschlossenen Bestand des Seienden hinausblickt in das Nicht-Sein, in das *Nichts*. In der Angst wird einem klar – wiederum nicht primär reflexiv, sondern als unmittelbares Sich-Befinden: „Da-sein heißt: Hineingehaltenheit in das Nichts."

Dieses Nichts, „das ursprünglich nur die Angst enthüllt", bedeutet für Heidegger gewissermaßen die Bedingung der Möglichkeit des menschlichen Daseins schlechthin. Es bekundet sich aber meist nur verdeckt, etwa in den verschiedenen Formen der Verneinung, des Entgegenhandelns, Verabscheuens, Versagens, Verbietens, Entbehrens etc. Für gewöhnlich „kehren wir uns ab vom Nichts […], drängen wir uns selbst in die öffentliche Oberfläche des Daseins", d.h., wir lassen auch die Angst in ihrem ganzen erschütternden Ausmaß nur in seltenen Augenblicken aufkommen. Und doch: „Die Angst ist da. Sie schläft nur. Ihr Atem zittert ständig durch das Dasein […]." (Heidegger 2004c, 115ff.)

Im Hinblick auf diese besondere Befreiungs- und Erschließungsfunktion spricht Heidegger von der Angst als einer *„ausgezeichnete[n] Befindlichkeit"* (Heidegger 2006, 188) – sie bildet ein maßgebendes Fundament nicht nur für das Projekt von *Sein und Zeit*, sondern für die sogenannte Existenzphi-

---

56 Gemessen am innerweltlich Seienden ist diese ungegenständliche Welt „Nichts". „Wenn die Angst sich gelegt hat, dann pflegt die alltägliche Rede zu sagen: ‚es war eigentlich nichts'. Diese Rede trifft in der Tat ontisch das, *was* es war. […] Das Nichts von Zuhandenheit gründet im ursprünglichsten ‚Etwas', in der *Welt*." (Heidegger 2006, 187)

57 „Das Sichängsten erschließt ursprünglich und direkt die Welt als Welt. […] In der Angst versinkt das umweltlich Zuhandene, überhaupt das innerweltlich Seiende. Die ‚Welt' vermag nichts mehr zu bieten, ebensowenig das Mitdasein Anderer. Die Angst benimmt so dem Dasein die Möglichkeit, verfallend sich aus der ‚Welt' und der öffentlichen Ausgelegtheit zu verstehen. Sie wirft das Dasein auf das zurück, worum es sich ängstet, sein eigentliches In-der-Welt-sein-können. Die Angst vereinzelt das Dasein auf sein eigenstes In-der-Weltsein, das als verstehendes wesenhaft auf Möglichkeiten sich entwirft. Mit dem Worum des Sichängstens erschließt daher die Angst das Dasein *als Möglichsein* und zwar als das, das es einzig von ihm selbst her als vereinzeltes in der Vereinzelung sein kann. Die Angst offenbart im Dasein das *Sein zum* eigensten Seinkönnen, das heißt das *Freisein für* die Freiheit des Sich-selbst-wählens und -ergreifens. Die Angst bringt das Dasein vor sein *Freisein für* … (propensio in …) die Eigentlichkeit seines Seins als Möglichkeit, die es immer schon ist." (Heidegger 2006, 187f.)

losophie insgesamt, die im 20. Jahrhundert in unterschiedlichen Ausprägungen großen Einfluss erlangte.[58]

Bedeutet nun der *ontologische,* auf grundlegende Seinsstrukturen bezogene Zusammenhang von Angst und Eigentlichkeit, dass das Dasein nur insofern und nur so lange eigentlich ist, als es sich *ontisch* (also faktisch, jeweils konkret) permanent ängstet? Dieses naheliegende Missverständnis wird von Heidegger insofern mit begünstigt, als er den Wechsel zwischen ontischer und ontologischer Perspektive nicht immer klar genug vollzieht bzw. eine ontologische Struktur anhand eines Begriffes erläutert, der v.a. an ein bestimmtes ontisches Phänomen denken lässt.

Allerdings scheint Heidegger in der Tat davon auszugehen, dass alles Behagen, Vertrautsein, „Zuhause" und die damit einhergehenden gehobenen Stimmungen dem „Man" zugehören, somit eine Verfallsform, eine Überdeckung des eigentlichen, ursprünglichen „Un-zuhause" bedeuten, das das Wesen des Menschen ausmacht und nur in der Angst unverdeckt zum Vorschein kommt.[59] Dieser Standpunkt soll im Folgenden hinterfragt und der Möglichkeit sowohl eines ursprünglichen „Zuhause" als auch eines „eigentlichen", nicht öffentlich normierten Sich-Befindens in gehobenen Stimmungen nachgegangen werden.

In einer unscheinbaren und eher beiläufigen, für unseren Zusammenhang jedoch sehr bedeutsamen Bemerkung verweist Heidegger selbst auf die Möglichkeit *verschiedener* eigentlicher Stimmungslagen, oder besser: auf die Vereinbarkeit dessen, was er als „Angst" bezeichnet, mit dem, was im Folgenden als „gehobene Stimmungen" noch näher charakterisiert wird.

---

[58] Die wissenschaftliche Thematisierung der Angst wird heute von Psychologie, Verhaltensbiologie und Hirnforschung dominiert, deren Befunde sich z.T. gut in das oben entworfene Bild einfügen. So spricht etwa der Neurobiologe Gerald Hüther von der Angst bzw. „neuroendokrine[n] Streßreaktion" als dem „große[n] Lenker" der menschlichen Evolution, der „all diejenigen auslöschte, die mit ihren zu starren Programmen diesem Weg nicht folgen konnten" (Hüther 2009, 24). Das Aufbrechen von Starre und Eingefahrenheit, die Eröffnung neuer Möglichkeiten in der Angst wird hier physiologisch als „neuronale Plastizität" interpretiert. „Erst dann, wenn die breiten Straßen und Autobahnen in seinem Hirn" – also eingefahrene neuronale Verschaltungen – durch die Angst „weggeräumt und eingeschmolzen sind, hat der Mensch die Freiheit wiedergewonnen, mit seinen Gedanken nun auch einen der vielen anderen, selten benutzten und fast vergessenen kleinen Wege zu begehen. Erst jetzt kann er sich wirklich auf die Suche machen, auf die Suche nach einem ganz anderen, neuen Weg." (ebd. 77)

[59] „Das beruhigt-vertraute In-der-Welt-sein ist ein Modus der Unheimlichkeit des Daseins, nicht umgekehrt. *Das Un-zuhause muß existenzial-ontologisch als das ursprünglichere Phänomen begriffen werden.*" (Heidegger 2006, 189)

„Mit der nüchternen Angst, die vor das vereinzelte Seinkönnen bringt, geht die gerüstete Freude an dieser Möglichkeit zusammen. In ihr wird das Dasein frei von den ‚Zufälligkeiten' des Unterhaltenwerdens, die sich die geschäftige Neugier primär aus den Weltbegebenheiten verschafft. Die Analyse dieser Grundstimmungen überschreitet jedoch die Grenzen, die der vorliegenden Interpretation durch ihr fundamentalontologisches Ziel gezogen sind." (Heidegger 2006, 310)[60]

Heidegger geht diesem Hinweis auch in seinen späteren Schriften nicht weiter nach. Wir dürfen ihm aber doch wohl so viel entnehmen, dass die besondere ontologische Bedeutung der Angst (den Menschen in das Nichts „hineinzuhalten", um ihn aus der Verfallenheit an das Man „herauszuholen", ihn als Möglichsein in Freiheit, Wahrheit[61] und damit verbunden auch psychosomatischer Gesundheit[62] zu erschließen) nicht allein an eine einzige

---

60 In „Was ist Metaphysik?" findet sich eine ähnliche Bemerkung: „Die Angst des Verwegenen duldet keine Gegenstellung zur Freude oder gar zum behaglichen Vergnügen des beruhigten Dahintreibens. Sie steht – diesseits solcher Gegensätze – im geheimen Bunde mit der Heiterkeit und Milde der schaffenden Sehnsucht." (Heidegger 2004c, 118; vgl. Fußnote 52) Doch auch hier bleibt es bei einer Andeutung; wie der „geheime Bund" zwischen dem scheinbar Entgegengesetzten möglich und näherhin zu verstehen ist, wird nicht ausgeführt.

61 Die (Un-)Eigentlichkeit des Daseins zeigt sich v.a. an dessen Bezug zur Wahrheit, die Heidegger als Unverborgenheit, als Streit zwischen Welt (Offenheit) und Erde (Verborgenheit) denkt (vgl. Kap. II.2.2.). „Die Ansässigkeit im Gängigen [im „Man", L.H.] ist aber in sich das Nichtwaltenlassen der Verbergung des Verborgenen." (Heidegger 2004b, 195) Das Verborgene meint, wie bereits im Hinblick auf die „Erde" im Kontext des Kunstwerk-Aufsatzes erörtert, kein Noch-nicht- oder Nicht-mehr-Vorhandenes, sondern verweist auf das „Insichstehen" eines Seienden. Ein wesenhaft In-sich-Stehendes erschöpft sich nicht in seinem Hervorstehen in eine öffentlich ausgelegte Welt, was „man" darüber sagt und denkt. „An-ihm-selbst" und „von-ihm-selbst-her" kommt es nur dort zur Geltung, wo es bewahrt bleibt vor dem Versuch einer vollständigen Vereinnahmung, Erklärung, Handhabung. Heidegger spricht auch vom „Geheimnis", das sich insofern versagt, als der Mensch „sich selbst als das Subjekt für alles Seiende zum Maß nimmt. Die vermessene Vergessenheit des Menschentums beharrt auf der Sicherung seiner selbst durch das ihm jeweils zugängige Gangbare. Dieses Beharren hat seine ihm selbst unkennbare Stütze im Verhältnis, als welches das Dasein nicht nur ek-sistiert, sondern zugleich in-sistiert, d.h. sich versteifend auf dem besteht, was das wie von selbst und an sich offene Seiende bietet." (ebd. 196)

62 Sigmund Freud (1856–1939) bemerkt über den Zusammenhang von Angst und Psychopathologie: „Es schiene also in einem abstrakten Sinne nicht unrichtig zu sagen, daß Symptome überhaupt nur gebildet werden, um der sonst unvermeidlichen Angstentwicklung zu entgehen. Durch diese Auffassung wird die Angst gleichsam in den Mittelpunkt unseres Interesses für die Neurosenprobleme gerückt." (Freud 2000, Bd. I, 390)

ontische Befindlichkeit gebunden ist, sondern eher einen gewissen „Mut zur Eigentlichkeit“[63] im Allgemeinen impliziert, den es braucht, um sich auch jenseits der öffentlich normierten Schablonen des „Man“ befinden zu können – weitgehend unabhängig davon, um welche Befindlichkeit es sich jeweils handelt.

Die Angst im ontischen Sinn wäre demnach per se nicht „eigentlicher“ als beispielsweise die Freude, die allerdings ihrerseits wiederum eigentlich oder uneigentlich sein kann (um in der Terminologie Heideggers zu bleiben). Auch die Angst gewinnt ja ihren ontologischen Sonderstatus erst durch eine begriffliche Abgrenzung von der Furcht als ihrer uneigentlichen Ausprägung, mit der sie gleichwohl gemeinhin in einen Topf geworfen wird.[64] Analog dazu gälte es auch die verschiedenen Ausprägungen gehobener Stimmungen, die für gewöhnlich unter so allgemeine Begriffe wie Freude, Glück, Lust subsumiert werden, näher auf ihre ontologischen Unterschiede bezüglich Welt- und Selbsterschließung, zeitlicher und sozialer Implikationen hin zu befragen und dementsprechend begrifflich zu differenzieren.[65] Wir alle kennen aus eigener Erfahrung die oft beträchtlichen Schattierungen an Intensität und Tiefe, in denen wir uns beispielsweise über etwas freuen. Und kann nicht auch der „Gegenstand“ einer bestimmten Art von Freude – wie im Falle der Angst – „kein innerweltliches Seiendes“, „völlig unbestimmt“, „*nirgends*“, „*das In-der-Welt-sein als solches*“ sein? (Heidegger 2006, 186)

Indem die Angst bzw. das darin aufscheinende Nichts der ungegenständlichen Welt das Seiende entfremdet, seiner alltäglichen Vertrautheit

---

63 Heidegger spricht im Hinblick auf das „Sein zum Tode“ und auch an einigen anderen Stellen explizit von einem „*Mut zur Angst*“, den das Man nicht aufkommen lässt. (Heidegger 2006, 254)

64 „Furcht ist an die ‚Welt‘ verfallene, uneigentliche und ihr selbst als solche verborgene Angst.“ (Heidegger 2006, 189) „Eigentlich aber kann die Angst nur aufsteigen in einem entschlossenen Dasein. Der Entschlossene kennt keine Furcht, versteht aber gerade die Möglichkeit der Angst als *der* Stimmung, die ihn nicht hemmt und verwirrt. Sie befreit *von* ‚nichtigen‘ Möglichkeiten und läßt freiwerden *für* eigentliche.“ (ebd. 344)

65 „Aber auch die gehobenen Stimmungen dürfen nicht einseitig von ihrer aufbauenden Leistung her angesehen werden, sondern es gibt daneben auch verflachende und zerstörende Formen: den stumpfen und vertierten Glückszustand, den Nietzsche als die Grundverfassung der ‚letzten Menschen‘ darstellt, die alberne Heiterkeit, die verächtliche Selbstzufriedenheit usw. Erst wenn man im einzelnen unterscheidet, wie sich auf beiden Seiten [der „gedrückten“ sowie der „gehobenen“ Stimmungen, L.H.] edle und gemeine Formen voneinander unterscheiden, ergibt sich das Verständnis des vollen Zusammenhangs.“ (Bollnow 1988, 263)

und Selbstverständlichkeit beraubt, offenbart sie es zugleich erst eigentlich *als Seiendes*, d.h. darin, „daß es Seiendes ist – und nicht Nichts."

> „Dieses von uns in der Rede dazugesagte ‚und nicht Nichts' ist aber keine nachgetragene Erklärung, sondern die vorgängige Ermöglichung der Offenbarkeit von Seiendem überhaupt. Das Wesen des ursprünglich nichtenden Nichts liegt in dem: es bringt das Da-sein allererst vor das Seiende als ein solches." (Heidegger 2004c, 114)

Wir rühren hier an einen zentralen Punkt im Denken Heideggers, das im Wesentlichen um die „vergessene Frage" nach dem *Sein* kreist. Das Sein steht insofern in einem engen Bezug zum Nichts, als es vom Seienden her betrachtet eben gerade *Nichts* ist, sich prinzipiell nicht wie ein solches feststellen und erforschen lässt (analog zum oben beschriebenen Unterschied zwischen Welt und Innerweltlichem). Deshalb kann Heidegger davon sprechen, dass der Mensch „das Sein im Nichts erfahren lerne. [...] Einzig der Mensch unter allem Seienden erfährt, angerufen von der Stimme des Seins, das Wunder aller Wunder: *daß* Seiendes *ist*." (Heidegger 2004d, 307)

Wenn das „Nichten" des Nichts also wesenhaft auf die Freigabe und Eröffnung von Seiendem, auf die Erfahrung von Sein hin angelegt ist, begründet es dann neben der eigentlichen Angst nicht auch „gleichursprünglich" ein eigentliches Staunen, eine eigentliche Dankbarkeit und Freude über dieses „Wunder aller Wunder: *daß* Seiendes *ist*", und damit zugleich: *dass* ich *bin*, sein *darf* und nicht nur als „Geworfener" zu sein *habe*?

> „Will uns nicht dies die Erfahrung des Schönen zu verstehen geben, daß vom eigenen Dasein angefangen alles, was uns menschlich leben läßt, gerade angesichts des dabei notwendigen Einsatzes letztlich doch eine Gabe ist und bleibt – kurz, daß nicht das Machen, sondern das Dürfen das Grundwort nicht nur des menschlichen Lebens, sondern des Seins überhaupt ist?" (Pöltner 1985, 19)

Heideggers Herausstellung der Befindlichkeit, die das menschliche Existieren vom einfachen Wahrnehmen bis in das „wesentliche Denken" der Philosophie hinein be-stimmt, kann in ihrer Bedeutung kaum hoch genug eingeschätzt werden. Auch jener Zusammenhang zwischen dem Nichts und der Angst als einer „ausgezeichneten Befindlichkeit" steht außer Zweifel. Die nachfolgende „Anthropologie der gehobenen Stimmungen" versteht sich weniger als Gegenentwurf, vielmehr als Versuch einer weiterführenden Ergänzung der Einsichten Heideggers. Dabei wird sich zeigen und bestätigen, was Heidegger selbst vereinzelt durchklingen lässt: Es gibt über die Angst hinaus auch andere Formen des „eigentlichen" Sich-Befindens, die *in* ihrem Bezug zum Nichts zugleich das „Wunder" des Seins erschließen und insofern eine große Beglückung und Bereicherung bedeuten. In ihnen bricht nicht nur die „Welt" des „Man" zusammen, sondern treten zusätzlich neue Welt- und Selbstbezüge hervor, die ontologisch hoch bedeutsam sind, der nackten Angst jedoch verborgen bleiben.[66] So entscheidend die wesenhafte Angst im Hinblick auf die *Ermöglichung* eines eigentlichen In-der-Welt-seins ist, so sicher geht doch dessen *Erfüllung* darüber hinaus. Gerade anhand der Erfahrung des Schönen wird dies deutlich.

2.3. Anthropologie der „gehobenen Stimmungen"

Es bedarf also zunächst einer genaueren Analyse der *verschiedenen* Grundstimmungen, wie sie von Heidegger in *Sein und Zeit* bereits angedeutet wird, dort „jedoch die Grenzen [überschreitet], die der vorliegenden Interpretation durch ihr fundamentalontologisches Ziel gezogen sind." (Heidegger 2006, 310) Den Versuch einer solchen Analyse unternimmt Otto Friedrich Bollnow (1903–1991) in seiner 1941 erschienenen Abhandlung über *Das Wesen der Stimmungen*. Auch er bewertet die Stimmungen (im Unterschied zu den Gefühlen, die intentional auf etwas Bestimmtes bezogen, durch etwas Bestimmtes verursacht, somit relativ flüchtig sind und ihrerseits erst auf dem Boden einer entsprechenden Grundstimmung erwachsen) im Anschluss an Heidegger als „unterste Schicht des seelischen Lebens" (Bollnow 1988, 33) bzw. „tragende[n] Grund der Seele" (ebd. 53), der alles darauf aufbauende Wahrnehmen, Empfinden, Erkennen und Verhalten charakterisiert und in eine bestimmte Richtung lenkt.

Anders als Heidegger legt Bollnow sein Hauptaugenmerk jedoch auf die „gehobenen Stimmungen"[67], die ihm zufolge durchaus eigenständige und neuartige Aspekte des In-der-Welt-seins erschließen – also in ihrer Erhebung und Erleichterung nicht wiederum lediglich den Lastcharakter des

---

[66] Hierin unterscheidet sich die nackte Angst etwa auch vom „Stoß der Kunst" (als einer Form der Erfahrung des Schönen). „Sowohl in der Angst als auch im Kunstwerk wird die bis dahin scheinbar monolithische Wirklichkeit in Frage gestellt und niedergerissen. […] Aber während die Angst sich ausschließlich auf dieser rein negativen Ebene bewegt und das Dasein allein lässt mit dem untergegangenen Seienden – sprich der bedeutungslos gewordenen ‚Welt' -, geht der ‚vernichtende' ‚Stoß' des Kunstwerkes stets mit dem positiven Aufzeigen einer anderen inhaltlich bestimmten neuen ‚Welt' einher. Während es in den Phänomenen der Angst und der Langeweile also primär um das Erscheinen des ‚Daß' im Geschehen des Weltuntergangs geht, kommt im Phänomen der Kunst – und wohl auch in der Freude über die Gegenwart des geliebten Daseins – zu diesem rein negativen Aspekt ein positiver in Gestalt des Erscheinens der neuen Welt hinzu." (Weiß 2003, 186f.)

[67] „Es muß auch hier wieder betont werden, daß die einfache Gegenüberstellung der beiden Stimmungspole [gedrückte vs. gehobene Stimmungen, L.H.] nur in einem ersten, angenäherten Sinn zu verstehen ist. Im einzelnen ergeben sich wiederum weitreichende Unterschiede, deren Verfolgung weit über den Rahmen der gegenwärtigen Darstellung hinausgehen würde." (Bollnow 1988, 263)

Daseins, wie er ursprünglich und eigentlich in der Angst zur Geltung kommt.[68] Bollnow kritisiert an Heidegger und der an ihn anschließenden Existenzphilosophie insgesamt,

> „[…] daß die der Angst entgegengesetzten ‚gehobenen' Stimmungen nicht von ihrem eigenen Wesen her, sondern nur von ihrem Bezug zur Angst her gesehen werden, und zwar so, daß sie nur in negativer Weise, nur in Form eines ‚defizienten Modus' enthalten, was positiv und umfassender schon in der Angst gegeben ist. […] Die anderen Stimmungen ergeben keinen neuen Aufschluß über das Wesen des Menschen, sie zeigen nichts inhaltlich Neues, sondern sie können nur von einer anderen Seite her das in der Angst schon Erkannte bestätigen. Wo sie zu widersprechen scheinen, wie etwa in dem Gefühl einer beglückenden Geborgenheit, handelt es sich in Wirklichkeit doch nur darum, daß die entscheidenden Bezüge, die die Angst aufdeckt, hier verdeckt sind." (Bollnow 1988, 67)

Eine möglichst umfassende, nicht reduktionistische Anthropologie muss laut Bollnow die Eigenheit und Eigenleistung jeder einzelnen Grundstimmung gleichermaßen berücksichtigen und integrieren. Wenn nicht nur die Angst das In-der-Welt-sein als Ganzes auf originäre Art und Weise erschließt, wodurch zeichnen sich dann Selbst, Welt, In-sein, Mit-Sein (Bezug zur Gemeinschaft) und Zeitlichkeit in den verschiedenen gehobenen Stimmungen aus? Sind diese Formen des Sich-Befindens als „defiziente Modi" hinreichend bestimmt?

2.3.1. Verwandelter Welt- und Selbstbezug

An dem extremen Beispiel des (nicht künstlich induzierten) Rausches versucht Bollnow vorerst, charakteristische Züge der gehobenen Stimmung im Allgemeinen herauszuarbeiten, um dann in weiterer Folge näher auf unterschiedliche Ausprägungen einzugehen.[69] Dabei greift er insbesondere auf Friedrich Nietzsche zurück, in dessen Werk der Rausch als eine ausgezeichnete Seinsweise immer wieder und in unterschiedlichen Zusammenhängen thematisiert wird.

---

[68] „Und wiederum kann die gehobene Stimmung der offenbaren Last des Seins entheben; auch diese Stimmungsmöglichkeit erschließt, wenngleich enthebend, den Lastcharakter des Daseins." (Heidegger 2006, 134)

[69] „An ihm [dem Rausch, L.H.] treten dieselben Erscheinungen in letzter, eindrucksvoller Steigerung auf, die dann in einer mehr verborgenen, aber darum nicht minder wichtigen Weise auch bei den stilleren Formen der gehobenen Stimmungen, bis hin zum Lebensgefühl einer heiteren Gelassenheit, wiederkehren." (Bollnow 1988, 83)

Nietzsche sieht im Rausch bzw. in der Lust nicht etwa eine „uneigentliche" Verfallsform, eine oberflächliche Flucht des Daseins vor seinem „eigentlichen Selbstseinkönnen", sondern im Gegenteil eine Wesenstat des Menschen, ein Vordringen in die tiefsten Dimensionen des Seins. Beispielhaft kommt dies etwa im „trunkenen Lied" des Zarathustra zum Ausdruck: „Die Welt ist tief, / Und tiefer als der Tag gedacht. / Tief ist ihr Weh -, / *Lust – tiefer noch als Herzeleid*: / Weh spricht: Vergeh! / Doch alle Lust will Ewigkeit -, / – will tiefe, tiefe Ewigkeit!" (Nietzsche 1999, Bd. 4, 286, Hervorhebung L.H.; vgl. Fußnote 77) Es fällt hier sogleich auch der *zeitliche* Charakter auf, der Leid und Lust voneinander unterscheidet – diese Verbindung von Stimmung und Zeitlichkeit ist nicht zufällig, wie wir noch näher sehen werden.

Bollnow fasst die wesentlichen Merkmale des rauschhaften Zustandes im Anschluss an Nietzsche in dreierlei Hinsicht zusammen: als Veränderung des *Gemeinschafts-*, *Realitäts-* und *Zeitbewusstseins.* (Bollnow 1988, 90ff.) Mit dem Rausch bzw. der gehobenen Stimmung im Allgemeinen geht eine Tendenz zur Gemeinschaft, zur Überwindung von Individualität einher. Der Mensch wird „aus seiner Vereinsamung herausgerissen und in eine größere, ihn umfassende Gemeinschaft eingefügt." (ebd. 86) Damit ist nicht die Geselligkeit des „Man" gemeint, das es bei sich nicht aushält und den Schutz der großen Masse sucht, sondern eine spezifische Innigkeit und Vertrautheit in den jeweiligen Beziehungen. Auch alleine, d.h. in Abwesenheit Anderer, ist der Mensch nun nicht mehr einsam – seine Eingebundenheit in eine „größere Gemeinschaft" umfasst über das Zwischenmenschliche hinaus auch sein natürliches und kulturelles Umfeld, und verweist nicht selten sogar in eine religiös-spirituelle Dimension. In seinem Erstlingswerk, der *Geburt der Tragödie aus dem Geiste der Musik,* schreibt Nietzsche:

> „Unter dem Zauber des Dionysischen [Rauschhaft-Ekstatischen, L.H.] schließt sich nicht nur der Bund zwischen Mensch und Mensch wieder zusammen: auch die entfremdete, feindliche oder unterjochte Natur feiert wieder ihr Versöhnungsfest mit ihrem verlorenen Sohne, dem Menschen. [...] Singend und tanzend äussert sich der Mensch als Mitglied einer höheren Gemeinsamkeit: er hat das Gehen und das Sprechen verlernt und ist auf dem Wege, tanzend in die Lüfte emporzufliegen." (Nietzsche 1999, Bd. 1, 29f.)

Gehobene Stimmungslagen zeichnen sich des Weiteren durch „eine verstärkte Sensitivität", eine „gesteigerte Fähigkeit zu verstehen" (Bollnow 1988, 89) aus. Der bedrückte oder besorgte Mensch (wie auch der geschäftige, dessen Tun v.a. darauf abzielt, negative Stimmungen zu kompensieren) steht verstärkt im Bann bestimmter Interessen, Bedürfnisse, Befürchtungen und Hoffnungen, die seine Welt und das in ihr Begegnende überformen und vereinnahmen. Gehobene Stimmungen implizieren demgegenüber eine gewisse, freilich nicht absolute Befreiung von diesem Bann, lassen uns offener und achtsamer werden. „Erst aus dieser Haltung ergibt sich das von der eigenen Befangenheit befreite Anschauen, das offen für die Schönheiten der Welt ist und bereit, jedes Ding von seiner eignen Mitte her und in seinem eignen Wesen aufzufassen." (Bollnow 1988, 95)[70]

Diese „eigne Mitte" und das „eigne Wesen" der Dinge sind wiederum nicht zu verwechseln mit ihrer objektiven Beschaffenheit, die sich ja auch und sogar besser einem anderen, wissenschaftlichen Zugang in neutraler Stimmung erschließt. Gehobene Stimmungen „erleichtern nicht nur die Auffassung, sondern ermöglichen auch qualitativ neuartige, ihnen spezifisch zugehörige Erkenntnisse, die nicht mehr durch das (selber an einen bestimmten Stimmungsboden gebundene) ‚kritische Denken' verifiziert werden können, sondern grundsätzlich nur in ihnen erreichbar sind." (ebd. 126) Die Wirklichkeit insgesamt wird nun nicht mehr in erster Linie als Gegen- und Widerstand erfahren, den es zweifelnd zu befragen und erklären gilt, um sich ihm gegenüber behaupten zu können, sondern eher als tragender, erhaltender und ermöglichender Grund, der keiner weiteren Be-Gründung bedarf, auf den man sich ohne Weiteres verlassen kann – und de facto auch immer schon verlässt, meist ohne eigens darauf aufmerksam zu werden.

> „Aber dieser tragende Charakter der Wirklichkeit kommt dem Menschen sehr viel seltener zum Bewußtsein [als der widerständige, L.H.]. Im Zustand einer ‚süßen Gewohnheit des Daseins' macht er davon mit einer gewissen Selbstverständlichkeit Gebrauch, ohne viel danach zu fragen. Er spürt ihn nur in den seltenen Augenblicken, wo er im Aufsteigen einer glücklichen Stimmung diesen

---

70 Bollnow zitiert in diesem Zusammenhang auch Heidegger, der in der Besprechung eines Gedichtes von Hölderlin („Heimkunft/An die Verwandten") bemerkt: „Das Freudige hat sein Wesen im Heiteren, das aufheitert. Das Heitere selbst wiederum zeigt sich zuerst im Erfreuenden. Indem die Aufheiterung alles lichtet, gewährt das Heitere jeglichem Ding den Wesensraum, in den es seiner Art nach gehört, um dort, im Glanz des Heiteren, wie ein stilles Licht, genügsam mit dem eigenen Wesen, zu stehen. […] Das Heitere, das Aufgeräumte, vermag allein, anderem seinen gemäßen Ort einzuräumen." Hier spricht Heidegger also (deutlicher als in den bereits zitierten Anmerkungen aus *Sein und Zeit* und „Was ist Metaphysik?") auch der gehobenen Stimmung der heiteren Freude eine eigene und entscheidende ontologische Bedeutung zu. Als das „Einräumende" setzt er das Heitere sogar in Beziehung zur Seinslichtung selbst. „Wir nennen nach einem älteren Wort unserer Muttersprache das reine Lichtende, das jedem ‚Raum' und jedem ‚Zeitraum' erst das Offene ‚einräumt' und d.h. hier gewährt, ‚die Heitere'. […] Die Heitere behält und hat alles im Unverstörten und Heilen. Die Heitere heilt ursprünglich. Sie ist das Heilige." (Heidegger 1996, 16ff.)

tragenden Wirklichkeitscharakter als etwas überraschend Neues erfährt. Das ist der Grund, weshalb auch philosophisch diese Seite der Realität sehr viel weniger gesehen wird." (ebd. 120)

So bleibt etwa auch der eigene Leib als „Träger" unseres In-der-Welt-seins für gewöhnlich verborgen, tritt v.a. dann *negativ* ins Bewusstsein, wenn er nicht mehr „funktioniert" und außer Kontrolle gerät. *Positiv* und „als etwas überraschend Neues" gewahren wir ihn oft erst in der Erfahrung der Genesung nach Krankheit oder Unfall. Auch hier ist nicht der Mangel, sondern jener vermeintlich selbstverständliche „tragende Wirklichkeitscharakter" das Primäre.

Der scheinbar naheliegende Einwand, bei diesem veränderten Realitätsbewusstsein in gehobener Stimmung handle es sich lediglich um Projektionen einer überschwänglichen Psyche, basiert wiederum auf jener zumeist unreflektierten Voraussetzung, die Wirklichkeit sei doch eigentlich als eine Summe von neutralen Gegebenheiten bloß vorhanden. Und weil sich ihre jeweilige existenzielle Bedeutsamkeit nicht wie ein objektiver Sachverhalt dingfest machen lässt, wird sie als subjektive Täuschung, Einbildung, Projektion, Konstruktion abgetan. Es stimmt freilich, dass etwas immer *nur für* einen Menschen bedeutsam ist – d.h. also *nicht ohne* ihn, damit aber noch lange *nicht* (ursächlich) *durch* ihn. Solche auf den ersten Blick vielleicht kleinlich anmutenden Unterscheidungen haben weitreichende Konsequenzen. Wer sie übergeht, stellt leicht die Verhältnisse auf den Kopf.

Zweifellos ist der Mensch auch ein Sinn *konstruierendes* Wesen – der konstruierte Sinn ist jedoch nicht der einzige und auch nicht der primäre, vielmehr die kulturell-historisch-biographisch geprägte Ausformulierung und Antwort auf eine Sinnvorgabe, ein Sinnpotential, das nicht im Subjekt, sondern in der Welt gründet, nicht konstruiert, sondern erfahren und entgegengenommen wird. Die These vom konstruierenden, projizierenden, die Welt beliebig mit Bedeutung versehenden Menschen impliziert nicht zuletzt auch diverse pseudotherapeutische Ratschläge wie etwa: „Sieh es doch einfach anders, positiv ...". Dabei wird eben jener Umstand übergangen, dass sich das Andere, Positive auch *von sich aus* zu erfahren geben und vom Subjekt als Erfahrung angeeignet werden muss, bevor es nachhaltig und überzeugend so „gesehen" werden kann.

Was sich primär stimmungshaft erschließt, mag vor dem Hintergrund unserer vorherrschenden Auffassung von Wirklichkeit als relativ unwirklich erscheinen. Diese Auffassung fokussiert auf eine ganz bestimmte Art und Weise, (wahr) zu sein. Sie blendet alles Begegnende auf seine bloße Vorhandenheit ab und stößt demgemäß immer nur auf bestimmte Aspekte des Innerweltlichen, seine Beschaffenheit, nie aber auf so etwas wie Sinn(potential) und existenzielle Bedeutsamkeit. Diese beiden Ebenen können nicht unmittelbar miteinander verglichen, gegeneinander ausgespielt werden. Eine Stimmung ist nicht „richtig" oder „falsch", sie „richtet" sich nicht intentional auf dieses oder jenes Seiende, sondern eröffnet (wie wir in Kap. III.2.1. gesehen haben) vielmehr erst den jeweiligen (Welt-)Raum, in dem alle Ausrichtung immer schon geschieht, und zwar je nach Stimmung auf unterschiedliche Art und Weise.[71] Insofern erweist sich der (wissenschaftliche) Versuch einer Umgehung jeglicher Gestimmtheit als einer subjektiven Störvariable als theoretisches Missverständnis und praktische Unmöglichkeit. „[A]uch die reinste *theoria* hat nicht alle Stimmung hinter sich gelassen; auch ihrem Hinsehen zeigt sich das nur noch Vorhandene in seinem puren Aussehen lediglich dann, wenn sie es im *ruhigen* Verweilen bei… […] auf sich zukommen lassen kann."[72] Wissenschaftliche Objektivität bedeutet so gesehen keine Abwesenheit von, vielmehr die Vorherrschaft einer ganz bestimmten – eben neutralen, nüchternen – Befindlichkeit. Warum aber sollte nur sie Aufschluss über die Wirklichkeit liefern und zum alleinigen Maßstab der Beurteilung dessen werden, was sich uns in anderen Stimmungen, etwa im Rausch, erschließt?

Ganz offensichtlich erkennen wir, indem wir beispielsweise etwas als beglückend erfahren, nicht in erster Linie irgendwelche objektiven Eigenschaften eines einzelnen Gegenstandes – unser Weltbezug im Ganzen verändert sich. Das Präsent-Sein des Beglückenden ist zugleich ein (wenn auch wiederum oft unausdrückliches) Sich-selbst-präsent-Sein als Beglückter. Analog zur Welt wird also auch das Selbst in der gehobenen Stimmung einer Verwandlung unterzogen. Hören wir dazu wiederum Nietzsche:

> „Will man den erstaunlichsten Beweis dafür, wie weit die Transfigurationskraft des Rausches geht? Die ‚Liebe' ist dieser Beweis, das, was Liebe heißt, in allen Sprachen und Stummheiten der Welt. […]: man scheint sich transfigurirt, stärker, reicher, vollkommener, man *ist* vollkommener … Wir finden hier die *Kunst* als organische Funktion: […] als größtes Stimulans des Lebens […]: sie

[71] „Nur weil wir des Ganzen des Seins inne sind, kennen wir den Unterschied von ‚sein' und ‚nicht sein', können wir uns zu den verschiedenen Dingen, zu unseren Mitmenschen in den jeweiligen Situationen unseres Lebens so oder so verhalten. […] Das Ganze ist selbst kein Seiendes. Der Bezug des Menschen auf es ist deshalb kein intentionaler Akt, der sich auf etwas Bestimmtes richten würde. Dieses Innesein ist überhaupt kein zusätzlicher Akt neben anderen Akten auch noch, vielmehr ereignet es sich *in* allen intentionalen Akten. Vom Seienden her gesprochen ist das Ganze wie überall und nirgends, es läßt sich nicht orten, weil alles Orten schon in ihm geschieht, auch stehen wir ihm nicht gegenüber, weil alles Sich-Richten-auf… bereits wiederum in der Offenheit des Ganzen geschieht." (Pöltner 1985, 18)

[72] „Man wird die Aufweisung der existenzial-ontologischen Konstitution des erkennenden Bestimmens in der Befindlichkeit des In-der-Welt-seins nicht verwechseln wollen mit einem Versuch, Wissenschaft ontisch dem ‚Gefühl' auszuliefern." (Heidegger 2006, 138)

thut mehr als bloß imaginiren, sie verschiebt selbst die Werthe. Und nicht nur daß sie das Gefühl der Werthe verschiebt … Der Liebende ist mehr werth, ist stärker." (Nietzsche 1999, Bd. 13, 299)[73]

Auch der veränderte Selbstwert im Zuge bestimmter Rauscherfahrungen lässt sich nicht einfach als Täuschung, als trügerische Fehleinschätzung der eigenen Kräfte abtun. Vielmehr kann die Authentizität und volle Bedeutung des glücklichen Zustandes gerade daran bemessen werden, inwieweit das in ihm Erfahrene über die Dauer seines unmittelbaren „Genusses" hinaus die „Werthe verschiebt", sich als handlungsleitender Impuls- und Ideengeber *in der Tat* bewährt.[74] Der Liebende (analog auch der Geliebte) *ist* stärker – seine Liebe „thut mehr als bloß imaginiren", bedeutet nicht nur eine idealisierende Verklärung, ein „bloß" subjektives Gefühl, sondern setzt ihn tatsächlich in den Stand, wahrzunehmen und zu handeln, wie es ihm sonst nicht möglich wäre.[75] An der Liebe wird die *freigebende* und *ermöglichende* Kraft der gehobenen Stimmung besonders deutlich.

Einen prominenten Vorgänger in der Thematisierung des Zusammenhanges von Rausch und Liebe findet Nietzsche übrigens in seinem „Erzfeind", dem vermeintlichen Rationalisten Platon. Dieser lässt Sokrates im Dialog *Phaidros* eine Preisrede auf den Liebesgott Eros halten, um seine allzu nüchternen Zeitgenossen eines Besseren zu belehren. „Nun aber werden die größten aller Güter uns durch den Rausch zuteil, wenn er als göttliches Geschenk verliehen wird." Platon unterscheidet vier Arten dieses göttlichen Rausches, den der weissagenden Orakel, den „von schwersten Leiden und Nöten […] mit Gebeten und heiligen Handlungen" heilenden,

---

73 Liebe und Kunst werden hier unmittelbar nebeneinander gestellt, Nietzsche sieht offenbar einen strukturellen Zusammenhang zwischen diesen beiden Phänomenen. Vgl. dazu das Schlußkapitel der vorliegenden Arbeit.

74 „Das in ihm [dem glücklichen Menschen, L.H.] angewachsene Gefühl der sittlichen Kraft verlangt nach einer Bestätigung, in der sich gewissermaßen die angesammelte Spannung entladen kann, und erst darin, daß sich die Energie des Glückserlebens in kraftvoller Tat auswirkt, offenbart sich die echte Lebensbedeutung des Glücks. Erst dadurch unterscheidet sie sich von den kurzschlüssigen Formen eines leeren Genusses." (Bollnow 1988, 95) Vgl. auch Kap. III.2.3.3.

75 In diesem Sinn fährt auch Nietzsche an der oben zitierten Stelle fort: „Bei den Thieren treibt dieser Zustand neue Stoffe, Pigmente, Farben und Formen heraus: vor allem neue Bewegungen, neue Rhythmen, neue Locktöne und Verführungen. Beim Menschen ist es nicht anders. Sein Gesammthaushalt ist reicher als je, mächtiger g a n z e r als im Nichtliebenden. Der Liebende wird Verschwender: er ist reich genug dazu. Er wagt jetzt, wird Abenteurer, wird ein Esel an Großmuth und Unschuld; er glaubt wieder an Gott, er glaubt an die Tugend weil er an die Liebe glaubt: und andrerseits wachsen diesem Idioten des Glücks Flügel und neue Fähigkeiten und selbst zur Kunst thut sich ihm die Thüre auf." (Nietzsche 1999, Bd. 13, 299f.)

den „Rausch der Musen", aus dem die verständigen Dichter schöpfen, und schließlich den Rausch der Liebe, der „unter allen Gott-Begeisterungen die edelste und von edelstem Ursprung [ist]". Woran nun entzündet sich laut Platon der Liebesrausch als die höchste Form der göttlichen Inspiration? Am „Anblick der irdischen Schönheit" des Geliebten, denn „die Schönheit [hat] allein dies Los, daß sie zugleich höchst klar Erscheinendes [im Unterschied etwa zur unsinnlich-abstrakten Gerechtigkeit oder Besonnenheit, L.H.] und höchst Liebenswertes ist." (Phaidros 244a–250e)

Ein wichtiger Parameter, der die Veränderung des Selbstbezuges in Abhängigkeit von der jeweiligen Stimmungslage anzeigt, ist die gespürte Räumlichkeit des eigenen Leibes. Die Strukturen dieser Räumlichkeit, wie sie sich im eigenleiblichen Spüren aus der 1.-Person-Perspektive ergeben, unterscheiden sich mitunter beträchtlich vom dreidimensionalen Raumkonzept der Physik und Geometrie, das auf äußerlicher Wahrnehmung aus der 3.-Person-Perspektive beruht. So wird etwa mein gespürter Leib enger in der Angst und weiter in der Freude, während die geometrisch-physikalischen Ausmaße meines Körpers weitgehend unverändert bleiben. Der Darmstädter Philosoph Gernot Böhme verdeutlicht dies in Anlehnung an die Leibphilosophie von Hermann Schmitz.

> „Und in der Tat enthalten die Befindlichkeiten Momente der Modifikation des leiblichen Raumes. So enthält die Trauer sicherlich einen Druckcharakter und eine niederziehende Tendenz, die Scham eine Fluchttendenz, die Heiterkeit eine Weitungstendenz mit vielfachen unbestimmten Richtungen. Und ähnlich die anderen Befindlichkeiten. In diesem Sinne sind sie sicher Weisen von Anwesenheit, nämlich Modifikationen des leiblichen Raumes, d.h. der gespürten Räumlichkeit selbst. Dazu gehört im Extremfall [...] gewissermaßen auch das Abreißen von Räumlichkeit, die Isolierung auf das nackte Hier. So in Schreck und Angst." (Böhme 2001, 82)

Der bereits erwähnte räumliche Sinn des Ausdrucks „Sich-Befinden" erklärt sich erst eigentlich vor dem Hintergrund dieser gespürten Räumlichkeit des eigenen Leibes. Das so geartete Spüren und die darin erschlossenen „Modifikationen des leiblichen Raumes" spielen sowohl im ästhetischen Wahrnehmen als auch für die Praxis der Psychotherapie eine entscheidende Rolle – wir werden noch darauf zurückkommen (vgl. Teil V, Kap. 1.2. und 2.1.3.)

Wie der erlebte Raum zeichnet sich auch die erlebte Zeit des Menschen durch spezifische Strukturen aus, die sich von der Physik her nicht hinreichend verständlich machen lassen, vielmehr einer phänomenologischen Analyse bedürfen (vgl. Hartl 2014). Ein *existenzieller* Begriff von Raum und Zeit erweist sich als unabdingbar, wenn wir nach menschlicher Erfahrung im Allgemeinen, und nach der Erfahrung des Schönen im Besonderen fragen.

2.3.2. Gesteigerte Gegenwart

Wir alle wissen, dass Zeit sehr unterschiedlich erlebt wird – wiederum in Abhängigkeit von der jeweiligen Stimmungslage, in der wir uns gerade befinden.

> „Ihre volle philosophische Bedeutung hat diese Tatsache aber erst erhalten, seitdem man – vor allem durch Heideggers grundlegendes Werk [*Sein und Zeit*, L.H.] – erkannt hat, daß dieses ‚subjektive' Zeitbewußtsein nicht einfach als eine bloße Abweichung der ‚Erlebniszeit' von der objektiv feststellbaren ‚Uhrzeit' zu verstehen ist (die dann als bloße subjektive Unzulänglichkeit höchstens den Psychologen interessieren würde), sondern daß diese innere Zeitlichkeit auf die ursprünglichste Wesensverfassung des Menschen zurückführt, daß also das menschliche Dasein nur auf dem Grunde seiner Zeitlichkeit zu begreifen ist. Es handelt sich darum in der Frage nach der Zeitlichkeit um die nach dem Wesen des Menschen selbst. Im Zug der gegenwärtigen Untersuchungen ergibt sich daraus die Aufgabe, die Analyse der glücklichen Stimmungen bis in die Frage der ihnen eigentümlichen Form der Zeitlichkeit fortzuführen […]." (Bollnow 1988, 165)

Während die objektiv bestimmbare Uhrzeit eine Aneinanderreihung von homogenen Zeit-Punkten darstellt, von denen jeweils einer die „Gegenwart" bildet und alle anderen schlichtweg nicht mehr oder noch nicht sind, zeichnet sich die erlebte, existenzielle, qualitativ heterogene Zeit dadurch aus, dass ihre Gegenwart einen konstitutiven Bezug sowohl zur Vergangenheit (durch explizite und implizite Erinnerungen) als auch zur Zukunft (durch Erwartungen, Hoffnungen, Befürchtungen) aufweist, sich also über alle drei Zeitdimensionen erstreckt. Zeit wird je nach Stimmung nicht nur quantitativ verschieden erfahren, als mehr oder weniger desselben – auch ihre Strukturen und Qualitäten verändern sich.

Bollnow kritisiert hier wiederum die Vorgehensweise Heideggers, eine bestimmte Form der Zeitlichkeit, die eng mit der Befindlichkeit der Angst zusammenhängt, als „eigentlich" und alle weiteren als „defiziente Modi" zu bestimmen. Diese von Heidegger als „vorlaufende Entschlossenheit"[76] charakterisierte eigentliche Zeitlichkeit interpretiert Bollnow als zugespitzten Augenblick, losgelöst von der Stabilität eines Zeit-Kontinuums und insofern zur Entschlossenheit, zur Eigentlichkeit, zur Selbstergreifung nötigend.

> „Die Vergangenheit ist jetzt nicht mehr in einem allgemeinen Sinn alles das, was aus dem Gewesenen her in die Gegenwart hineinreicht und diese bestimmt, was diese auch in einem fruchtbaren Sinn stützt und trägt, sondern die Vergangenheit wird jetzt im besondern Sinn als das gesehen, was als Druck auf der Ge-

---

76 „Phänomenal ursprünglich wird die Zeitlichkeit erfahren […] am Phänomen der vorlaufenden Entschlossenheit." (Heidegger 2006, 304)

genwart lastet, was ihren Spielraum einschränkt und sie so in die Enge einer bestimmten vorgegebenen Situation hineindrängt. Und entsprechend ist die Zukunft nicht mehr allgemein das zu Erwartende, auch zu Erstrebende oder zu Erhoffende, sondern das Besorgte und Befürchtete, was ebenfalls als Druck auf der Gegenwart lastet und diese zur Entscheidung zwingt. Zwischen der Last der Vergangenheit und dem Druck der Zukunft erhält dann der Augenblick die Schärfe und die Losgelöstheit vom stetigen Zusammenhang der Zeit, die für den existenzphilosophischen Zeitbegriff entscheidend ist." (Bollnow 1988, 167)

Wodurch zeichnen sich demgegenüber die Zeitstrukturen der gehobenen Stimmungen aus? Können sie anhand der „vorlaufenden Entschlossenheit" im Sinne Heideggers angemessen dargestellt und beurteilt werden? Bollnow widerspricht, indem er etwa gewisse Stimmungen als „Zustände einer eigentümlichen ‚Enthebung' über die Zeit und damit über den Lastcharakter des Daseins überhaupt" (ebd. 177) bezeichnet. Diese „Überzeitlichkeit" darf nicht als Unzeitlichkeit missverstanden werden, so als ob nun gar keine zeitlichen Bezüge mehr bestünden. Aber das hier Erfahrene lässt sich vom alltäglichen Zeiterleben und auch von jener „vorlaufenden Entschlossenheit" her kaum begreiflich machen, insofern steht es „außerhalb" der so verstandenen Zeit. „Die Vergangenheit wird nicht mehr als lastend und die Zukunft nicht mehr als drohend empfunden, sondern die Zeit scheint in einem ‚stehenden Jetzt' stillezustehen." (ebd. 88)

Dieses „stehende Jetzt" (lat. nunc stans), das auch auf den Begriff der „Ewigkeit" verweist,[77] meint kein endlos ausgedehntes Innerhalb, sondern eben jenes Andere und Außerhalb der alltäglichen Zeitlichkeit – eine *gesteigerte Gegenwart*. Der statische Eindruck des „stehenden" darf nicht über die oft beträchtliche innere Dynamik hinwegtäuschen. Gerade im Falle des Rausches wäre es wohl treffender, von einem „verdichteten Jetzt" zu sprechen; entscheidend ist hier wie dort das In-sich-Geschlossene und „Vollendete" dieser Zeiterfahrung. Inwiefern sie dennoch offen und produktiv auf ihr Vor- und Nachher der alltäglichen Zeitlichkeit bezogen bleibt, werden wir noch sehen. Ein ähnlicher *Grundzug zur Gegenwart* wurde bereits der

---

[77] Es ist laut Bollnow v.a. diese Zeitlosigkeit des Glückserlebens, diese in sich ruhende, selbstzweckhafte (entelechiale) „Zeit ohne Ziel", die in Nietzsches zentralem Gedanken von der „ewigen Wiederkehr" zum Ausdruck kommt. „So erscheint die Lehre von der ‚ewigen Wiederkehr' als eine begriffliche Auslegung der im höchsten Glück des Mittags erfahrenen Ewigkeit. Das antike Bild vom Kreislauf der Zeit [...] drängt sich jetzt auf, um diese in sich selbst ruhende, auf keine Zukunft über sich selbst hinausweisende Zeitform der erfahrenen Ewigkeit zu deuten [...]." Und auch auf den kryptischen Zusammenhang der „ewigen Wiederkehr" mit der Lehre vom „Übermenschen" fällt von hier aus möglicherweise ein neues Licht, wenn man bedenkt, dass jene besonderen Ewigkeits-Augenblicke nicht spurlos vorübergehen, sondern das darauffolgende Leben neu motivieren und bestärken. (Bollnow 1988, 234, vgl. auch 219–236)

ästhetischen Wahrnehmung attestiert, auch hier allerdings nicht im Sinne einer „Freiheit von", vielmehr einer „Freiheit *für* die Zeit"[78]. Was genau ist damit gemeint?

Um dem „Urphänomen" (Haeffner 1996) Gegenwart auf die Spur zu kommen, bedarf es – gerade angesichts der aktuellen Flut von quasitherapeutischen Aufrufen zur „Gegenwart", zum „Jetzt" etc. – eines angemessenen Verständnisses der *Lebenszeit* des Menschen. Im Fahrwasser des herkömmlichen, physikalischen Zeitbegriffs führen solche Aufrufe statt in die versprochene „Ganzheitlichkeit" eher in die Irre, d.h. in die Ausblendung und Verdrängung, in isolierte, zusammenhanglose Zeitpunkte, damit letztendlich auch in die moralische Verantwortungslosigkeit.

Das Ganzheitspotential gelebter Gegenwart wird erst vor dem Hintergrund der existenziellen, am menschlichen Lebensvollzug orientierten Zeitlichkeit verständlich. Vergangenheit, Gegenwart und Zukunft *des Menschen* sind keine bloße Abfolge von homogenen Zeit-Punkten, sondern in unterschiedlicher Ausprägung aufeinander bezogen und ineinander verwoben. *Seine* verschiedenen Weisen, gegenwärtig zu sein, umfassen ein je anderes Verhältnis zu Vergangenheit und Zukunft.

Die Rede von einem Verhältnis impliziert, dass wir Menschen in der Zeit nicht einfach vorkommen wie etwa ein Stein, sondern uns aktiv dazu verhalten (können). Dementsprechend ergibt sich auch jene gesteigerte Gegenwart nicht nur von selbst, sondern bedarf einer bestimmten Entschiedenheit und Haltung unsererseits – im Falle der ästhetischen Erfahrung war diesbezüglich von einem „Wechsel der Einstellung" die Rede. Die bloße Mit-Anwesenheit etwa eines Kunstwerkes, die Koinzidenz seines und meines Auftretens am selben Ort zur selben Zeit, verbürgt an sich noch keine ästhetische Erfahrung, keine Erfahrung von Präsenz im vollen Sinn.

Das besondere *zeitliche* Verhältnis, das wir als gesteigerte Gegenwart bezeichnen, korreliert unmittelbar mit einem besonderen Verhältnis zu dem, was uns in *räumlicher* Hinsicht jeweils gegenwärtig ist. Zeitliches Jetzt-Sein beruht auf räumlichem Hier-Sein, sowohl meines Gegenübers als auch meiner selbst als eines (in verschiedenen Modifikationen) leibräumlich Anwesenden. So ergab sich auch die spezifische Gegenwärtigkeit des ästhetischen Wahrnehmens aus seiner besonderen Stellung zu einem räum-

[78] „Nicht erleben wir im Prozess der ästhetischen Produktion und Rezeption eine ‚Freiheit von der Zeit' […]. Was wir erleben, ist eine Freiheit *für* die Zeit: ein Freiwerden für die Erinnerung an die Potentialität der Gegenwart unseres und nicht allein unseres Lebens […]. Ästhetische Form nimmt unsere alltägliche Zeitvergessenheit ein Stück weit zurück, erinnert an das Hier und Jetzt sowohl ihrer selbst als auch der Zustände der Welt, die sie durch ihr Erscheinen sei es intensiviert, sei es imaginiert." (Seel 2007c, 50f.)

lich Begegnenden, seiner betonten Aufmerksamkeit für dessen sinnliches Erscheinen.[79]

Wodurch zeichnet sich nun unser Verhältnis zu Gegenwart, Vergangenheit und Zukunft im Falle jener gesteigerten Gegenwart aus, die bestimmte Formen der gehobenen Stimmung wie auch der ästhetischen Erfahrung kennzeichnet? Im Rahmen seiner Einführung in die *Philosophische Anthropologie* analysiert der Münchner Philosoph Gerd Haeffner die *„innere Zeitlichkeit des menschlichen Tuns"*, d.h. eben jenen existenziellen Zeitbegriff, den auch wir im Auge haben.

Bezeichnenderweise greift er dabei auf das (bereits von Augustinus und Husserl verwendete) Beispiel einer *ästhetischen* Wahrnehmung – das Hören einer musikalischen Melodie – zurück, im Unterschied zum zielgerichteten Handeln des alltäglichen Besorgens. Beide Verhaltensweisen sind, wie alles menschliche In-der-Welt-sein, durch ein Ineinander von Vergangenheit, Gegenwart und Zukunft charakterisiert, deren näheres Aufbauverhältnis sich allerdings unterscheidet. Die Gegenwart des alltäglichen Handelns beruht auf einer imaginativen Vorwegnahme („Vergegenwärtigung") einer zukünftigen Gegenwart, in der das Ziel des Handelns erreicht sein wird, wobei Art und Inhalt der Zielformulierung wiederum davon mitbestimmt werden, auf welcher Vergangenheit man aufbaut. Das jeweilige Hier und Jetzt tritt in den Hintergrund, es arbeitet primär dieser zukünftig-vergangenen Gegenwart zu. Haeffner spricht auch von einer „vorgestellten Gegenwart", einer „Gegenwart des Abwesenden", die im Extremfall zu einem „Leben in einer Ersatz-Gegenwart" werden kann. (Haeffner 2005, 119f.)

Bei der ästhetischen Wahrnehmung, die hier beispielhaft steht für alle selbstzweckhaften oder zumindest nicht *bloß* instrumentellen Lebensvollzüge, verhält es sich gewissermaßen umgekehrt. Auch ihre Gegenwart ist freilich kein isolierter Zeitpunkt, sondern bezogen auf ein Vor- und Nachher. Nur äußerlich betrachtet besteht eine Melodie aus einer Aneinanderreihung einzelner Töne – dem entspricht die physikalische Vorstellung von Zeit als einer Aneinanderreihung einzelner Jetzt-Momente. Aus einer solchen Perspektive wird jedoch das Einheitliche und Ganze der Melodie, d.h. die Melodie *als eine solche*, wie sie uns im aktuellen Hören gegeben ist, nicht

[79] Haeffner verdeutlicht im Rückgriff auf etymologische Quellen, inwiefern die räumliche Bedeutung von Gegenwart (Einander-gegenüber, Hier-sein, Anwesenheit) die ältere, ursprünglichere ist und auch der Sache nach der zeitlichen Bedeutung (Jetzt-stattfinden) „irgendwie zugrundeliegt". Er zitiert u.a. aus dem Grimmschen *Wörterbuch der deutschen Sprache*: „Für den Begriff ist zu beachten, daß die ‚Gegenwart' sich nicht auf ein unbeteiligtes Zusehen bezieht, woran wir da leicht denken, sondern die vollste, wesentlichste Beteiligung einschließt." (Haeffner 1996, 13f.)

begreiflich. Denn wir hören ja nicht einzelne unzusammenhängende Töne, sondern jeweils Teile *einer* Melodie, *eines* größeren Zusammenhangs, der das jeweils Aktuelle mit dem Vorangegangenen und Kommenden verbindet. Der jetzige Ton klingt, wie er klingt, nur in der „gleichzeitigen Ungleichzeitigkeit“ mit anderen Tönen bzw. der Stille, die ihn eingeleitet haben und die er selbst einleitet und vorbereitet.

Das „gegliederte *Ganze*“ der Melodie ist also „für den Hörenden da, insofern dieser *zugleich* das Verklungene in seinem Gedächtnis bewahrt, das gerade Erklingende in sich eindringen lässt und das noch Ausstehende erwartet.“

> „Entscheidend ist dabei das ‚zugleich'. Das heißt, dass das Bewahren im Gedächtnis (Husserl: *retentio*) etwas völlig anderes ist als ein Erinnern: Denn das Erinnern holt Vergangenes *wieder* in die Gegenwart. Ein solches Erinnern aber würde die Aufmerksamkeit auf das jetzt Erklingende verhindern; es würde das Erinnerte an die Stelle des zu Vernehmenden setzen. Das Bewahren aber tut das nicht, sondern hält sich im Untergrund des Hinhörens. Ganz parallel steht es mit dem Erwarten (Husserl: *protentio*). Auch dieses darf nicht mit einer Vergegenwärtigung verwechselt werden, d.h. hier mit einer versuchsweisen Vorstellung des Künftigen. Denn dieses würde wiederum dem Gegenwärtigen den Platz im Bewusstsein nehmen. Das Erwarten muss vielmehr in seiner Funktion für das aktuelle Hinhören aufgehen.“ (Haeffner 2005, 114f.)[80]

Hier arbeitet also, im Unterschied zum zielgerichteten Handeln, das Vergangene (als Bewahrtes, nicht als Erinnertes) und das Zukünftige (als Erwartetes, nicht als Vergegenwärtigtes) der Gegenwart *zu*, indem es sich „im Untergrund des Hinhörens [hält]“ bzw. „in seiner Funktion für das aktuelle Hinhören“ aufgeht, anstatt dieses zu überlagern und sich an dessen Stelle zu setzen. Diese zeitliche Struktur erweist sich über die ästhetische Wahrnehmung hinaus als charakteristisch für die Erfahrung von Gegenwart im Allgemeinen. Sie kommt gerade nicht durch Ausblendung und Verdrängung, sondern im Gegenteil durch eine besondere Form der Integration von Vergangenheit und Zukunft zustande. Haeffner spricht auch von einer „Dialektik des Lebens in der Gegenwart“, insofern dieses sowohl

---

80 „Und schließlich darf das aktuelle Hören nicht eingesperrt werden in die je jetzigen Phasen der Melodie, die in die Gegenwart drängen und einander verdrängen. Es ist vielmehr in sich gedoppelt: einerseits aktive Aufmerksamkeit (Augustinus/Husserl: *attentio*) auf das je aktuell Erklingende, andererseits aktiv sich ausspannende Aufmerksamkeit auf das Ganze (Augustinus/Husserl: *intentio*), das nie anders als teilphasenhaft, aber da auch wirklich *da* ist. Im Hinblick auf die Intention, das Ganze in seinen Teilen präsent zu machen und so wahr-zu-nehmen, spannt sich die Seele hörend-bewahrend-erwartend aus in die ‚gleichzeitige' Ungleichzeitigkeit der drei Dimensionen des Zukünftigen, des Gegenwärtigen und des Vergangenen.“ (Haeffner 2005, 115)

von einer *Vereinnahmung durch* als auch von einem *Verlust von* Vergangenheit und Zukunft bedroht wird (Haeffner 2005, 119–122).

Gelingt es, die Energien von Vergangenheit und Zukunft auf die beschriebene Weise im Hier und Jetzt zu sammeln, bedeutet dies ganz allgemein „eine gewisse Stillung der in uns fast immer lebendigen Unruhe. Positiv ist es das Erlebnis von Realität in einer nicht gewöhnlichen Dichte: nicht das Erlebnis einer außergewöhnlichen Realität, sondern das außergewöhnliche Erlebnis der ‚gewöhnlichen' Realität." (Haeffner 1996, 144f.) Das erklärt auch, inwiefern die ästhetische Erfahrung in dem für sie so charakteristischen Rückgang auf Gegenwart nicht nur generell unsere Befindlichkeit mit umfasst (als „ein spürendes Sich-gegenwärtig-Sein, das das Verweilen bei der sinnlichen Besonderheit von etwas begleitet" (Seel 2003, 60)), sondern darüber hinaus einen besonderen Bezug zu bestimmten *gehobenen* Stimmungen aufweist. Analog dazu wird sich im Hinblick auf die Erfahrung des Schönen im Allgemeinen herausstellen: „Das Schöne besitzt eine machtvolle Gegenwart, die sich in der freudigen und beglückten und dankbaren Gestimmtheit bekundet, in die uns das Schöne versetzt." (Pöltner 2008, 241; vgl. Kap. IV.3.1.)

Der Zusammenhang von Gegenwart und gehobener Stimmung war ein leitendes Motiv im Denken Friedrich Nietzsches. In seiner zweiten „Unzeitgemässen Betrachtung" *Vom Nutzen und Nachtheil der Historie für das Leben* heißt es dazu:

> „Bei dem kleinsten aber und bei dem grössten Glücke ist es immer Eines, wodurch Glück zum Glücke wird: das Vergessen-können oder, gelehrter ausgedrückt, das Vermögen, während seiner Dauer unhistorisch zu empfinden. Wer sich nicht auf der Schwelle des Augenblicks, alle Vergangenheiten vergessend, niederlassen kann, wer nicht auf einem Punkte wie eine Siegesgöttin ohne Schwindel und Furcht zu stehen vermag, der wird nie wissen, was Glück ist und noch schlimmer: er wird nie etwas thun, was Andere glücklich macht." (Nietzsche 1999, Bd.1, 250)

Hier wird ein bestimmtes Verhältnis zur Zeit (das „Vergessen-können" als ein Vermögen „unhistorisch zu empfinden") nicht etwa nur als beiläufiges Symptom, sondern als unerlässliche Bedingung jeglichen Glücks (ob „klein" oder „groß") bezeichnet. Wessen Gegenwart primär der Vergangenheit zuarbeitet, wer also an seine Vergangenheit *verfällt*, lebt zwangsläufig am Glück vorbei – dasselbe gilt analog auch für die Zukunft. Nietzsche variiert diesen Gedanken in unterschiedlicher Form, in dem Gedicht „Zwiegespräch" etwa heißt es: „Denn gesund ist, wer vergaß" (Nietzsche 2010, 20); in der *Genealogie der Moral* wird das aktive Vergessen als „eine Kraft, eine Form der s t a r k e n Gesundheit" beschrieben, ohne die es „kein Glück, keine Heiterkeit, keine Hoffnung, keinen Stolz, keine G e g e n w a r t geben könnte" (Nietzsche 1999, Bd. 5, 292). Nietzsche versteht das Glück der Gegenwart, das das Vergessen verbürgt, nicht als bloßen, ebenso gut auch entbehrlichen Luxus, es ist von existenzieller Bedeutung im Hinblick auf die „Gesundheit“ des Menschen im weitesten Sinn.

Zweifellos war sich der klassische Philologe Nietzsche über die Bedeutung des historischen Bewusstseins im Klaren, nicht umsonst ist schon im Titel der besagten Schrift ebenso vom Nutzen desselben die Rede. Auch er plädiert also nicht pauschal gegen das Erinnern, sondern „dialektisch“ gegen dessen Ausarten und Überformen der Gegenwart. „Diess aber ist die andre Gefahr und mein andres Mitleiden: – wer vom Pöbel ist, dessen Gedenken geht zurück bis zum Grossvater, – mit dem Grossvater aber hört die Zeit auf. [...] es könnte einmal kommen, dass der Pöbel Herr würde und in seichten Gewässern alle Zeit ertränke.“ (Nietzsche 1999, Bd. 4, 254)

Die Geschichte muss, so Nietzsche, ganz im Sinn unserer obigen Ausführungen, in den Dienst der Gegenwart gestellt werden, nicht umgekehrt. Seine radikalen Formulierungen („alle Vergangenheiten vergessend [...] auf einem Punkte wie eine Siegesgöttin ohne Schwindel und Furcht zu stehen“...) begünstigen freilich wiederum jenes Missverständnis, glückliche Gegenwart bestehe im isolierten Augenblick. Zu Ende gedacht würde ein solches Leben in etwa dem entsprechen, was DemenzpatientInnen in den letzten Stadien ihrer Erkrankung erleiden: Sie erkennen oft nicht einmal mehr ihre Angehörigen, ihr ganzes Gewordensein und damit ihre eigene Identität verblasst, was statt Glück vielmehr große Angst und Orientierungslosigkeit auslöst. Ein solches Leben wird sich oder anderen niemand ernsthaft wünschen.

Und doch durchzieht jenes Missverständnis in unreflektierter Form viele vermeintliche Glücksstrategien unserer Zeit. Nicht nur im Wein und anderen Rauschmitteln sucht der Mensch bekanntlich das Vergessen, das ihn glücklich machen soll. Mitunter erfüllt ein Gutteil seiner beruflichen wie privaten Aktivitäten dieselbe ablenkende Funktion, der damit verbundene „Stress“ ist dann weniger äußere Bürde als vielmehr selbst inszenierte Strategie. Ganz zu schweigen von den manipulativen Glücksversprechen in Werbung und diversen anderen Medienformaten: Hinter großen Gesten und glänzender Fassade verbirgt sich oft nicht mehr als das schlichte Bemühen, Aufmerksamkeit zu bündeln und abzulenken, d.h. mit anderen Worten wiederum vergessen und dadurch „glücklich“ zu machen. Nicht die Sache selbst, um die es jeweils geht, wird als „beglückend“ erfahren, sondern lediglich das dadurch erreichte kurzzeitige Ausblenden einer alltäglich-tristen Gegenwart.

Es zeigt sich übrigens auch hier sehr aufschlussreich, dass die meisten dieser Vergessens- und „Glücksstrategien“ auf ästhetische Mittel zurückgreifen, den ästhetischen Sinn des Menschen ansprechen, um jene Attraktion, Bündelung und Ablenkung von Aufmerksamkeit zu bewerkstelligen.

Es ließe sich kaum ein besserer Beleg finden für jene „Macht des Erscheinens“ (Seel 2007), die eingangs nachgezeichnet wurde – wie auch für die Ambivalenz, die mit dieser Macht einhergeht.[81]

2.3.3. Leerer Rausch und fruchtbares Glück

Es liegt auf der Hand, dass eine derart einseitige Ästhetik des Scheins und der ablenkenden Illusion das volle (Glücks-)Potential der Gegenwart verfehlt, wie wir es hier auszuloten versuchen – womit ihr allerdings nicht jegliche Legitimität abgesprochen werden soll. Im Zuge der ästhetischen Aufmerksamkeitsmodulation („Wechsel der Einstellung“) bildet die *Ablenkung von* allenfalls ein begleitendes Moment einer Bewegung, die primär eine *Hinwendung zu* bedeutet. Eine Gegenwart, die sich in erster Linie einem Vergessen oder Ausblenden von Vergangenheit und Zukunft verdankt, beglückt nur vordergründig. Sie besteht aus isolierten Augenblicken, die jeweils gegenwärtige Sache hinterlässt keinen bleibenden Eindruck und verklingt spurlos, sobald etwas anderes die Aufmerksamkeit fesselt oder der gewohnte Alltag wieder hereinbricht. Anstatt sich vertieft darauf einzulassen, wird Zeit hier bloß „vertrieben“.

Erfahrung im obigen Sinn impliziert demgegenüber eine weit umfassendere Bedeutsamkeit des Erfahrenen. Auch sie gründet zwar in einem jeweiligen Hier und Jetzt, reicht aber insofern darüber hinaus, als sie nicht bloß (negativ) der kurzzeitigen Abwesenheit von etwas anderem, sondern (positiv) dem Erfahrenen selbst entspringt. Der zeitlichen „Ausdehnung“ von existenzieller Gegenwart über einzelne Zeitpunkte hinaus entspricht also gewissermaßen eine „Ausdehnung“ der Bedeutsamkeit des darin Gegenwärtigen. Das Glück, das mit der Erfahrung des Schönen einhergeht, unterscheidet sich im Hinblick auf Dauer, Gehalt und ontologische Erschließungsfunktion (Tiefe) beträchtlich von dem „Glück“ der bloßen Unterhaltung und des Zeitvertreibs. Es „liegt nicht im Realitätsverlust, sondern beruht im Kontakt mit ihr: Die Gegenwart positiver Realität ist der Grund

---

[81] Gernot Böhme spricht in diesem Zusammenhang einer zeitgemäßen Ästhetik eine eminent kritische Aufgabe gegenüber jener allgegenwärtigen und leicht zu missbrauchenden Macht des Ästhetischen zu. „Diese Macht bedient sich weder physischer Gewalt noch befehlender Rede. Sie greift bei der Befindlichkeit des Menschen an, sie wirkt aufs Gemüt, sie manipuliert die Stimmung, sie evoziert die Emotionen. Diese Macht tritt nicht als solche auf, sie greift an beim Unbewußten. Obgleich sie im Bereich des Sinnlichen operiert, ist sie doch unsichtbarer und schwerer faßbar als jede andere Gewalt. Die Politik bedient sich ihrer ebenso wie die Wirtschaft, sie wurde traditionell schon immer von religiösen Gemeinschaften eingesetzt und hat heute ihr unbegrenztes Feld, wo immer die Kulturindustrie Leben inszeniert und Erleben präformiert.“ (Böhme 1995, 39)

der Freude und des Glücks." (Pöltner 1985, 13) Im psychotherapeutischen Kontext liegt die Unzulänglichkeit einer bloß punktuellen „Beglückung" auf der Hand. Es geht darum, möglichst *nachhaltige* Entwicklungsprozesse in Gang zu setzen, das im geschützten Zeit-Raum der Therapie Gewonnene in den Alltag zu transferieren.

Auch für Bollnow ergibt sich „grade von dem Gesichtspunkt aus, ob sich eine fruchtbare Wirkung einstellt oder nicht, ein Kriterium dafür, den leeren Rausch vom fruchtbaren Augenblick zu unterscheiden."

> „Diese Augenblicke stehen zwar als solche außerhalb der Zeitlichkeit des Lebens, aber sie stehen ihm dennoch nicht beziehungslos gegenüber, sondern sie erweisen ihre Fruchtbarkeit für das Ganze des zeitlichen Lebens dadurch, daß die hier gefaßten Ideen auch über den als solchen schwindenden Augenblick hinweg Gültigkeit behalten und das Ganze des übrigen Lebens umzugestalten vermögen." (Bollnow 1988, 252f.)

Der Übergang aus diesen besonderen Augenblicken zurück in die alltägliche Zeitlichkeit ereignet sich dementsprechend nicht „als ein einfaches Hinausfallen, bei dem der Mensch sich enttäuscht aus dem erträumten Paradies wieder hinausgeworfen und in die frühere Alltäglichkeit des Lebens zurückversetzt findet." Vielmehr „wächst aus der Zeitlosigkeit dieses Erlebens selber die Spannung hervor, welche den in sich selber ruhenden Augenblick von innen heraus sprengt und sich dann in dem tätigen Einsatz für die Verwirklichung des zuvor Erschauten entlädt." (ebd. 253f.) Die schöne, beglückende Zeit ist in diesem Fall kein „bloßer" Selbstzweck, sondern *in sich* bezogen auf ein Darüberhinaus, ein verändertes Verstehen und Handeln. Sie lässt uns zwar unmittelbar innehalten, motiviert und orientiert aber gerade dadurch das darauffolgende Tun. In einer Erfahrung mit Schönem erfahren wir immer auch, *wofür* es sich zu leben lohnt.

Dabei gilt wiederum: Der „Nutzen" dieser besonderen Gegenwartserfahrung stellt sich nicht im Sinne eines kausalen Automatismus ein, er unterliegt über weite Strecken der eigenen Selbstverantwortung.

> „Aber auf der andern Seite fällt dem Menschen diese fruchtbare Wirkung nicht in den Schoß, sondern hängt es jetzt von der Anstrengung des folgenden Lebens ab, ob das in diesen seltenen Augenblicken Ergriffene festgehalten und fruchtbar gemacht werden kann oder ob es ungenutzt wieder entschwindet." (ebd.)

Auch hier bestehen offensichtliche Parallelen zur Psychotherapie, die ihre KlientInnen auf der Suche nach dem Glück (im weitesten Sinn) gerade nicht ihrer eigenen Verantwortung enthebt und den (Macht-)Anspruch vertritt, es *für* sie „wieder gut" zu machen. Psychotherapie ist, um ein abgedroschenes Wort zu bemühen, „Hilfe zur Selbsthilfe".[82]

2.4. Die Regulierbarkeit der Stimmungen

Wir haben gesehen, inwiefern die Befindlichkeit für das menschliche Welt- und Selbstverhältnis von grundlegender Bedeutung ist. Dabei stellt sich allerdings und insbesondere in psychotherapeutischer Hinsicht die Frage, ob überhaupt, inwieweit und auf welche Art und Weise der Mensch auf seine Stimmung Einfluss nehmen kann, wo er doch selbst von ihr als dem „tragenden Grund" seiner Seele permanent be-stimmt wird. Dieses Bestimmen ist jedoch nicht von der Art einer determinierenden Verursachung, seine „Funktion" ist eher die einer Ermöglichung, einer Konfrontation mit diesen oder jenen (Un-)Möglichkeiten des Wahrnehmens, Verstehens und Verhaltens. Es eröffnet einen Spielraum, der den Menschen zur freien Stellungnahme herausfordert.

In diesem Sinn be-stimmt die Stimmung einerseits alle auf ihr aufbauenden höheren Leistungen des Bewusstseins, diese wirken aber auch selbst wiederum auf die jeweilige Befindlichkeit zurück. Je nachdem, was wir tun und erfahren, resoniert, konsoniert, dissoniert unser aktueller Stimmungsboden in unterschiedlichem Ausmaß, behält seine Gestalt bei oder verändert sich. Die Kunst gerade auch der Psychotherapie liegt nicht zuletzt darin, hier die entsprechenden Mittel und das jeweils erforderliche Maß zu finden. Auch die therapeutische Relevanz von ästhetischen Erfahrungen ergibt sich, wie wir noch näher sehen werden, v.a. aus ihrem Bezug zur Befindlichkeit des Menschen. Sofern denn Psychotherapie überhaupt etwas mit der Erschließung und Modulation von Stimmungen zu tun hat – doch

---

82 Heidegger unterscheidet in *Sein und Zeit* zwei grundlegende Formen von „Fürsorge", womit er das konstitutive Verhältnis des Menschen zu seinen Mitmenschen meint: Die „einspringende" Fürsorge „übernimmt das, was zu besorgen ist, für den Anderen. Dieser wird dabei aus seiner Stelle geworfen, er tritt zurück, um nachträglich das Besorgte als fertig Verfügbares zu übernehmen, bzw. sich ganz davon zu entlasten. In solcher Fürsorge kann der Andere zum Abhängigen und Beherrschten werden, mag diese Herrschaft auch eine stillschweigende sein und dem Beherrschten verborgen bleiben. [...] Ihr gegenüber besteht die Möglichkeit einer Fürsorge, die für den Anderen nicht so sehr einspringt, als daß sie ihm in seinem existenziellen Seinkönnen *vorausspringt*, nicht um ihm die ‚Sorge' [„Sorge" meint bei Heidegger das Strukturganze des menschlichen In-der-Welt-seins, L.H.] abzunehmen, sondern erst eigentlich als solche zurückzugeben. Diese Fürsorge, die wesentlich die eigentliche Sorge – das heißt die Existenz des Anderen betrifft und nicht ein *Was*, das er besorgt, verhilft dem Anderen dazu, *in* seiner Sorge sich durchsichtig und *für* sie *frei* zu werden." (Heidegger 2006, 122)

wie sollte sie das nicht, in Anbetracht der grundlegenden Bedeutung der Befindlichkeit für den gesamten menschlichen Lebensvollzug?

Angesichts seiner Unhintergehbarkeit kann das Gestimmtsein grundsätzlich nicht von einem ungestimmten Außerhalb her betrachtet, moduliert, therapeutisch „behandelt“ werden. „Herr werden wir der Stimmung nie stimmungslos, sondern je aus einer Gegenstimmung.“ (Heidegger 2006, 136) Doch auch die „Gegenstimmung“ lässt sich nicht ohne weiteres willentlich herbeiführen. Zwar sind wir in vielen Situationen angehalten, uns zu „beherrschen“, nicht erwünschte Stimmungen zu unterdrücken oder zu überformen – dies gelingt jedoch allenfalls begrenzt. Auch wenn wir selbst die Verstellung womöglich gar nicht bemerken, sie kostet uns Kraft und macht uns zu schaffen, womöglich sogar krank, wenn sie zur Gewohnheit wird. Analog dazu können bestimmte Befindlichkeiten bis zu einem gewissen Grad künstlich induziert werden, etwa durch Drogen oder Medikamente; die häufig damit einhergehenden Neben- und Nachwirkungen, Ernüchterungen und Abhängigkeiten relativieren aber auch hier den Anschein der Machbarkeit.

So hält auch Bollnow fest: „Eine Herrschaft in dem Sinn, daß der Mensch seine Stimmungen von sich aus willkürlich hervorbringen könnte, ist nach dem bisher Entwickelten selbstverständlich ausgeschlossen, denn die Stimmungen [...] sind ursprünglicher als der bewußte zielsetzende Wille.“ Für eine dennoch unumgängliche „‚Hygiene der Seele“ folgt daraus, „daß sich die erwünschte Stimmung erst auf einem Umweg ergibt, gewissermaßen hinten herum, indem der Mensch, was dem direkten Zugriff unerreichbar ist, durch geeignete Vorkehrungen doch noch von sich aus herbeizuführen versucht.“ (Bollnow 1988, 132ff.)

Dementsprechend wird auch die psychotherapeutische Praxis weniger darin bestehen, unmittelbar Einfluss auf die Befindlichkeit ihrer KlientInnen zu nehmen, eher in dem Versuch, „geeignete Vorkehrungen“ zu treffen. Eine Grundvoraussetzung besteht sicher darin, einen Rahmen zu schaffen, in dem sich die gerade aktuellen Stimmungen, gehobene wie gedrückte, mitsamt allen darauf aufbauenden höheren Bewusstseinsleistungen möglichst frei und unzensiert entfalten können. In weiterer Folge kann dieser Rahmen auf die Beförderung bestimmter (Gegen)Stimmungen ausgerichtet werden, die das jeweilige Therapieziel am besten unterstützen. Auf diese Weise wird dem Umstand Rechnung getragen, dass sich Stimmungen nicht erzwingen lassen, sondern immer auch von sich aus einstellen müssen, um nachhaltig zum Tragen zu kommen. Nicht zuletzt dieser behutsame Umgang mit Befindlichkeiten unterscheidet eine seriöse Psychotherapie von anderen (esoterischen, religiösen, politischen, wirtschaftlichen) „Glücksanbietern“, die uns mehr oder weniger subtil suggerieren, unmittelbar über unsere Stimmung verfügen zu können, etwa nach dem Motto: „Wenn du nur dieses hast oder jenes tust, wird es dir garantiert gut gehen, wirst du mit einem Mal glücklich sein!"

Die Frage, was es heißt, das Schön-*Sein* des Schönen zu erfahren, brachte es mit sich, den Begriff der Erfahrung einer vorgängigen Analyse zu unterziehen. Dabei wurden wir aufmerksam auf jenen vergleichsweise aktiven Beitrag des erfahrenden Subjekts, jene zu erbringende Öffnung und Offenheit gegenüber dem zu Erfahrenden, welche sich wesentlich als unsere Befindlichkeit ereignet. In Absetzung von dem existenzphilosophischen Vorrang der Angst sollte anhand einer genaueren Untersuchung der *gehobenen* Stimmungen plausibel werden, inwiefern sich „[e]rst aus dieser Haltung […] das von der eigenen Befangenheit befreite Anschauen [ergibt], das offen für die Schönheiten der Welt ist und bereit, jedes Ding von seiner eignen Mitte her und in seinem eignen Wesen aufzufassen." (Bollnow 1988, 95) Befindlichkeit, verstanden als Existenzial, als grundlegende und unhintergehbare Weise des menschlichen In-der-Welt-seins, hat ihre je eigene Zeitstruktur. Als zeitliches Charakteristikum vieler gehobener Stimmungen erwies sich eine gesteigerte Gegenwart, wie sie bereits im Kontext der ästhetischen Erfahrung angeklungen ist.

Auch und gerade das Schöne erschließt sich uns wesentlich *stimmungshaft* und als ein bestimmtes Verhältnis *zur Zeit*. Auf dem Boden der bisher gewonnenen Einsichten wird es nun möglich, die Frage nach dem Phänomen des Schönen in seiner ganzen Tragweite aufzuwerfen. Erst eine hinreichende Beantwortung dieser Frage wird uns schließlich auch ein tieferes Verständnis des Zusammenhangs von Schönheit und Psychotherapie eröffnen.

IV. Die Erfahrung des *Schönen*

Dabei folgen wir zunächst weiter dem Gedankengang des Wiener Philosophen Günther Pöltner, der die Frage nach dem „ursprünglichen Phänomen des Schönen" wieder ins Zentrum philosophisch ästhetischer Überlegungen rückt. Eine kritische Revision ihrer eigenen Geschichte konfrontiert die Philosophische Ästhetik mit der Aufgabe, sich „über ihr weitgehendes Verstummen vor der Schönheit [als ihrem „anfänglichen Gegenstand"] Rechenschaft zu geben." (Pöltner 2008, 21)

1. Schönheit als ein „Modus von Präsenz"

Ein erster wichtiger Hinweis betrifft die spezifische Zeitlichkeit des Schönen. Wir erinnern uns: „Die ontologische Frage nach dem *Schönsein* des Schönen fragt nach dessen *Anwesen, Sich-Zeigen,* nach seinem *Gegebensein.* Sie versteht Sein verbal." (ebd. 221, vgl. Kap. III) Wir beziehen uns auf das Sein einer Sache selbst, wenn wir sie als schön bezeichnen, nicht nur auf ein äußerliches Merkmal *an* dieser Sache, ohne welches sie ebenso gut, wenngleich nicht mehr schön, sein könnte.[83] Dieses „verbal" (*zeit*wörtlich) verstandene Sein meint keine abstrakte, übersinnliche Wesenheit, sondern die Art und Weise, wie sich jemand oder etwas *aktuell* und als Ganzes *präsentiert.* Zur Veranschaulichung sei noch einmal auf das Beispiel des Läufers verwiesen. „Wenn nach dem *Sein* eines Läufers gefragt wird, wird nicht nach einem Läufer höherer Ordnung Ausschau gehalten, sondern nach seinem *Lauf* gefragt. Der aber läuft nicht, sondern eben der Läufer. Der Lauf ist die Art und Weise, wie der Läufer als der, der er ist, zum Vorschein kommt." (ebd. 221) Als ein „Modus von Präsenz" (ebd. 235), als ein besonderes *Wie* des Sich-Präsentierens ist Schönheit keine Bezeichnung für ein bestimmtes *Etwas,* folglich auch nicht beschränkt auf spezielle Gegenstände, etwa Kunstwerke.

> „‚Schön' beinhaltet weder die Antwort auf die Frage, was etwas ist, noch auf die Frage nach der näheren Bestimmtheit (z.B. der Beschaffenheit) von etwas. [...] *‚Schön' ist der Name für eine Sache im Wie ihres Offenbarseins.* Indem wir etwas als schön bezeichnen, beziehen wir uns auf sein Erscheinen, auf die Art, wie es sich

---

[83] „Nicht läßt sich die Schönheit zum Abzug bringen und die Sache selbst zurückbehalten. Mit der Schönheit entschwindet auch dasjenige, um dessen Schönheit es geht. Die Liebe selbst ist schön – oder sie ist keine Liebe. [...] Ein schöner Gebrauchsgegenstand ist nicht so und so groß, von solcher und solcher Farbe und dann besitzt er daneben auch noch das Merkmal ‚schön'. Schönheit ist keine Eigenschaft neben anderen Eigenschaften auch noch, weil Eigenschaften ihrerseits noch schön sein können." (Pöltner 2008, 236f.)

zeigt, zur Darstellung bringt und darin erfahren läßt. Das Schönsein eines Schönen liegt in seiner erstaunlichen Präsenz. Schönheitserfahrung ist eine Präsenzerfahrung." (ebd. 236f., Hervorhebung L.H.)

Von der eingangs unternommenen Analyse des Ästhetischen her wissen wir bereits: „Objekte der Wahrnehmung [...] sind nicht nur das, als was wir sie jeweils erfassen können. Sie sind auch das, wie sie uns jeweils erscheinen können. Ihre erfahrbare Wirklichkeit überschreitet das, was wir erkennend an ihnen festhalten können." (Seel 2003, 88; vgl. Kap. I.1.3.) Jegliches Erfassen und Bestimmen von etwas *als* etwas wird erst aufgrund (s)eines vorgängigen Erscheinens, (s)einer grundsätzlichen Vernehmbarkeit möglich. Diese Vor-Gegebenheit und Vernehmbarkeit ist nicht erst das Resultat, sondern Voraussetzung der menschlichen Vernunft. In diesem grundlegenden Sinn meint Erscheinen mehr als „Glanz" oder „bloßer Anschein", es ist auch nicht lediglich auf Sinnliches bezogen.[84] „Scheinen heißt Sich-zeigen *von ihm selbst her*. Das Scheinen kommt nicht zum Sein hinzu, sondern Sein besagt schon Erscheinen, Sich-Entbergen, offenständig, d.h. wahr sein. Die Offenständigkeit (Wahrheit) bildet einen Grundzug des Seins selbst." (Pöltner 2008, 238) Dieser fundierte Begriff des Erscheinens unterläuft also – analog zu Heideggers Auffassung von Wahrheit als Unverborgenheit – die herkömmliche Polarisierung von (künstlerisch vermitteltem) Schein und (wissenschaftlich vermitteltem) Sein.

> „Sein [des Schönen, L.H.] Glanz ist nicht der bloße Anschein, dem hinzugeben sich aus existenziellen Entlastungsgründen lohnt, von dem man aber insgeheim weiß, daß er illusionäres Blendwerk ist. Der schöne Schein bildet nicht den Gegensatz zur Wirklichkeit, vielmehr ist er der Schein darin *diese selbst* in einer sonst so nicht gekannten Dimension zur Erscheinung kommt – und zwar als *erscheinende Gegenwart,* weil ausgezeichnete Gegenwart *des Wirklichen,* sie ist nicht der verstellende, sondern der entbergende Schein (so wie wir vom Schein einer Lampe, oder vom Schein der Sonne sprechen)." (Pöltner 1985, 13)

Noch einmal: Das Sein des Schönen meint dessen „erstaunliche Präsenz" – nicht ein bloßes Vorhandensein, sondern ein *aktuelles*, betont zeitliches *Sich-*

---

[84] „Nur weil etwas erscheint, kann es den Anschein haben, etwas anderes zu sein, und nur weil etwas erscheint, kann es glänzend erscheinen. Sowohl der bloße Anschein als auch der Glanz gründen im Erscheinen." (Pöltner 2008, 238) „Schön ist aber nicht nur das Sinnenfällige, das Sichtbare und Hörbare, sondern schön kann auch das geistig Erfaßbare sein. Schön ist, was einem plötzlich aufgeht und einleuchtet (ein guter Einfall, ein guter Gedanke, der einem kommt). In solchen Bezeichnungen kommt die Unmittelbarkeit zum Ausdruck, in der sich etwas Schönes gibt. Das Schöne ist kein Gegenstand einer Schlußfolgerung. Ein guter Gedanke ist einer, der viel zu denken gibt, der einem ein Ganzes von Beziehungen aufschließt. Schönheit ist die Weise, wie Fülle und Reichtum sich zu erfahren gibt (was uns menschlich leben läßt)." (ebd. 232)

Präsentieren eigener Art. Schönheit *ist* nur in dieser und als diese Aktualität. *Aktuell* sind der Wahrnehmende und das Wahrgenommene nicht voneinander zu unterscheiden, des einen Leuchten und Klingen vollzieht sich *als* des anderen Sehen und Hören. „Die Wirklichkeit des Tönenden – sein Erklingen – und die Wirklichkeit meiner selbst als eines Hörenden – mein Hören – sind nicht zwei, sondern ein Vollzugsgeschehen. [...] Es handelt sich um die Identität eines einzigen Vollzugsgeschehens, um eine *energetische* [lat. *aktuelle,* L.H.] Identität." (Pöltner 2008, 240)[85]

Von hier aus erübrigt sich die leidige Frage, ob Schönheit am Objekt oder doch „bloß" im subjektiven Auge des Betrachters zu verorten sei. Sie ist, wie bereits mehrfach angedeutet, weder eine objektive Eigenschaft noch eine subjektive Projektion, sondern dem zuvor „eine Gestalt der Vollzugsidentität, in der überhaupt erst das Schöne und das Subjekt der Erfahrung unterscheidbar werden." (ebd. 242)[86] Auch und insbesondere im Hinblick auf das Schöne gilt, was bereits weiter oben über die aktuelle Wirklichkeit (Zuhandenheit) der alltäglichen Lebenswelt im Allgemeinen gesagt wurde:

> „Schönes präsentiert sich zwar *nicht ohne* uns, aber *nicht durch* uns. [...] – nicht durch uns, weil Schönheit uns widerfährt, uns umstimmt – nicht ohne uns, weil Schönheit darauf angewiesen ist, daß ihr Raum gegeben wird, und es an uns liegt, inwieweit wir die Erfahrung ‚bei uns ankommen' lassen." (ebd. 241)

Das Schöne ist uns *vor-* und zugleich *auf*gegeben, ist Vorgabe *als* Aufgabe. Jeder Versuch, es auf die eine oder andere Seite dieser Gleichung zu schlagen, geht an dem vollen Phänomen vorbei. Unsere *Aufgabe* angesichts des Schönen besteht im „Raumgeben" und „Gewahren", was offenbar mehr

---

85 *Potentiell* bleibt freilich die Unabhängigkeit und Eigenständigkeit von Wahrnehmendem und Wahrgenommenem bestehen. „Die energetische Identität ist nicht mit der *ontischen* Identität zu verwechseln, gemäß der jegliches mit sich selbst identisch und von allem anderen verschieden ist. Aber die Unterscheidung von Wahrnehmendem und Wahrgenommenem ist nur aufgrund der energetischen Identität möglich. Sie spielt in ihr. [...] Aristoteles und mit ihm Thomas von Aquin unterscheiden beides im Sinne von DYNAMIS – ENERGEIA, potentia – actus: Wahrnehmender und Wahrgenommenes sind dem Vermögen nach (KATA DYNAMIN, potentia) verschieden, der Aktualität dieses Vermögens nach (KAT' ENERGEIAN, actu) jedoch eins." (Pöltner 2008, 240) Zur Aristotelischen Wahrnehmungslehre vgl. auch Welsch 1987.

86 Gernot Böhme baut seine „Neue Ästhetik" auf dem Grundbegriff der „Atmosphäre" auf, die er im obigen Sinn als „die erste und entscheidende Wirklichkeit" versteht, insofern sie eben jene vollzugsidentische Aktualität von Wahrnehmendem und Wahrgenommenem aufweist. „Atmosphären sind die Anregung eines *gemeinsamen* Zustandes von Subjekt und Objekt. [...] Sie sind die spürbare Ko-Präsenz von Subjekt und Objekt, ihre aktuelle Einheit, aus der sich ihr unterschiedenes Sein erst durch Analyse gewinnen läßt." (Böhme 2001, 56f.; vgl. auch Böhme 1995, 34f.)

meint als das bloße Wahrnehmen von Sinnesdaten bzw. das dafür erforderliche Funktionieren unserer Sinnesorgane.[87] Es umfasst darüber hinaus auch alle anderen Dimensionen des In-der-Welt-seins, unterläuft (als „gesamtmenschlicher Vollzug") jede Aufteilung in verschiedene „Vermögen" wie Sinnlichkeit (Ästhetik), Verstand (Logik), Wille (Ethik), Gefühl etc.

> „Wir sagen: wir sind ganz hingegeben an ..., ganz gefangen genommen von ..., versunken in ..., selbstvergessen zugetan ..., ja vielleicht verzaubert, fasziniert oder einfach schweigend offen ..., ganz Auge, ganz Ohr [...] – d.h. wir sind von der Mitte unseres Daseins her ganz empfänglich. [...] Wir bezeichnen diese Mitte mit dem Wort ‚Herz'." (Pöltner 1985, 17)[88]

Es hat sich gezeigt: In der Erfahrung des Schönen sitzen wir nicht etwa einer Täuschung auf, sondern geraten im Gegenteil „in denkbar innigsten Kontakt mit der Wirklichkeit. [...] Der schöne Schein ist *Schein* im Sinne des Erscheinens von Sein, nicht im Gegensatz zu Sein. Er ist *schöner* Schein, weil es sich um eine ausgezeichnete Form des Erscheinens handelt." (Pöltner 2008, 239)[89]

Wenn das Erscheinen und Sich-Zeigen einen Grundzug allen Seins bildet, worin besteht dann die Auszeichnung des *schönen* Scheins? Inwiefern kommt hier Seiendes „in einer sonst so nicht gekannten Dimension" zur Geltung?

---

87 „‚Raumgeben', ‚Gewahren' ist ein gesamtmenschlicher Vollzug. Es hört weder das Ohr, noch sieht das Auge, noch denkt das Gehirn, sondern *ich selbst* als leibhaftig welt-offenes Wesen bin es, der hört, sieht, denkt." (Pöltner 2008, 241) „So wie die Wahrnehmung farbiger Dinge mit dem Hinweis auf die dabei sich abspielenden Gehirnprozesse zureichend nicht erklärt ist, ist die Schönheit als eine je nach der psychophysischen Beschaffenheit unterschiedlich ausfallende subjektive Reaktion auf entsprechende Reizkomplexe nicht begreiflich zu machen." (Pöltner 1985, 12)

88 „Diese Empfänglichkeit meint nicht passive Rezeptivität, sondern schließt aktive Hingabe ein (wie sie im Empfang-*nehmen* zum Ausdruck kommt). [...] Die Schönheitserfahrung kann uns darauf aufmerksam machen, daß bei aller Wichtigkeit der Differenzierung der menschlichen Weltoffenheit in die unterschiedlichen Vollzüge die Einheit dieser Vollzüge nicht aus dem Auge verloren wird." (Pöltner 1985, 17)

89 „‚Ausgezeichnet' meint keinen Superlativ, meint nicht ‚zuhöchst', sondern ‚singulär'. Das Höchste im Sinne des Superlativs ist allemal ein vergleichsweise Höchstes, [...] eine relative Bestimmung, die je nach dem Bezugsrahmen variiert. Singulär hingegen ist die Erscheinung des Schönen, weil in ihr plötzlich dasjenige staunenerregend hervortritt, was für gewöhnlich im unbeachteten Hintergrund bleibt und das verborgene Element unserer Lebenspraxis bildet. In der Schönheit kommt nicht etwas Außergewöhnliches zum Vorschein, sondern es berührt uns das Allernächste – der *Weltbezug*." (Pöltner 2008, 243)

2. „Eigensein" und „Eigensinn"

Für gewöhnlich erscheinen uns Dinge, Personen, Handlungen und Ereignisse in erster Linie im Hinblick darauf, ob und inwiefern sie bestimmten Normen entsprechen oder davon abweichen (sieht jemand „ordentlich" aus, verhält er sich „anständig"...), unseren Absichten und Bedürfnissen zu- oder abträglich sind (ist dieser Mensch mir wohl gesonnen, diese Sache gewinnträchtig...) bzw. worauf sie verweisen, was sie andeuten (etwa die Farbe Rot an einer Verkehrsampel, im Gesicht eines Menschen...). In dieser alltäglich-pragmatischen Perspektive kommt also etwas stets in Bezug auf Anderes und nur selten *als es selbst*, in seiner eigenen Gegenwart in Betracht. Sein Wert ist eine *vergleichsweise* Größe, die sich daran bemisst, inwieweit bestimmte Leistungskriterien erreicht, bestimmte Zwecke erfüllt werden. Schönheit hingegen meint eine andere Art von Kostbarkeit.

> „Wo Schönes aufleuchtet, treten die Verweisungszusammenhänge und Berechenbarkeiten, in die die Dinge sonst eingebettet sind, zurück. Das bedeutet einmal, daß in der Schönheit das *Eigensein* und der *Eigensinn* sich bemerkbar machen, und es bedeutet zum anderen einen *gewandelten Bezug zur Zeit*.
> In der Schönheit zeigen die Dinge, daß sie *in sich selbst* etwas sind, und sich nicht darin erschöpfen, unseren Interessen zu dienen, Mittel zur Befriedigung unserer Bedürfnisse zu sein. [...] Schönes erweist sich als etwas in sich Sinnvolles, dessen Bedeutsamkeit sich nicht ausschließlich einer Sinngebung des Subjekts verdankt." (Pöltner 2008, 246)[90]

Dass jemand oder etwas in seinem *Eigensein* und *Eigensinn* erscheint, bedeutet weder eine narzisstische Selbstinszenierung noch ein Hervortreten bestimmter objektiver Eigenschaften, die ansonsten verborgen blieben. Es impliziert einen veränderten Rahmen der Wahrnehmung und Interpretation, eine Suspension der gewohnten „Verweisungszusammenhänge und Berechenbarkeiten". Doch das ist nur die eine, negative Seite – bliebe es allein bei diesem Verlust an Orientierung, stünden wir auch angesichts des Schönen nur wiederum vor dem Nichts der nackten Angst. Die Aufhebung des Gewohnten darf ein gewisses Maß nicht überschreiten, soll die Schönheit nicht in puren Schrecken übergehen. Wir erinnern uns an Rilkes Wort: „Denn das Schöne ist nichts / als des Schrecklichen Anfang, den wir noch

90 Das heißt nicht, dass etwas Schönes nicht *auch* praktisch und zweckdienlich sein kann. Nur ist dann die Zweckdienlichkeit nicht der Grund seiner Schönheit. „Der Zweckenthobenheit des Schönen widerspricht nicht die Schönheit von Gebrauchsdingen. Gebrauchsdinge müssen ihren Zweck erfüllen. Schön sind sie, wenn sie uns ansprechen und gelungen erscheinen, ihr Gebrauch Freude macht, und sie ungeachtet des Gebrauchs sich als etwas eigenständig Kostbares erweisen." (Pöltner 2008, 247) Vgl. dazu wiederum Platons Unterscheidung von drei Arten des Guten, zitiert in Kap. I.3.

grade ertragen, / und wir bewundern es so, weil es gelassen verschmäht, / uns zu zerstören." (Rilke, *Die Gedichte*, 689.) Die Erfahrung des Schönen bleibt ein Balanceakt, bedroht durch die Banalität und Selbstverständlichkeit des Alltäglichen einerseits, und den Schrecken des Fremden, Überwältigenden, Unkontrollierbaren andererseits.

Was wird nun aber durch diesen Wegfall der gewohnten Bezüge in der Erfahrung des Schönen positiv ermöglicht? Welche neuen Aspekte und Perspektiven kommen dabei zum Vorschein? Worin besteht der „Eigensinn" und das „Eigensein" des Schönen? Wir versuchen zunächst, diese Fragen im Allgemeinen zu beantworten, bevor wir uns in weiterer Folge (Kap. V.2.) konkret auf die Schönheit in der Psychotherapie beziehen.

Das Schöne zeichnet sich nach Günther Pöltner dadurch aus, dass es „in seiner *Ursprünglichkeit* sowie in der ihm eigenen *Kostbarkeit* zutage tritt". „Ursprünglich" meint dabei nicht etwa das Reine, kulturell Unverfälschte, auch nicht das Primäre in zeitlich-kausaler Hinsicht, sondern vielmehr: „was wir nicht errechnen und als logisch zwingend dartun können, sondern woran wir nur Anteil bekommen, weil es von sich her Anteil gewährt", was „trotz aller Eingebundenheit in Bedingungs- und Begründungszusammenhänge [...] daraus nicht restlos herleitbar ist und so gesehen etwas irreduzibel Neues darstellt", „was einen neuen Anfang verspricht und neue positive Möglichkeiten eröffnet." (Pöltner 1985, 14)[91]

Ursprünglichkeit, Unberechenbarkeit und Unverfügbarkeit kommen grundsätzlich allem Seienden zu.[92] Ihnen entgegen steht die Macht der Gewohnheit des alltäglich-routinemäßigen Dahinlebens wie auch die Macht der Methode, der im weitesten Sinn wissenschaftlich-technischen Betrachtung und Behandlung von Welt. Die Ursprünglichkeit des Seienden wird dann entweder übersehen, für selbstverständlich genommen oder umgedeutet und aufgelöst in ein Netz von Tatsachen und Begründungszusammenhängen. Das schlicht erstaunliche Faktum, *dass es* dies alles *gibt*, wird durch das stetig anwachsende Wissen um die Bedingungen seines Entstehens und seiner Entwicklung vermeintlich erklärt und in seiner Erstaunlichkeit verdeckt.

---

[91] In einem ähnlichen Sinn erwies sich das Kunstwerk bei Heidegger als ein *Ursprung* (Kap. II.2.2.). Dabei war die Rede vom „Insichstehen" des Seienden, das die Kunst auf besondere Weise bewahrt, während es für gewöhnlich in dem Ausmaß übergangen wird, in dem der Mensch eher „in-sistiert" als „ek-sistiert" (vgl. Fußnote 61).

[92] „Die Kostbarkeit des Schönen ist allemal etwas Vor-Gegebenes, das von uns anerkannt und gewahrt sein möchte, und findet sich in analoger Abwandlung in allem Wirklichen insofern, als ja nichts ausschließlich ein verfügbares Material für den Menschen ist. In der Schönheit leuchtet uns die alles Verfügenkönnen noch tragende Vor-Gegebenheit des Wirklichen entgegen." (Pöltner 1985, 14)

Dabei wird der *Unterschied in der Einheit* von Sein (Erscheinen, Gegenwart) und Seiendem (Erscheinendem, Gegenwärtigem) übergangen.[93] Ein Seiendes kann auf sein *Was* hin befragt, analysiert und kategorisiert, auf seine Entwicklungs- und Funktionszusammenhänge hin erschlossen und womöglich sogar technisch rekonstruiert werden. Nicht aber das Sein dieses Seienden, seine grundlegende Offenständigkeit (Wahrheit): *dass* es überhaupt ist, erscheint, funktioniert – für uns vernehmbar und von uns befragbar. Dieses grundlegende Faktum bildet die Voraussetzung alles Befragens, Untersuchens, Durchschauens, Erklärens, technischen Reproduzierens durch den Menschen; als Voraussetzung alles Erklärens kann es selbst nicht wiederum erklärt werden.[94]

Eben dieses weitgehend Vergessene und Übergangene wird in der Erfahrung des Schönen ausdrücklich, insofern hier nicht nur etwas erscheint, sondern darin zugleich das Erscheinen (Sein) selbst zur Geltung kommt.

> „Schön ist, was in *der* Weise erscheint, daß sein Erscheinen ausdrücklich miterscheint. In der *Schönheit* bricht die *Differenz* von Gegenwärtigem und dessen Gegenwart auf. Die *Gegenwart* wird ihrerseits zum Phänomen. Das Schöne erweist sich damit als *Phänomen* im *ursprünglichen* Sinn – das in seinem *Sich-Zeigen* Sich-Zeigende." (Pöltner 2008, 245)[95]

Nehmen wir als Beispiel, angelehnt an Kant, den „bestirnten Himmel" über uns. Wir kennen mittlerweile viele physikalische Ursachen und Gesetzmäßigkeiten der Vorgänge in unserem Sonnensystem und weit darüber hinaus. Dieses Wissen erübrigt jedoch nicht, sondern vertieft allenfalls unser Staunen darüber, *dass* überhaupt der Himmel sich uns offenbart, wir ihn gewahren – nicht wie nackte Sinnesdaten, sondern als etwas Tiefes, Offenes, Rätselhaftes, das unser Fragen und Denken, unser Menschsein anregt. All dies wird von jeglicher wissenschaftlichen Analyse nicht erst eröffnet, sondern immer schon vorausgesetzt, die Frag-Würdigkeit kommt vor jeder möglichen Antwort. Schönheit kann grundsätzlich nicht im herkömmlichen Sinn erklärt und dadurch „entzaubert" werden.

---

93 „Wir verhalten uns z.B. theoretisch, praktisch oder herstellend zu Sichtbarem, nicht aber achten wir auf dessen Sichtbarkeit, wir möchten dieses oder jenes erkennen, nicht aber staunen wir über dessen Erkennbarkeit und unser Erkennenkönnen, sondern setzen es als selbstverständlich voraus." (Pöltner 2008, 245)

94 „Die Seinslichtung läßt sich nicht auf Größen zurückführen, die von ihr bereits ermöglicht sind. Sie kennt kein Dahinter, aus dem sie sich noch herleiten ließe, sie ist unhintergehbar. Jedes vermeintliche Dahinter wäre nur in ihr zugänglich und müßte eben deshalb als Erklärungsgrund ausscheiden. Die Ermöglichung alles Erklären-könnens läßt sich nicht erklären." (Pöltner 2008, 253)

95 Pöltner differenziert diese in der Schönheit ausdrücklich werdende Gegenwart in drei zusammengehörige Momente: „die *Gegenwart* des Begegnenden, die *Selbstgegenwart* und die *weltweite Offenheit*". (Pöltner 2008, 243)

Freilich erschließen sich uns auch „Eigensein" und „Eigensinn" des Schönen nur innerhalb jener oben beschriebenen „energetischen Identität" von Wahrnehmendem und Wahrgenommenem, auch sie sind mitbestimmt vom jeweiligen Verstehenshorizont des Menschen, doch auch sie *entspringen* nicht erst diesem Horizont.[96] Der *Ursprung* des Seienden liegt nicht in seinem Wahrgenommen-, Erklärt- und Verstandenwerden – dieses ist immer schon Antwort im Sinne einer Entsprechung. Die Ursprünglichkeit bezieht sich auf das Sein (Erscheinen, Sich-Zeigen) eines Seienden, d.h. darauf, dass es sich *von sich aus* („an-ihm-selbst" und „von-ihm-selbst-her") zu erfahren *gibt*. Eben deshalb ist die Erfahrung des Schönen, in der diese Ursprünglichkeit *ausdrücklich* zur Geltung kommt, Seinserfahrung im ausgezeichneten Sinn.

Das Unberechenbare berechenbar und das Unverfügbare verfügbar zu machen, ist zweifellos ein legitimes Grundbedürfnis des Menschen angesichts der vielfältigen Unwägbarkeiten seiner Existenz. Das (partielle) Erklären und Beherrschen unserer Lebensumstände bringt allerdings nicht nur den Vorteil von größerer Sicherheit, Kontrolle und Effizienz mit sich, sondern birgt auch die Gefahr eines Verlustes an wesentlichen, existenziell bedeutsamen Erfahrungsmöglichkeiten im Zusammenhang mit jener Ursprünglichkeit des Seienden, seiner Schönheit und eigensten Kostbarkeit. Diese Ambivalenz von Gewinn und Verlust, von Stabilität und Erstarrung definiert im Wesentlichen das „psychische Gleichgewicht" des Menschen. Am einen Ende des Spektrums steht die existenzielle Blöße und Schutzlosigkeit, am anderen die Abschottung im Bekannten und Gesicherten, die zwischen Allmachtsgefühlen und fader Indifferenz hin und her pendelt – das Erfahrene erscheint dann weder in negativer noch in positiver Hinsicht mehr fragwürdig, auffällig, eigens präsent; das Erfahren selbst verliert an Kontur und Intensität, es muss sich „Kicks", Erlebnisse und Abenteuer in immer höherer Dosis und oft unter beträchtlichem Aufwand und Risiko verschaffen. Wie viel Struktur braucht ein Mensch? Wo ermöglicht, wo verstellt sie ein freies, lebendiges Selbst- und Weltverhältnis? Diese Fragen werden nicht erst im psychotherapeutischen Kontext virulent.

Im Maße, in dem die Differenz zwischen Sein und Seiendem eingeebnet und das Seiende der Verfügung durch den Menschen (alltägliches Besorgen, wissenschaftliches Erklären, technisches Manipulieren ...) unterliegt, gerät die Ursprünglichkeit und Eigenheit, damit auch die Schönheit der

---

[96] „Der Eigensinn kann nur in unserer Anerkenntnis und nicht ohne sie zur Geltung kommen, und in diesem Sinn ist die Kostbarkeit des sich Darbietenden von unseren Vorlieben und Wertschätzungen mitbestimmt. [...] Aber anerkennen heißt, zur Geltung *bringen*, nicht sie schaffen, etwas als das zur Geltung bringen, was es unabhängig von der faktischen Anerkenntnis schon ist – es selbst *sein lassen*." (Pöltner 2008, 246)

Dinge außer Acht. Heidegger spricht in diesem Zusammenhang von einer „Gefangenschaft" und „Eingeschlossenheit" unserer modernen Gesellschaft „in ihr eigenes Gemächte"[97], von einer „Seinsvergessenheit", der gerade auch die Erfahrung des Schönen entgegenwirken kann.

3. Der Gabe-Charakter des Schönen

„[W]oran wir nur Anteil bekommen, weil es von sich her Anteil gewährt", hat den Charakter der Gabe, des Geschenks, des Nicht-Selbstverständlichen und Ereignishaften, des Unvorhergesehenen und Unvorhersehbaren, das nicht in unserer Macht steht und worauf wir keinen Anspruch haben. „Von daher ist auch die immer wieder beobachtete Tatsache verständlich, daß sich das Schöne nicht herstellen oder planen läßt. Es muß sich schenken oder glücken. Und so erfahren wir auch umgekehrt alles, was sich schenkt und glückt, als schön." (Pöltner 1985, 14) Das Geschenk, als das sich das Schöne ereignet, ist kein bloßer Luxus, den man leicht auch entbehren könnte (wie manch einer etwa die Kunst im engeren Sinn durchaus entbehren und dennoch gut leben kann), sondern „von existenzieller Bedeutung" (ebd. 18).

> „In der Schönheit zeigt sich die Wirklichkeit von ihrer befreienden und beglückenden Seite. Eine Erfahrung mit Schönem machen heißt, aus der Beengung, aus den Ängsten herausgehoben werden und der Kostbarkeit des Daseins innesein." (ebd. 13) „[…] Schönheit [bedeutet] den Einbruch einer Sinnfülle in unser Leben […], die sich nicht in konstatierende Aussagen übersetzen läßt." (ebd. 15) „Am Schönen geht uns unwiderleglich auf, daß Sein keineswegs mit sinn-leerer Faktizität identisch ist, vielmehr ‚Sinn' einen Grundzug des Seins bildet, alle subjektive Sinngebung Antwort ist und auf einer im Sein wurzelnden Sinnvorgabe aufruht." (Pöltner 2008, 247)

Immer deutlicher klingen hier auch psychotherapeutisch relevante Bezüge an. Der „Sinn", von dem gesagt wird, dass er in der Erfahrung des Schönen in „Fülle" in unser Leben „einbricht", ist etwas, um das sich gerade auch die Psychotherapie bemüht. Es geht dabei, wie bereits angedeutet, nicht primär um ein theoretisches Wissen oder praktisches Know-how, sondern um umfassende Weisen des Sich-Befindens. Es ist ein ausschließlich er-

---

[97] „Wie steht es mit der Eingeschlossenheit des Menschen in seiner wissenschaftlich-technischen Welt? Waltet in dieser Eingeschlossenheit vielleicht die Verschlossenheit des Menschen gegenüber dem, was den Menschen erst in die ihm eigentümliche Bestimmung schickt, damit er sich in das Schickliche füge, statt wissenschaftlich-technisch über sich selbst und seine Welt, über sich selbst und seine technische Selbstherstellung rechnend zu verfügen?" (Heidegger 1983b, 19f.)

fahrbarer und insofern zutiefst persönlicher Sinn, der sich nicht (zur Gänze) auf den allgemeinen Begriff bringen, „nicht in konstatierende Aussagen übersetzen", wie Schulwissen lernen oder lehren lässt. Ebenso wenig kann er willentlich und eigenmächtig herbeigeführt werden, wie jedes echte Geschenk können wir ihn uns nicht einfach selber geben.

Der gemeinte Sinn geht nicht in bestimmten Bedeutungen oder Zweckmäßigkeiten auf, er beinhaltet immer mehr, als wir über ihn wissen oder sagen könnten.[98] Dementsprechend wird er auch nicht eigentlich verstanden, vielmehr „sind wir von ihm erfüllt".[99] Er stillt kein bloß theoretisches, sondern ein existenzielles Interesse, indem er uns zum Leben (nicht nur zu dieser oder jener Handlung) *motiviert*. Er betrifft unser gesamtes Welt- und Selbstverhältnis, bekundet sich in einer spezifischen Form des In-der-Welt-seins. Wie lässt sich diese besondere Erfahrung in Bezug auf die bereits herausgestellten Dimensionen der *Befindlichkeit* und der *Zeitlichkeit* näher charakterisieren?

3.1. Sammlung zur Gegenwart

Günther Pöltner spricht hier von „Sammlung" und „Staunen" als zwei zusammengehörigen, jeweils verschieden stark ausgeprägten Akzentuierungen der Schönheitserfahrung. Dieser Befund setzt unsere obigen Überlegungen zur gehobenen Stimmung, ihrer befreienden, aufschließenden Kraft und spezifischen Zeitlichkeit fort (vgl. Kap. III.2.3.), die nun im Hinblick auf das Schöne konkretisiert werden.

„Sammlung meint sowohl Gesammeltsein als auch Sichsammeln, sowohl eine Folge als auch eine Voraussetzung. Wer mit Schönem eine Erfahrung macht, wird gesammelt, wie umgekehrt nur jemandem, der zur Sammlung fähig ist, Schönheit zur Erfahrung werden kann." (Pöltner 2008, 248) Sammlung ist mehr als Betrachtung (Kontemplation) und Konzentration, sie bedeutet ein „Sich zurückholen aus der Zerstreuung in das Viele", ein „Freiwerden-von […] der Bindung an die Dinge im Zeichen ihrer Be-

---

[98] „Dies liegt an dem Symbolcharakter des Schönen – wobei hier Symbol nicht als das stellvertretende Zeichen, das für anderes als es selbst steht, sondern im ursprünglichen Sinn des In-eins-Fallens von unendlichem Sinngrund und endlicher Gestalt verstanden ist." (Pöltner 1985, 15)

[99] „Wir schließen je keineswegs vom Schönen auf ein füllehaftes Dahinter, vielmehr ist Schönheit die unmittelbare (nicht: unvermittelte) Gegenwart der alle Faßlichkeit übersteigenden Sinnfülle. Die Sinnfülle liegt nicht hinter dem Schönen, sondern *in* ihm – ohne mit ihm einfachhin identisch zu sein. Seine Schönheit ist ihre teilweise Erscheinung. Deshalb ist der Glanz des Schönen Erfüllung und Verheißung in einem – und nicht bloß Anzeige eines erstrebbaren Dahinter." (Pöltner 1985, 15f.)

herrschung oder der praktischen Nutzung". Keine Abwendung von der Welt, kein Rückzug in die eigene Innerlichkeit, keine Flucht in schönen Schein – ganz im Gegenteil.

> „Dieses Freiwerden-von ist in sich ein Freiwerden-für – ein Freiwerden für das Sich-Zeigen der Dinge von ihnen selbst her. Sammlung bedeutet Offenheit – wer gesammelt ist, ist für alles in möglichst größter Unvoreingenommenheit offen. Der Gesammelte tritt von dem Begegnenden zurück – aber nicht, um es zu verlassen, sondern um für es offen zu werden. Er läßt sein, was ist, gönnt dem Begegnenden dessen Erscheinen. Sammlung bedeutet Freigabe des Sich-Zeigenden in seine Präsenz. In der Sammlung werden wir zum Präsenzraum dessen, was ist und bei uns ankommen möchte. Wir sind ‚ganz Auge', ‚ganz Ohr', sind ganz bei dem Gegenwärtigen, erfüllt von dessen Gegenwart. Sammlung beansprucht den ganzen Menschen." (ebd.)

Der Gesammelte „ist für alles in möglichst größter Unvoreingenommenheit offen". Wohlgemerkt: Nicht von absoluter, sondern von „möglichst größter" Offenheit ist die Rede. Eine gewisse Begrenztheit und Abgrenzung, Perspektivität und Voreingenommenheit ist und bleibt Grundvoraussetzung auch dieser Form der menschlichen Erfahrung. Das „In-mich-Gehen" der Sammlung ist ein vorbereitendes, begleitendes Moment im Rahmen einer größeren Bewegung *auf die Dinge zu*. Es geht dabei nicht allein und nicht primär um mich und meine Selbstpräsenz, sondern um eine mögliche „Freigabe des Sich-Zeigenden in seine Präsenz", um mich als einen „Präsenzraum dessen, was ist und bei [mir] ankommen möchte". Dafür bedarf es einer gewissen Distanz zur herkömmlichen Betrachtung und Behandlung des Seienden, um in anderer Hinsicht ihm immer näher zu kommen.

Etwas Ähnliches war auch bereits mit der Rede von „ästhetischer Distanz" gemeint. Auch sie bedeutet eine Abkehr im Zeichen einer übergeordneten Zuwendung. Wir werden sehen, dass dieses Motiv, übertragen ins Zwischenmenschliche, im Kontext der Psychotherapie wiederkehrt. Der „Wechsel der Einstellung" und die „Aufmerksamkeit für das Erscheinen von Erscheinendem" als Charakteristika des ästhetischen Wahrnehmens implizieren ihrerseits ein Moment der *Sammlung* – eben deshalb findet die Erfahrung des Schönen hier einen besonders günstigen Nährboden. Eine „Schule der Wahrnehmung" ist die Kunst gerade auch insofern, als sie die Grundfähigkeit des Menschen zur Sammlung anspricht und befördert.

Sammlung meint eine „Freigabe des Sich-Zeigenden in seine Präsenz", ist also mit anderen Worten Sammlung *zur Gegenwart* des Gegenwärtigen. In seiner Gegenwart liegt auch der „Eigensinn" des Schönen beschlossen. Die vielfältigen Bezüge und Verweisungen, die den Sinn eines Seienden konstituieren, haben immer auch einen bestimmten *zeitlichen* Charakter. Dementsprechend geht das Zurücktreten der gewöhnlichen Bezüge und das Hervortreten jenes veränderten „Eigensinns“ des Schönen einher mit veränderten Zeitstrukturen, einer veränderten Erfahrung von Zeit.

> „Daß am Schönen dessen *Gegenwart* sich *ausdrücklich* bemerkbar macht, ist ja gleichbedeutend damit, daß die Verweisungen auf das Künftige und Gewesene zurücktreten, der Druck des Zukünftigen und die Last des Gewesenen weichen. Indem das Schöne sich in seinem Eigensein und Eigensinn darbietet und weder zu theoretischer, praktischer oder technischer Bewältigung auffordert, kommt die Zeit nicht im Hinblick auf ihre Planbarkeit, Meßbarkeit und Verfügbarkeit in den Blick. Die Zeit wird nicht mehr vom Innerzeitigen her vorgestellt, nicht im Hinblick darauf, *wofür* wir Zeit haben, sondern *das Zeithaben* selbst wird zum staunenerregenden Faktum: dies, daß wir Zeit haben, daß uns Zeit – Zeit zu sein – *gegeben* ist. Die Zeit gibt sich als Zeitgabe zu verstehen.“ (Pöltner 2008, 250)

Erinnern wir uns an die oben angestellten Zeitanalysen im Zusammenhang mit dem ästhetischen Wahrnehmen und dem gehobenen Sich-Befinden. Die Gegenwart des Menschen steht, wie dort gezeigt wurde, in einem konstitutiven Bezug zu seiner Vergangenheit und Zukunft. Das selbstzweckhafte (z.B. ästhetische) Verhalten unterscheidet sich vom alltäglichen Besorgen v.a. dadurch, dass seine Gegenwart weniger *im Dienst* einer angestrebten, vorgestellten, vorweggenommenen Zukunft bzw. *im Bann* einer erinnerten Gegenwart steht. Vielmehr arbeitet hier das Vergangene (als Bewahrtes, nicht als Erinnertes) und das Zukünftige (als Erwartetes, nicht als Vergegenwärtigtes) der jeweiligen Gegenwart *zu*, anstatt sie zu überlagern, verliert dementsprechend auch an Aufdringlichkeit und Dominanz – „der Druck des Zukünftigen und die Last des Gewesenen weichen“.

Damit ist, um es noch einmal zu betonen, keine Ausblendung oder Verdrängung von Vergangenheit und Zukunft gemeint, nicht jene verkürzte Gegenwart des isolierten Augenblicks, nicht jenes verkürzte Glück, das sich die Zeit doch nur vertreibt. Ebenso falsch wäre es, alles instrumentelle, zukunftsorientierte Handeln gering zu schätzen und durch selbstzweckhaftes Handeln ersetzen zu wollen. Die „Dominanz des Instrumentellen“ ergibt sich letztlich aus den Erfordernissen des Lebens selbst, stellt also an sich noch keinen Missstand dar. Instrumentelles Handeln ist insofern und so lange legitim, als es *zugleich* auch selbstzweckhafte Momente enthält[100]

---

[100] Gerd Haeffner unterscheidet dementsprechend „zwei Weisen instrumentellen Handelns und der dazugehörigen Zukunftsorientierung.“ Wir können das entweder so tun, „daß wir dabei die Gegenwart überspringen, oder so, daß wir dabei die Gegenwart mit dasein lassen. [...] Im zweiten Fall besteht ein Gleichgewicht zwischen dem zu Erreichenden und dem, was schon ist: das Tun ist einerseits Mittel, um das gewünschte Zukünftige zu erreichen, und es ist andererseits Ausdruck eines gegenwärtigen Seins. [...] Auch das mittelhaft auf Ziele gehende Handeln muß an dieser Selbstzwecklichkeit teilhaben, will sich die Person nicht selbst schlechthin zu einem Mittel zur Erreichung von Zielen degradieren,

bzw. direkt oder indirekt auf die Ermöglichung von selbstzweckhaften Lebensvollzügen abzielt. Überdies kann es nur gelingen, sein gewünschtes Ziel erreichen, wenn es „bei der Sache", d.h. auf seine Weise auf Gegenwart bezogen bleibt, aus der Schau des Zukünftigen auch wieder zurückkommt auf den gegenwärtigen Handlungsvollzug (vgl. Haeffner 1996, 164ff.).

Die *„Dialektik des Lebens in der Gegenwart"* zwischen „Vereinnahmung durch" und „Verlust von" Vergangenheit und Zukunft bestätigt sich auch von der Erfahrung des Schönen her.

> „Der Gesammelte ist keineswegs jemand, der für die beiden anderen gleichursprünglichen Zeitdimensionen der Zukunft und der Vergangenheit kein Sensorium hätte und blind für das Gewesene und Künftige wäre. Im Gegenteil. Weil er weder in gespannter Erwartung vom Bevorstehenden benommen, noch dem Gewesenen nachhängend von ihm gefangen ist, ist er gerade für die Gleichursprünglichkeit der Zeitdimensionen offen." (Pöltner 2008, 249)

Das Jetzt des alltäglichen Besorgens bestimmt sich vom zu Tuenden her – es ist primär darauf bezogen, was in der Vergangenheit getan und verabsäumt wurde, was sich bewährt und nicht bewährt hat, und welche noch ausstehenden Aufgaben und Ziele sich daraus für die Zukunft ergeben. Zeit kommt hier also in erster Linie daraufhin in Betracht, *wofür* wir sie brauchen, *worin* wir sie investieren, *womit* wir sie ausfüllen, *wie lange* etwas dauert, *wie viel* wir zur Verfügung haben. Unser bestimmendes Verhältnis zu dieser Art von Zeit ist die planend-verfügende Zeit*rechnung*, auch sie stellt eine spezifische Artikulation der existenziellen Zeitlichkeit des Daseins dar.

> „Die so vorgestellte Zeit ist die eindimensionale Zeit, die Zeit als Ordnung des Nacheinander einer Jetztfolge, bei der das Jetzt den Übergang des Noch-nicht-Jetzt in das Nicht-mehr-Jetzt bildet [...]. Anders verhält es sich bei der Erfahrung des Schönen. Wer sich auf Schönes einläßt, erfährt Gegenwart nicht als Jetzt, sondern als sich entgegenbringende Präsenz." (ebd. 250)

Analog zu „Eigensein" und „Eigensinn" wäre in diesem Zusammenhang von der „Eigenzeit" des Schönen zu sprechen, einer Zeit also, die nicht (ganz) aufgeht im Zeit-Plan des Menschen. „Eigenzeit" gibt es nur dort, wo (sich) Zeit *gelassen* wird. Etwas oder jemand braucht *seine* Zeit. Wer (sich) Zeit lässt, *hat* Zeit – nicht im Sinne eines bestimmten, knapp bemessenen Kontingents, sondern als die *eine* Gegenwart seines Lebens. Und eben die-

---

– selbst dann nicht, wenn diese Ziele in der Erreichung ihrer eigenen Wünsche bestünden." (Haeffner 1996, 168) Erinnert sei hier einmal mehr an Platon, der „zu dem Schönsten" all das rechnet, „was sowohl um seiner selbst willen als auch wegen dessen, was daraus folgt, [...] wünschenswert ist." (Politeia 358a)

ses Zeithaben, das für gewöhnlich auf sein Wofür hin übergangen bzw. als selbstverständlich vorausgesetzt wird, kommt in der Erfahrung des Schönen ausdrücklich zur Geltung: „daß wir Zeit haben, daß uns Zeit – Zeit zu sein – *gegeben* ist." Auch Gerd Haeffner betont, dass diese Art von Gegenwart „als etwas erfahren [wird], was mehr oder minder geschenkt wird, was Grade der Intensität und Tiefe hat. [...] Wer sie anfänglich erfährt, empfindet sich eingeladen und gerufen, sich ihr weiter zu öffnen, ihrem Zug ins Innere zu folgen." (Haeffner 1996, 168f.)

3.2. Staunen über das „Wunder des Seins"

Das Welt- und Selbstverhältnis der Sammlung gewinnt noch zusätzlich an Gehalt, wo sich eine Erfahrung mit Schönem primär als *Staunen* ereignet. Das Staunen ist wiederum vom Bewundern wie auch vom Sich-Wundern zu unterscheiden. Dem Umschlag des Staunens in ein Sich-Wundern entspricht jene oben beschriebene Umdeutung der Ursprünglichkeit und Unverfügbarkeit des Seienden in seine Erklärbarkeit durch den Menschen.[101] Soll das Schöne, Staunenerregende möglichst *als solches,* in seinem „Eigensein" und „Eigensinn" erfasst werden, kann und darf es gerade nicht (restlos) von etwas anderem hergeleitet, auf etwas anderes zurückgeführt werden, wie man eben für gewöhnlich die Dinge zu erklären pflegt.

> „Das heißt allerdings nicht, daß sich das Staunen mit der Unerklärbarkeit beruhigt. Die Einsicht in die Unerklärbarkeit ist im Gegenteil die Kehrseite einer Fragebewegung, der es nicht um die Beseitigung, sondern um die Besinnung auf das Staunen und damit um dessen Vertiefung geht. Denn ‚was' sich hier zu denken gibt, ‚haben' wir nur im Staunen selbst. Das Staunen ist die Weise, wie sich das zu Bedenkende bekundet." (Pöltner 2008, 253)

Wir geben nicht schon das rationale Denken insgesamt preis, wenn wir auf eine bestimmte Art des Fragens verzichten, dem es von Anfang an um die Aufhebung der Fragwürdigkeit des Befragten geht. Was das Schöne zu

---

[101] „Das Sich-wundern ist der Anfang eines Fragens, dem es um die Aufhebung des Nichtwissens in Wissen geht. Das Sich-Wundern weiß sich als etwas Vorläufiges, es ist wissendes Nichtwissen. Wissen liegt vor, wenn die Gründe und Ursachen von etwas angegeben werden können. Wissen ist Warum-Wissen. Wer um die Gründe und Ursachen von etwas weiß, der wundert sich nicht mehr, weil er in seinem Wissen zur Ruhe gekommen ist. [...] Wer sich über Schönheit bloß wundert, hat sie schon um ihr Wesen gebracht, weil er sie zum bloßen Anlaß für die Suche nach einer Erklärung herabgesetzt hat. Auch das Sich-Wundern verwechselt die Präsenz mit etwas Präsentem, das Schönsein mit etwas Schönem und bestimmt das Schöne von seiner Wirkung her (etwas ist schön, weil es die und die Eigenschaften und Merkmale aufweist)." (Pöltner 2008, 251)

erfahren und zu denken gibt, erschließt sich gerade nicht durch die Aufhebung des Staunens, im Gegenteil. „Das Staunen ist die Weise, wie sich das zu Bedenkende bekundet."

Schönheit ist, wie wir gesehen haben, eine „Gestalt der Vollzugsidentität" von Wahrnehmendem und Wahrgenommenem. Der aktuellen Wirklichkeit des Schönen entspricht auf Seiten des Wahrnehmenden die aktuelle Wirklichkeit des Staunens (bzw. der Sammlung) – eines Verstehens also, das wesentlich auf einer spezifischen Befindlichkeit beruht. Außerhalb dieser Vollzugsidentität existiert das Schöne nicht, sein aktuelles Sein lässt sich nicht (zur Gänze) begrifflich abstrahieren, fest- und auf Dauer stellen. Dasselbe gilt analog für alles subjektiv Erfahrene, als Grundlage jeder Form von Objektivität: Schwere etwa *als aktuelles Phänomen* kann nicht restlos in ein Gewicht, Körperlichkeit nicht restlos in ein Volumen, Farbe nicht restlos in Schwingungszahlen und Wahrnehmung insgesamt nicht restlos in neuronale Prozesse überführt werden. Was ist es also, was wir allein im Staunen „haben"?

> „Das Staunen liefert ja keinen Informationszuwachs über Daten der Welt, konfrontiert uns nicht mit neuen Fakten, die erklärt werden wollen. ‚Gegenstand' des Staunens ist die ausdrückliche Mit-Gegenwart des Seins, die Seinslichtung, die weder hier noch dort, noch dieses oder jenes ist – daran gemessen vielmehr nichts ist. [...] Wer staunt, stellt nicht einfach Sachverhalte fest (daß dieses vorhanden oder jenes abgängig ist, sich dieses erwarten läßt, jenes hingegen unwahrscheinlich ist), registriert nicht bloß das Vorkommen von Schönem. Wer staunt, ist vielmehr vom Faktum des Seins, d.i. davon ergriffen, daß solches überhaupt möglich ist – daß sich etwas überhaupt zeigt, und in der Weise zeigt, wie es sich zeigt, daß es überhaupt so etwas wie Fragen-können gibt. Was staunen läßt, ist dieses ‚es gibt'. Staunen angesichts von Schönheit – das ist die Ergriffenheit vom Wunder des Seins." (ebd. 252f.)

3.3. Ehrfurcht, Zustimmung, Dankbarkeit, Freude

Die „Ergriffenheit vom Wunder des Seins" – nicht von ungefähr sprechen wir im Alltag auch vom „Wunderschönen" – ist eben nicht in erster Linie reflexiver Natur. Typische Ausprägungen des Sich-Befindens in dieser Ergriffenheit, in die sich das Staunen gleichsam ausdifferenziert, sind Ehrfurcht, Zustimmung, Dankbarkeit und Freude.

Ehrfurcht empfinden wir „angesichts der Unhintergehbarkeit und Größe sowie des inneren Ranges und der Erhabenheit dessen, was das Staunen hervorruft." (ebd. 253) Hier klingt auch wieder jenes „Schreckliche" an, dessen „Anfang" das Schöne laut Rilke ist, die Übermächtigkeit und Unverfügbarkeit des Schönen, das wir gerade auch deshalb so bewundern, „weil es gelassen verschmäht, / uns zu zerstören." Auch in der Schönheitserfahrung erschließt sich jenes Nichts, von dem Heidegger spricht (vgl. Kap. III.2.2.). Anders als in der nackten Angst, wo der *Untergang* des Innerweltlichen, Erklär- und Kontrollierbaren im Vordergrund steht, ereignet sich im Schönen darüber hinaus aber auch jener offenbarende *Aufgang*, auf den das Nichts (als „die vorgängige Ermöglichung der Offenbarkeit von Seiendem") von vornherein angelegt ist. „Das Wesen des ursprünglich nichtenden Nichts liegt in dem: es bringt das Da-sein allererst vor das Seiende als ein solches." (Heidegger 2004c, 114)

Erst vor dem Hintergrund dieses dem Menschen vorbehaltenen Unterscheiden-Könnens, „daß [es] Seiendes ist – und nicht Nichts", gewinnt das Seiende seine ureigene Kostbarkeit. In der Erfahrung des Schönen lernt der Mensch „das Sein im Nichts erfahren [...]. Einzig der Mensch unter allem Seienden erfährt, angerufen von der Stimme des Seins, das Wunder aller Wunder: *daß* Seiendes *ist*." (Heidegger 2004d, 307) In den Worten des Dichters: „Sei – und wisse zugleich des Nicht-Seins Bedingung, / den unendlichen Grund deiner innigen Schwingung, / daß du sie völlig vollziehst dieses einzige Mal." (Sonette an Orpheus, Rilke 2006, 742)

Als Antwort des Menschen auf die „Anrufung" des Schönen stellt sich eine umfassende *Zustimmung* ein. „Wer staunt, hat ein unvergleichliches Ja gesagt. Unvergleichlich, weil dieses staunende Ja nicht aus einer vorangehenden Prüfung und Abwägung resultiert, sondern vor jeder Ja/Nein-Alternative liegt, nicht die Struktur einer reflektierten Stellungnahme besitzt, sondern in Form einer Gestimmtheit erfolgt." (Pöltner 2008, 254) Das Schöne ist etwas, das wir uneingeschränkt gutheißen können. Wir brauchen nicht erst wie in der alltäglichen und wissenschaftlichen Urteilsfindung Pro und Contra gegeneinander abwägen. Wir schwanken nicht in unserem Urteil, relativieren es nicht angesichts der Relativität unserer Perspektive und unseres begrenzten Wissens. Wir brauchen nicht erst gute Gründe, um es als wertvoll anzuerkennen. Dass es schön ist, wie es ist, leuchtet unmittelbar ein. Und noch mehr:

> „Wir bejahen nicht nur das Schöne, sondern darin implizit alles in einem. Erfahrene Schönheit läßt uns unausgesprochen sagen: dieses – zu sein – ist gut. [...] In der Erfahrung der Schönheit sind wir von der Positivität des Daseins durchdrungen – und zwar diesseits aller Nutzung, die infolge des Daseins möglich ist. Wir sagen, ohne es meist auszusprechen: es ist gut dazusein, es ist gut, daß es solches gibt – und zwar einfachhin, ohne Wozu." (Pöltner 1985, 18f.)[102] „Im

[102] „Für gewöhnlich sind wir des Ganzen nur unausdrücklich inne. In der Schönheitserfahrung jedoch wird uns das Ganze des Seins auf ausdrückliche Weise *mit-gegenwärtig* (Ausdrücklichkeit meint nicht, daß das Ganze zu einem Gegenstand über oder hinter anderen würde). Weil das Sein ausdrücklich mitgegenwärtig wird, finden wir uns in einer Übereinkunft mit allem und darin mit uns selbst, gewinnt alles eine beglückende und unantastbare Nähe, sind wir

staunenden Ja wird bekräftigt, wovon das gewöhnliche Leben verborgenerweise immer schon durchstimmt ist: das Seinsvertrauen." (Pöltner 2008, 254)

Wir bejahen das Schöne nicht (wie das Nützliche) aus Zielstrebigkeit und Gewinnorientierung, auch nicht (wie das Richtige) aus intellektueller Redlichkeit, sondern in erster Linie aus einer tief empfundenen *Dankbarkeit*. Der Gabecharakter des Schönen, seine Ursprünglichkeit und Nicht-Selbstverständlichkeit, sein „Eigensein" und „Eigensinn", dasjenige, „woran wir nur Anteil bekommen, weil es von sich her Anteil gewährt", stimmt uns dankbar.[103]

> „Wir sind dankbar, daß das Schöne überhaupt ist und sich zu erfahren gibt – welche Notwendigkeit seiner Existenz ließe sich denn anführen? Welches Anrecht auf seine Existenz könnten wir denn geltend machen?" (Pöltner 1985, 18f.) „Deshalb stimmt uns die Erfahrung mit Schönem dankbar – dankbar für die Erfahrung selbst, dafür, daß wir solches überhaupt können, wir solches haben erfahren dürfen, eine Dankbarkeit, die sich letztendlich auf das Dasein selbst erstreckt. Wir sind dankbar für die Zeit, die uns gegeben wird." (Pöltner 2008, 250)

Im Unterschied zum herkömmlichen Beschenktwerden wird uns in der Erfahrung des Schönen nichts Bestimmtes (Seiendes) von jemand Bestimmten gegeben, unsere Dankbarkeit „entspricht einem Geben, dessen Woher sich zugunsten der Gabe – der Gabe des Seinkönnens – verbirgt. Zu sein, das gibt die ursprüngliche Erfahrung mit Schönem zu denken, besagt gegeben sein." (ebd. 254) Angesichts des Schönen eröffnet sich uns nicht nur (negativ) die Differenz von Sein und Seiendem, das aufscheinende Sein erweist sich darüber hinaus (positiv) als *Gegebensein*. Eben darin liegt die eminente ontologische Bedeutung und Erschließungsfunktion der Schönheitserfahrung.

Das „Gegebensein" erschließt sich uns wiederum nicht primär als abstrakte Bestimmung, Seinskategorie oder Ähnliches, sondern als etwas unmittelbar (wenn auch oft nur implizit) Erfahrbares, unser eigenes Dasein direkt Betreffendes. Freilich stimmt es, dass unser Leben unweigerlich mit

---

in den intentionalen Beziehungen *über sie* emporgehoben [...]." (Pöltner 1985, 18)

103 „Schon für gewöhnlich gilt, daß Dankbarkeit insofern ein Antwortphänomen ist, als nicht wir selbst uns dankbar stimmen, sondern dazu gestimmt werden. [...] Dankbarkeit richtet sich auf zuteil gewordenes Gutes, auf etwas, was der Freiwilligkeit eines Gebens entstammt, und worauf man keinen Anspruch hat. (Worauf man ein Recht hat, dafür ist man nicht dankbar, sondern – wenn schon – dafür, ein Recht auf etwas zu haben. Dann ist eben dieses Recht nichts, worauf man ein Recht hat.)" (Pöltner 2008, 254)

vielen Entbehrungen, Anstrengungen und Verpflichtungen einher geht, dass der Mensch, wie Heidegger sagt, ein „Geworfener" ist und „zu sein hat" (Heidegger 2006, 134f.) – aber dem zugrunde liegt doch noch etwas Anderes. In der Erfahrung des Schönen ahnen wir, „daß nicht das Machen, sondern das Dürfen das Grundwort nicht nur des menschlichen Lebens, sondern des Seins überhaupt ist?" (Pöltner 1985, 19)

> „Ist diese große Tatsache einmal entdeckt, ist sie Quelle einer positiveren Lebenseinstellung: das Bewußtsein macht sich nicht mehr primär am Fehlenden und Ärgerlichen fest, sondern am positiv Gegebenen und am Unselbstverständlichen, und diese Einstellung wiederum gibt so der sonst oft niedergehaltenen Freude am Gegenwärtigen neue Luft;" (Haeffner 1996, 162)

Die Freude angesichts des Schönen ist überdies betont „unnarzisstisch", soll heißen: Das Subjekt der Erfahrung steht dabei nicht im Mittelpunkt, freut sich nicht über einen (vermeintlichen) Zugewinn an Macht, Bewunderung, Erfolg. Es fühlt sich vielmehr, das drückt auch die Rede von Ehrfurcht und Demut aus, als stiller Beobachter gleichsam an den Rand versetzt. Elaine Scarry, Professorin für Ästhetik an der Harvard University, weist auf den eigentümlichen Umstand hin, dass es neben dem Schönen zwar noch andere Dinge gibt, die uns Freude machen, ebenso andere Dinge, die uns „dezentrieren" und an den Rand drängen – dass die Erfahrung des Schönen aber eine der wenigen und kostbaren Gelegenheiten darstellt, wo diese beiden zumeist gegenläufigen Momente *zugleich* und miteinander versöhnt auftreten. Scarry spricht in dem Zusammenhang von „opiated adjacency", einem Sich-Zurücknehmen (bzw. Zurückgenommen-Werden) und Raum-Geben, das ein eigentümliches Glück mit sich bringt.[104]

[104] „A beautiful thing [...] appears to be one of the few phenomena in the world that brings about both simultaneously: it permits us to be adjacent while also permitting us to experience extreme pleasure, thereby creating the sense that it is our own adjacency that is pleasure-bearing. This seems a gift in its own right, and a gift as a prelude to or precondition of enjoying fair relations with others." (Scarry 1999, 114)

V. Roter Faden und zentraler Gesichtspunkt: *Sein-lassen*

Der bisherige Gang der Überlegungen führte durch verschiedene thematische Bezirke, deren Nachbarschaft und Zusammenhang nicht ohne Weiteres einleuchtet. Von ästhetischer Wahrnehmung und Kunst war da die Rede, von gedrückten und gehobenen Stimmungen, von Zeitlichkeit, Wahrheit und Schönheit – dies alles im Vorblick auf etwaige Implikationen im Feld der Psychotherapie. Bei genauerem Hinsehen entwickelte sich gleichwohl ein „roter Faden", den es nun deutlicher nachzuzeichnen gilt: das *Sein-Lassen*. In ihm finden wir eine strukturelle Grundlage, auf der die besprochenen Phänomene zueinander in Beziehung gesetzt, z.T. auch ineinander überführt (nicht aufeinander reduziert) werden können. Im Rückblick auf die gewonnene Charakteristik dieser Phänomene soll noch einmal hervorgehoben und verdeutlicht werden, inwiefern es sich dabei um ein *Sein-Lassen* handelt, worin dieses jeweils besteht und schließlich auch: worauf es ursprünglich beruht. Von hier aus, am Leitfaden des Sein-Lassens, erschließt sich uns erst eigentlich die Antwort auf unsere anfängliche Frage nach dem Zusammenhang von Schönheit und Psychotherapie.

Sein-Lassen meint durchaus kein gleichgültiges Laissez-faire, kein resignierendes Geschehen-Lassen, kein passives Zur-Kenntnis-Nehmen des offen zutage Liegenden, sondern eine *aktive* Hinwendung und ein *aktives* Bemühen.[105] Aktivität wiederum ist hier nicht im Sinne eines eigenmächtigen Bewerkstelligens zu verstehen, wie es unser alltägliches Besorgen über weite Strecken kennzeichnet – eher als ein spezifisches Sich-Öffnen, sich einer Sache oder einem Menschen aufmerksam zuwenden, Anteil nehmen. Denken wir nur wiederum an jene „freie Gunst" und „Interesselosigkeit", die wir laut Kant (in der ästhetischen Einstellung) dem Seienden entgegenbringen können, und von der Heidegger sagt, dass darin „die höchste Anstrengung unseres Wesens" liegt, „die Befreiung unserer selbst zur Freigabe dessen, was in sich eigene Würde hat, damit es sie rein nur habe". Ähnlich heißt es bei Heidegger im Kunstwerkaufsatz:

> „Was scheint leichter, als das Seiende nur das Seiende sein zu lassen, das es ist? Oder kommen wir mit dieser Aufgabe vor das Schwerste, zumal wenn ein solches Vorhaben – das Seiende sein zu lassen, wie es ist – das Gegenteil darstellt

[105] In seinem Aufsatz „Kleine Phänomenologie des Lassens" unterscheidet Martin Seel sechs Spielarten des Lassens, „jenes Handelns, das dem Anschein nach ein Nichthandeln ist": Auslassen, Unterlassen, Vita Passiva, Sein lassen, Sich einlassen und Gelassenheit. Seel betont, dass „Tun und Lassen überall miteinander verzahnt [sind]" und die „besten Möglichkeiten [des menschlichen Tuns] verkannt [werden], wenn ihm das Lassen bloß gegenübergestellt wird." (Seel 2002, 270)

von jener Gleichgültigkeit, die dem Seienden zugunsten eines ungeprüften Seinsbegriffes den Rücken kehrt?" (Heidegger 2005, 24)

Wir haben bereits Einiges darüber gehört, inwiefern das Seiende eines solchen Sein-Lassens vonseiten des Menschen bedarf, worin es besteht und wie es vollzogen wird. In Kap. III.1 hieß es etwa: „Was uns trifft und in der Erfahrung überkommt, verlangt Besinnung, Deutung, begriffliche Aufschließung. Es verlangt, freigegeben und ins Offene gebracht zu werden, so daß es möglichst unverkürzt zum Vorschein kommen kann. *Das Phänomen ist darauf angewiesen, in sein Sich-Zeigen freigegeben zu werden.*" (Pöltner 2008, 225; Hervorhebung L.H.)

Das Sich-Zeigen der Phänomene (im Sinne der Phänomenologie) meint mehr und anderes als das plane Offenliegen vorhandener Eigenschaften. Es ist nicht unabhängig vom Subjekt der Erfahrung und dessen jeweiligem Verständnishorizont, im Gegenteil geradezu angewiesen auf ein Wahrgenommen und Verstanden-Werden durch den Menschen – allein sein Ursprung liegt darin nicht. Sein phänomenaler Sinngehalt kann zwar „nur in unserer Anerkenntnis und nicht ohne sie zur Geltung kommen [...] Aber anerkennen heißt, zur Geltung *bringen*, nicht [...] schaffen, etwas als das zur Geltung bringen, was es unabhängig von der faktischen Anerkenntnis schon ist – es selbst *sein lassen*." (ebd. 246)

In diesem Sinn erwies sich das Sein-Lassen in seiner grundlegenden Bedeutung als „die auf unserer, auf der Seite der Erfahrenden liegende Ermöglichungsbedingung einer wirklichen Erfahrung." (ebd. 222; vgl. Kap. III.2.) Sein-Lassen bzw. „wirkliche Erfahrung" münden freilich nicht in absolute Erkenntnis, gemeint ist vielmehr der Versuch und die Anstrengung, *im Rahmen* der prinzipiellen Begrenztheit des menschlichen Verstehens dem Seienden *möglichst* gerecht zu werden. Ein „Ding an sich" ist uns nicht zugänglich, daraus folgt aber noch lange keine Beliebigkeit und Gleich-Gültigkeit der Anschauungen und Theorien.

Unser wahrnehmendes, verstehendes, wertschätzendes Mit-Bestimmen ist nicht das Erste, Ursprüngliche, sondern vielmehr Antwort, Entsprechung[106] auf etwas, das „an-ihm-selbst" bereits *vorbestimmt* ist, uns „von-

[106] Was Entsprechung meint, wird besonders deutlich am Phänomen der Sprache. „Im Sagen werden die Dinge zur Sprache – nämlich zu ihrer Sprache gebracht. Streng gedacht ist das Sagen ein Antworten [...] im Sinne der Entsprechung. Entsprechen heißt, dem zu Sagenden die Möglichkeit seiner Präsenz einräumen, es sich zusagen lassen. Das Sagen ist angewiesen darauf, daß es überhaupt ein zu Sagendes gibt, wie auch umgekehrt dieses auf unser Sagen angewiesen ist. Wir können einander etwas sagen, uns miteinander besprechen, weil das Gesagte in sich sprachlich verfaßt, überhaupt sagbar ist. Zu sein heißt bereits: sprachlich sein. Die Dinge selbst besitzen Wortcharakter. Das ursprüngliche Phänomen der Sprache ist die *Sprache des Phänomens*." Deshalb gründet das Sagen

ihm-selbst-her" bereits (potentielle) Bestimmungen *vorgibt,* die von uns anerkannt und zur Geltung gebracht werden wollen. In diesem Zur-Geltung-*Bringen* drückt sich die spezifische Aktivität des Sein-Lassens aus.

Es ist eine Frage unserer Einstellung, unserer Bereitschaft und Kompetenz (Übung), inwieweit wir dem jeweiligen Vorbestimmt-Sein des Seienden, seinem „Eigensein" und „Eigensinn" gerecht zu werden vermögen, anstatt es mit Vorurteilen, sachfremden Bestimmungen und persönlichen Interessen zu überformen. Alles explizite Mit-Bestimmen gründet letztendlich in einem impliziten Gestimmt-Sein, unsere Einstellung und Bereitschaft gegenüber dem Seienden hängt wesentlich von unserer Befindlichkeit ab. „Das Gestimmtsein ist die jeweilige Art und Weise, wie wir für das Begegnende offen und von ihm ansprechbar sind." (Pöltner 2008, 223)

Sein-Lassen meint demnach das aktive Bemühen der Aktualisierung eines vorgegebenen Sinnpotentials, ein Sich-bestimmen-Lassen, Freigeben, Anerkennen, ins Offene und zur Geltung *Bringen* dessen, was sich „an-ihm-selbst" und „von-ihm-selbst-her" zeigen will. Als solches konstatiert und bestätigt es weniger die Norm des Allgemeinen, sondern *ermöglicht* vielmehr das Individuelle und je Eigene, das Neue und Unbekannte, das Übergangene und Unterdrückte. Es stellt, wenn es gelingt, eine echte Bereicherung dar. Sein-Lassen bildet die Voraussetzung vonseiten des Menschen, auf der die Schönheit des Schönen zum Tragen kommt.

Dass dies nicht nur für ausgewählte, im engeren Sinn „schöne" Dinge gilt, wird gerade auch anhand der psychotherapeutischen Praxis deutlich, die sich trotz bzw. aufgrund ihrer Thematisierung *auch* des Problematischen, Abgründen und Widrigen in einem ausgezeichneten Sinn als schön erweist. Bevor wir darauf näher eingehen, sehen wir zunächst, inwiefern sich auch das ästhetisch bzw. künstlerisch Schöne einem spezifischen Sein-Lassen verdankt.

1. Im ästhetischen Wahrnehmen

Das „Überformen" des Seienden mit sachfremden Urteilen, Hinblicknahmen, Interessen und Absichten – seine Instrumentalisierung im weitesten Sinn – ist keineswegs schlechthin verwerflich, sondern in vielen Situationen sinnvoll, angebracht und sogar notwendig. Entscheidend ist, dass es nicht auf Dauer gestellt, d.h. zur dominanten Grundhaltung gegenüber dem Seienden wird, dass dieses also immer wieder auch möglichst offen und unverstellt, „an-ihm-selbst" und „von-ihm-selbst-her" begegnen kann. Es gibt zwar kein äußeres, von der konkreten Erfahrung

auch „in einem *Hören*", d.h. „in einem *Offensein* für die Welt und damit für die *Sprache, die die Dinge führen.*" (Pöltner 2000, 162f.)

unabhängiges und vorweg festgelegtes Kriterium dafür, ob und inwieweit ein solch unverstelltes Sich-Zeigen jeweils gelingt. Ganz allgemein lässt sich immerhin sagen: eben bevorzugt dort, wo nicht *rein* instrumentell wahrgenommen, verstanden und gehandelt wird, wo jemand oder etwas (auch) als Selbstzweck und nicht (nur) als Mittel in Betracht kommt.

Die oben beschriebene ästhetische Einstellung erfüllt diese Anforderungen in hohem Maße, wenn auch zunächst nur bezogen auf sinnliches Erscheinen. Im Rahmen der *künstlerisch*-ästhetischen Wahrnehmung im engeren Sinn kommt es sogar zu einer Art Institutionalisierung besagter Voraussetzungen. Die „Autonomie“ der Kunst beruht (sofern sie nicht absichtlich preisgegeben wird, wie etwa in manchen Spielarten der zeitgenössischen Performancekunst) darauf, dass sie einen außeralltäglichen, handlungsentlasteten und insofern „interesselosen“ Raum eröffnet, der sich von den vorherrschenden pragmatisch-zielgerichteten Lebensvollzügen absetzt, dessen eigene Spielregeln aber dennoch auch gesellschaftlich weitgehend anerkannt und toleriert werden, zumindest in unserem Zeit- und Kulturraum. In ihm können Akteure und Rezipienten die gängigen Wahrnehmungs-, Ausdrucks- und Verhaltensnormen unterlaufen bzw. variieren, ohne Sanktionen befürchten zu müssen (wo solche Sanktionen heute immer noch auftreten, spornen sie den künstlerischen Prozess eher an, als ihn zu unterbinden). Im Rahmen künstlerischer Institutionen wie Museum, Theater oder Konzerthaus sind wir angehalten, neu, eigens, anders hinzusehen und hinzuhören, als wir dies für gewöhnlich tun. Hier erweisen sich mitunter die banalsten Dinge wie etwa eine Klomuschel oder das Geräusch eines Schlagbohrers noch als etwas Bemerkenswertes, das ein „Eigensein“ und einen „Eigensinn“ erkennen und damit Schönheit aufscheinen lässt.

Heidegger spricht in diesem Zusammenhang von einer „Verrückung“, die in der Kunst am Werk ist.

> „Dieser Verrückung folgen, heißt: die gewohnten Bezüge zur Welt und zur Erde verwandeln und fortan mit allem geläufigen Tun und Schätzen, Kennen und Blicken ansichhalten, um in der im Werk geschehenden Wahrheit zu verweilen. Die Verhaltenheit dieses Verweilens läßt das Geschaffene erst das Werk sein, das es ist. Dieses: *das Werk ein Werk sein lassen*, nennen wir die Bewahrung des Werkes. […] So wenig ein Werk sein kann, ohne geschaffen zu sein, so wesentlich es die Schaffenden braucht, so wenig kann das Geschaffene selbst ohne die Bewahrenden seiend werden.“ (Heidegger 2005, 67f.; Hervorhebung L.H.)

Was kann nun also unter derart „verrückten“, ästhetisch-künstlerischen Voraussetzungen sein-gelassen, wahr-genommen („bewahrt“) und dadurch erst eigentlich „seiend werden“, das in alltäglichen Zusammenhängen leicht übergangen wird oder schlechthin verborgen bleibt?

1.1. Erscheinen

Da wäre zunächst einmal – im Hinblick auf das sinnlich Gegebene – die „Simultaneität und Momentaneität" seines *Erscheinens*, als ein „hier und jetzt (bei dieser Beleuchtung, von diesem Standpunkt oder diesem Wechsel von Standpunkten[107] aus) sich ergebendes *Zusammenspiel* [einzelner Gegenstandsqualitäten]", kurzum: seine „sinnliche Präsenz" und „phänomenale Individualität". (Seel 2003, 54ff.; vgl. Kap I.1.) Freilich sind uns auch die Gegenstände der alltäglich durchschnittlichen, nicht im engeren Sinn ästhetischen Wahrnehmung sinnlich präsent, doch wird deren sinnliche Präsenz nicht *eigens* und *als solche* beachtet – sie bleibt zumeist unausdrücklich zugunsten dessen, *was* in ihr jeweils präsent ist, was sie re-präsentiert.

Wir sehen z.B. auf dem Weg zur Arbeit, dass eine Verkehrsampel von rot auf grün umschlägt. Dabei machen wir zwar eine „richtige" farbliche Wahrnehmung, nehmen aber nicht auch schon die Farbe *als eine solche* wahr. Eigentlich und in erster Linie „sehen" wir nur, dass wir jetzt weiterfahren dürfen, nicht aber die Präsenz, das Erscheinen der Sache selbst. Wir betrachten sie hauptsächlich als Repräsentation, d.h. als Zeichen für etwas anderes, lassen sie gerade nicht Farbe sein, bringen nicht ihre Farblichkeit zur Geltung (was im Hinblick auf das Funktionieren der Verkehrsordnung auch sinnvoll und angemessen ist).

> „Durch die Aufmerksamkeit für das Erscheinen eines Sinnenobjekts kommt nichts hinzu, was nicht schon da wäre [...]. Aber durch sie zeigt sich etwas an ihrem Gegenstand, das nur vermöge dieser Art der Aufmerksamkeit zugänglich wird. Das ästhetische Verweilen *läßt etwas in seiner Fülle sein.*" (Seel 2003, 85) „Wir lassen den Gegenstand rein in seinem sinnlichen Erscheinen sein." (ebd. 150)

Es kommt die Sinnlichkeit, die Materialität des ästhetischen Objekts in ihrem „Eigensein" und „Eigensinn" zum Vorschein – als „Erde" im Sinne Heideggers. *„Das Werk läßt die Erde eine Erde sein."* (Heidegger 2005, 43; vgl. Kap. II.2.2.) Darüber hinaus bildet das (bloße) Erscheinen-Lassen aber auch die Quelle, aus der die Prozesse des ästhetischen Scheins, der ästhetischen Imagination, Assoziation und Reflexion ihren Gehalt und ihre Intensität beziehen.[108]

---

107 Die Rede von „Beleuchtung" bzw. „Standpunkt" lässt in erster Linie an ein optisches Erscheinen denken; der Begriff des Erscheinens umfasst darüber hinaus aber, wie wir gesehen haben, ebenso alle anderen Sinnesmodalitäten.

108 „Die Macht des ästhetischen Scheins verdankt sich einem Bündnis mit den Prozessen des Erscheinens. Sie gründet in der Gegenwart des Erscheinenden und reicht dennoch weit über Gegenwart und Wirklichkeit hinaus." (Seel 2003, 102; vgl. Kap. I.2.)

1.2. Befindlichkeit

Zugleich und vollzugsidentisch mit dem „ästhetischen Objekt" wird auch das „ästhetische Subjekt" auf besondere Weise zur Geltung gebracht und in seine Selbstpräsenz, sein aktuelles Sich-Befinden freigegeben. Martin Seel spricht von einem „Verspüren der eigenen Gegenwart im Vernehmen der Gegenwart von etwas anderem". (Seel 2003, 62)

> „[W]ir *spüren* uns hören und sehen und fühlen. Dieses Spüren hat als solches noch nichts mit einer *reflexiven* Selbstbezüglichkeit zu tun, obwohl es zumal im Kontext der Kunst häufig auch hierzu kommt. Es ist ein spürendes Sich-gegenwärtig-Sein, das das Verweilen bei der sinnlichen Besonderheit von etwas begleitet." (ebd. 59f.)

Ähnlich argumentiert auch Gernot Böhme. Er stellt die im weitesten Sinn therapeutische Frage, *„wie es dem wahrnehmenden Menschen in der Wahrnehmung geht"*, sogar ins Zentrum seiner „Neuen Ästhetik", die er als „allgemeine Wahrnehmungslehre" (Aisthetik) konzipiert. Denn für gewöhnlich „[wird] die Wahrnehmung fast ausschließlich vom Gegenstandspol her untersucht", welche theoretische Einseitigkeit und Verkürzung auch den vorherrschenden Formen unserer alltäglichen Wahrnehmungspraxis entspricht.

> „Unsere dominanten Wahrnehmungsweisen sind nämlich von der Art, daß sie gegenüber dem, *was* wahrgenommen wird, und der Konstatierung von Tatsachen die Betroffenheit in den Hintergrund treten lassen. In der Regel überspielen bzw. verdrängen wir, wie es uns selbst im Anblick solcher Tatsachen ergeht und wie wir uns dabei befinden. Das heißt, die Befindlichkeit bleibt in der Regel unauffällig – sie tut ja auch nichts zur Sache." (Böhme 2001, 73)

Wo es in erster Linie darum geht, eine Situation in möglichst kurzer Zeit richtig einzuschätzen, um sich praktisch orientieren und zweckmäßig verhalten zu können, bleibt eine Besinnung auf das eigene leibliche Befinden allenfalls rudimentär. Denken wir nur wieder an das Beispiel mit der Ampel: „Man kann es sich in unserer Welt nicht leisten, als wirklich sinnlicher Mensch in voller Entfaltung da zu sein. Jedenfalls wird es sich beim Autofahren nicht empfehlen." (Böhme 2001, 84) Diese Verkürzung unseres Wahrnehmens hat weitreichende Konsequenzen. Einerseits entgeht uns dadurch vieles von dem Reichtum und der Fülle des Wirklichen. Wo die eigene Befindlichkeit „nichts zur Sache" tut, verarmen auch die Sachen selbst zu nackten Tatsachen und bloßem Material. Andererseits entfremden wir uns dabei von uns selbst als leiblichen Wesen, die immer schon auf die eine oder andere Weise (leiblich spürbar) gestimmt sind und permanent be-stimmt werden.

Eben weil die Befindlichkeit, wie wir gesehen haben, ein Existenzial unseres In-der-Welt-seins ist, werden wir sie nicht so einfach los. Auch als überspielte und verdrängte verschafft sie sich Geltung, was uns oft „erst von hinten her deutlich [wird], nämlich etwa auf Grund von Verspannungen oder psychosomatischen Störungen." (ebd.) Die Bedeutung der *handlungsentlasteten*[109] (entlastet freilich nicht von jeglichem, wohl aber von der Dominanz des alltäglich-pragmatischen Handelns) ästhetischen Wahrnehmung resultiert wesentlich daraus, dass sie die leib-sinnliche Befindlichkeit der Wahrnehmenden eigens erfahrbar macht. „Deshalb meine These, daß die Kunst die Aufgabe habe, den Menschen diese Sinnlichkeit zurückzugeben, das *Sinnenbewußtsein*, um es mit Rudolf zur Lippe zu sagen." (Böhme 1995, 17)

Mit diesem spürenden Rückgang auf die eigene aktuelle Befindlichkeit wird dem Menschen aber nicht nur ein mehr oder weniger angenehmer innerer Zustand „zurückgegeben". Das Gestimmtsein erwies sich als „die jeweilige Art und Weise, wie wir für das Begegnende offen und von ihm ansprechbar sind" (Pöltner 2008, 223; vgl. Kap. III.2.), d.h. wir erfahren hier, im Gewahrwerden unserer Befindlichkeit, etwas über unseren primären Weltbezug, über die Art und Weise, wie wir die Dinge sehen und warum wir sie so sehen. Darin beschlossen liegt in weiterer Folge auch die Möglichkeit einer Distanzierung und Modifikation der je eigenen Sichtweise, was die Freiheitsgrade in unserem Selbst- und Weltverhältnis deutlich erhöht. Das Verspüren, Bewusstwerden und (teilweise) Explizieren unseres stimmungshaften Weltbezuges verändert diesen zugleich, ermöglicht und erleichtert jedenfalls etwaige Veränderungen – die Praxis der Psychotherapie hängt eng damit zusammen.

Das psychotherapeutische Potential von Kunst und ästhetischer Wahrnehmung ergibt sich, wie wir noch näher sehen werden, nicht zuletzt daraus, dass sie jene weitgehende Ausklammerung der Befindlichkeit unterlaufen, die laut Böhme unsere „dominanten Wahrnehmungsweisen" kennzeichnet. Wer auch hier nur „Tatsachen konstatieren" wollte, ohne sich betreffen zu lassen, wäre von vornherein fehl am Platz und ginge am spezifisch ästhetischen Gehalt des Sich-Zeigenden vorbei. Am Beispiel der Musik wird dies und damit der Zusammenhang von ästhetischer Erfahrung und Befindlichkeit besonders deutlich: Musik kann grundsätzlich nicht (auch wenn sie mit Text unterlegt oder theatralisch eingesetzt wird) auf

---

109 „Wenn man in ein Kaufhaus geht, dann wird man natürlich auch Atmosphären erfahren, die von ästhetischen Arbeitern produziert worden sind und die einen einstimmen sollen in die richtige Kaufhaltung. Dann ist man also nicht handlungsentlastet, denn es geht ja darum, ob man etwas kauft oder nicht. Auch wenn man in eine Kirche geht, ist deren Atmosphäre nicht handlungsentlastet, denn man soll in seinem religiösen Sein ergriffen werden." (Böhme 1995, 16)

bestimmte Aussagen oder Inhalte reduziert werden, sie ist (nicht erst als atonale Musik) gegenstandslose Kunst par excellence, das „Konstatieren von Tatsachen" läuft hier gleichsam ins Leere. Was sie im Kern ausmacht – klingende Form und Bewegung – erschließt sich nicht primär im analytisch-distanzierten Beobachten, sondern im leiblich-spürenden Mitvollzug.

1.3. Zeit

Damit einher geht ein veränderter Bezug zur Zeit, gewissermaßen ein Sein-Lassen der Gegenwart, das gleichursprünglich auch Vergangenheit und Zukunft betrifft. Aussagen und Zeichen im herkömmlichen Sinn intendieren etwas, zielen auf etwas ab, und verweisen dabei meist über sich und den Zeit-Raum ihres Vollzuges hinaus auf vergangene oder zukünftige Ereignisse bzw. auf allgemeine, überzeitliche Begriffe, Normen und Konventionen. Hingegen das Aussagen (Erscheinen) und Wahrnehmen selbst ereignet sich stets als konkreter, je gegenwärtiger Vollzug, genauer als „aktuelle Vollzugsidentität" von Wahrnehmendem und Wahrgenommenem. Eine Wahrnehmung wie die ästhetische, die sich dezidiert auf Prozesse dieses Erscheinens einlässt, verankert sich damit im Hier und Jetzt ihres Vollzugs, lässt sich „zur Gegenwart entführen" (Seel 2003, 62), bezieht „ihre entscheidenden Energien aus einer Konzentration auf die Gegenwart" (ebd. 67) – wie weit auch immer sie in weiterer Folge darüber hinaus führen mag.

> „Für Lebewesen, die in ihrem Denken und Imaginieren beliebig weit in Raum und Zeit ausgreifen (und sich dabei in Vergangenheit und Zukunft durchaus verlieren können), ist dies keine geringe Leistung. Denn die Fähigkeit zur ästhetischen Wahrnehmung erdet ihr für Abstraktionen, Antizipationen und Retrospektiven so empfängliches Bewusstsein durch Phasen eines anschauenden Rückgangs auf die Gegenwart […]." (Seel 2007d, 58; vgl. Kap. I.1.4.)

Diese spezifische Gegenwärtigkeit, dieses Zeit*lassen* und Zeit*haben* erwies sich – über die ästhetische Erfahrung hinaus – als ein Charakteristikum der Erfahrung des Schönen im Allgemeinen. Es korreliert wiederum bevorzugt mit einer bestimmten Stimmungslage, die man ganz allgemein und in einer ersten Annäherung als „gehoben" bezeichnen kann. „Bei dem kleinsten aber und bei dem grössten Glücke ist es immer Eines, wodurch Glück zum Glücke wird: das Vergessen-können oder, gelehrter ausgedrückt, das Vermögen, während seiner Dauer unhistorisch zu empfinden." (Nietzsche 1999, Bd. 1, 250; vgl. Kap. III.2.3.2.)

Im Rückgang auf die Struktur der existenziellen Zeitlichkeit des Menschseins sollte deutlich werden, inwiefern dieses beglückende Vergessen-*Können* gerade kein Ausblenden und Verdrängen-*Müssen*, vielmehr wiederum ein spezifisches Sein-Lassen auch des Vergangenen und Künftigen impliziert. Ob ein Glück „klein" oder „groß", mehr oder weniger fruchtbar ist, hängt wesentlich davon ab, welcher Seite des Vergessens es sich primär verdankt: dem Vergessenen in seiner kurzzeitigen Abwesenheit, oder dem Gegenwärtigen in seiner erstaunlichen Präsenz, in seiner Schönheit, deren Glanz auch das Umliegende erhellt – nicht bloß überstrahlt.

Angesichts der unauflösbaren wechselseitigen Bezogenheit von Vergangenheit, Gegenwart und Zukunft gilt, dass wir uns in der Gegenwart im vollen Sinn „nur dann aufhalten [können], wenn es uns gelingt, die Vergangenheit Vergangenheit sein zu lassen und die Zukunft Zukunft sein zu lassen." (Haeffner 1996, 159) Die Vergangenheit Vergangenheit sein lassen, das heißt offenbar mehr, als sie vergessen, loswerden und nichts mehr damit zu tun haben – wenn anders auch hier das Sein-Lassen nicht im banalen Sinn eines gleichgültigen Laissez-faire, sondern wiederum als ein spezifisches, Aktivität und Anstrengung implizierendes Zur-Geltung-Bringen verstanden wird.

> „Zum Sein-Lassen gehört einerseits ein Loslassen, das dem Losgelassenen nicht verwehrt, zu sein, was es ist, also ein Ablassen von dem Versuch, etwas zu verändern. Und andererseits gehört zu ihm ein positives Zulassen, das zwar kein Machen ist, aber, über das bloß negative Ablassen hinaus, doch ein aktives Ankommen-Lassen." (ebd.)

Das Loslassen des Vergangenen fällt insbesondere dann schwer, wenn es entweder mit großem Glück oder tiefgreifenden Verletzungen verbunden ist. Im einen Fall *will* man sich davon nicht lösen, im anderen Fall *kann* man es nicht. Beide Male ergibt sich daraus ein mehr oder weniger zwanghaftes Erinnern, das das Erinnerte *an die Stelle* des Gegenwärtigen setzt, es überlagert. Im Unterschied dazu plädiert Haeffner für ein „Bewahren", das das Vergangene weder vergisst noch in den Vordergrund spielt, es vielmehr „im Untergrund" der aktuellen Gegenwart hält und dieser gleichsam zuarbeitet.

Derselbe Unterschied besteht analog auch im Hinblick auf die Zukunft. Wir können mit aller Kraft versuchen, sie zu vergegenwärtigen, planend vorweg zu nehmen, festzulegen und damit ihrer Offenheit zu berauben. Oder es gelingt uns, sie zu „erwarten", sie „*Los-Lassen*: es der Zukunft zu überlassen, was sie bringt. Das spricht nicht gegen vernünftige Vorkehrungen gegen mögliche Übel, wohl aber gegen deren phantastische Vorwegnahme oder auch gegen eine exzessive Absicherungsmanie [...]." Damit zusammen hängt das „*Zu-Lassen* der Tatsache, daß bisher gegebene Möglichkeiten versinken und neue Herausforderungen auf uns zukommen, denen neue Möglichkeiten entsprechen, und zwar je zu ihrer Zeit." (ebd. 164)

Grosso modo ergeben sich daraus zwei Arten, wie die Gegenwart eines Menschen „misslingen" kann: einerseits „die Aufhebung der gelebten Gegenwart in die gelebte Vorstellung gelebter Vergangenheit und Zukunft", und andererseits „die Behinderung gelebter Gegenwart durch den (teilweisen) Verlust von Vergangenheit und Zukunft." (Haeffner 2005, 119) Einmal also das Dominiert- und Überwältigtwerden von bestimmten Erinnerungen, Vorstellungen, Phantasien, und komplementär dazu ein Vergessen, Ausklammern und Verdrängen des Gewesenen bzw. die Hoffnungslosigkeit und Resignation angesichts der Zukunft. Eine *gelingende Gegenwart*, die einhergeht mit einem bewahrend-erwartenden Sein-Lassen von Vergangenheit und Zukunft, legt uns – wie auch Haeffners Musikbeispiel zeigt (vgl. Kap. III.2.3.2.) – das ästhetische Wahrnehmen nahe. Hier erfahren wir sinnfällig, was es heißen kann: *in der Gegenwart sein*.

Diese ästhetische Ausnahmeerfahrung von Gegenwart ein Stück weit (nicht pauschal – das wäre weder möglich noch sinnvoll) in den Alltag zu transferieren und auch hier die Vergangenheit zu „bewahren", statt zwanghaft zu erinnern, die Zukunft zu „erwarten", statt planend zu vergegenwärtigen, ist freilich kein Leichtes und nicht allein durch guten Willen zu bewerkstelligen. Haeffner nennt als Beispiel eines aktiven „Zulassens" und produktiven Wieder-Holens der eigenen Vergangenheit die „meditative Nachbereitung", das „meditative Kommen-Lassen des Vergangenen".

> „Oft läßt die Schnelligkeit des heutigen Lebens, die Fülle der Eindrücke uns nicht recht zum Bewußtsein dessen kommen, was mit uns geschieht und was wir selbst tun. Wichtige Begegnungen oder Erlebnisse können nicht ‚ausschwingen', weil wieder anderes unsere Zeit in Anspruch nimmt. Viele Erfahrungen ergeben sich nicht im Augenblick, sondern erst in der Rückschau, die eine größere Strecke des Lebens in den Blick nimmt." (Haeffner 1996, 162)

Als Aktivität und Anstrengung bedarf die Bewahrung der Vergangenheit und das Erwarten von Zukunft der ständigen Übung, mitunter auch einer Hilfestellung von außen. Eine solche Hilfestellung bietet u.a. die Psychotherapie, die vor diesem Hintergrund als eine „Befreiung zur Gegenwart" verstanden werden kann. Angesichts der fundamentalen Bedeutung der Zeitlichkeit für das menschliche In-der-Welt-sein ist es nicht weiter verwunderlich, dass diese auch bei der Entstehung und Behandlung existenzieller Nöte eine zentrale Rolle spielt. Von daher gewinnt die Psychotherapie ihre wesentlich *zeitliche* Dimension.

Das *Trauma* etwa als ein Grundbegriff der Psychoanalyse wird von Sigmund Freud (1856–1939) charakterisiert als eine Verzerrung der zeitlichen Struktur des aktuellen Erlebens der Betroffenen, ausgelöst durch ein in der

Vergangenheit nicht bewältigbares negatives Ereignis, so dass der Eindruck entsteht, „als wären sie [die Traumatisierten, L.H.] an ein bestimmtes Stück ihrer Vergangenheit *fixiert*, verständen nicht davon freizukommen und seien deshalb der Gegenwart und der Zukunft entfremdet." (Freud 2000, Bd. I, 273) Eben deshalb, um einer befreiteren Gegenwart und Zukunft willen, beziehen sich die Psychoanalyse und viele andere Therapiemethoden oft intensiv auf die Vergangenheit ihrer KlientInnen.

2. In der Psychotherapie

Wir sehen nun immer deutlicher auch gewisse psychotherapeutisch relevante Bezüge, die sich vom (ästhetischen) Sein-Lassen her ergeben und es nahelegen, die Praxis der Psychotherapie ihrerseits als eine Praxis des Sein-Lassens zu interpretieren. Für eine solche Betrachtungsweise spricht auch jener Zusammenhang von Phänomenologie und Psychotherapie, auf den bereits hingewiesen wurde und der im Wesentlichen auf dem gemeinsamen Bemühen beruht, etwas oder jemand in betonter Weise *sein lassend* zur Geltung zu bringen. Erinnern wir uns etwa an Helmut Vetters „therapeutische" Auslegung der Phänomenologie Martin Heideggers.

> „In der Analytik des Daseins [in *Sein und Zeit*, L.H.] ist der Anspruch enthalten, den Menschen als Phänomen *sein zu lassen*, ihn nicht aufgrund eines methodischen Vorurteils von Nichtmenschlichem her zu verstehen. Darin liegt, verglichen mit dem erwähnten Reduktionismus, ein Freimachen und Freiwerden für die Phänomene. In diesem Moment der Befreiung darf über das Faktum des Verhältnisses von Phänomenologie und Psychotherapie hinaus von einem in sich therapeutischen Moment dieses Denkens – wenn anders Befreiung auch ein Gesundwerden ist – gesprochen werden." (Vetter 1992, 229; vgl. Kap. II.2.3.)

Vor dem Hintergrund dieses „Faktum[s] des Verhältnisses von Phänomenologie und Psychotherapie" soll das Sein-Lassen im Folgenden auf seine psychotherapeutische Relevanz bzw. umgekehrt die psychotherapeutische Praxis daraufhin befragt werden, welche Formen des Sein-Lassens sich darin realisieren. Dabei werfen wir zunächst einen genaueren Blick auf die spezifisch *künstlerischen* Therapien, die – wie sich bereits abzuzeichnen begann – eben deshalb auf ästhetische Erfahrung zurückgreifen, weil darin die oben beschriebenen Spielarten des Sein-Lassens zum Tragen kommen. Indem wir weiter fragen, worin das Sein-Lassen ursprünglich gründet, gehen wir schließlich über den Bereich des Ästhetischen und der künstlerischen Therapien hinaus. Nur so erfassen wir den tieferen Sinn des Schönen, der sich wiederum als therapeutisch relevant, ja sogar als tragende Säule der Psychotherapie im Allgemeinen erweisen wird.

2.1. Zu den Künstlerischen Therapien im Speziellen

Im Hinblick auf jenes gemeinsame „Moment der Befreiung", das im Sein-Lassen liegt, besteht also – „wenn anders Befreiung auch ein Gesundwerden ist" – eine strukturelle Analogie zwischen Phänomenologie und Psychotherapie. Die phänomenologische Methode hat wiederum, wie in Kap. I.5. erörtert, eine besondere Nähe zur ästhetischen Einstellung – besagte Analogie ließe sich demnach ebenso auf das Verhältnis von ästhetischer und psychotherapeutischer Praxis umlegen. In diese Richtung weisen auch die obigen Überlegungen, die im ästhetischen „Wechsel der Einstellung" eine besondere Tendenz zum Sein-Lassen herausstellten, zur Auflockerung und Durchbrechung von alltäglich-verfestigten Erfahrungsstrukturen, zur Eröffnung neuer Wahrnehmungs-, Interpretations- und Verhaltensspielräume, neuer Zeit- und Sinnhorizonte.

Auf dieser Grundlage wird das Konzept einer künstlerischen Therapie (bzw. einer therapeutischen Kunst) plausibel. Damit ist freilich nicht gesagt, dass Kunst und Therapie schlichtweg gleichzusetzen und alle ästhetisch-künstlerischen Handlungen per se auch therapeutisch relevant sind. Die erwähnten strukturellen Gemeinsamkeiten heben die vielfältigen Unterschiede und Eigenheiten der beiden Bereiche keineswegs auf. Vor allem der Kontext, in dem, bzw. der Zweck, auf den hin ästhetische Erfahrungen gemacht werden, unterscheidet das eine vom anderen. So stellt etwa das angestrebte Neue und Nicht-Alltägliche in therapeutischer Hinsicht durchaus keinen Selbstzweck dar, wie dies in manchen Spielarten der modernen Kunst den Anschein hat (vgl. Liessmann 1999). Prozesse des Sich-Zeigens, Öffnens und Umstrukturierens werden hier eingeleitet, getragen und begrenzt durch den Rahmen einer konkreten persönlichen Problematik bzw. Fragestellung und den daraus sich ergebenden Möglichkeiten und Erfordernissen. Nicht ein Stück, eine Rolle, ein Sujet, sondern ein Mensch selbst soll dabei in *sein* eigenstes *Sich*-Zeigen kommen, u.z. gerade nicht im Hinblick auf ein erwartungsvolles Publikum, sondern wie es *ihm* gefällt. Das Sich-Zeigen ist hier überhaupt nicht im Sinne einer künstlerischen Darbietung zu verstehen und unterliegt dementsprechend nicht den üblichen artistischen Beurteilungskriterien wie Virtuosität, Originalität etc.

Im Vordergrund der kunst*therapeutischen* Praxis steht nicht das Werk, sondern der Schaffens- bzw. Rezeptions*prozess*, und dieser wiederum in erster Linie im Hinblick auf seine *kommunikativen* Aspekte. Kunst wird hier verstanden und genutzt als eine besondere Form des Sich-Ausdrückens, der Mitteilung und Kommunikation. Dass es sich dabei meist um nonverbale, d.h. nicht im engeren Sinn begriffssprachliche Kommunikationswege handelt, macht die Eigenart der *künstlerischen* Therapien aus. Doch was genau ist damit gemeint? Ist dieser betonte Rückgriff auf die „Sprache der Kunst“ ein allenfalls schöngeistiger, darüber hinaus aber recht beliebiger Einfall ohne spezifischen Nutzen? Oder führt doch auch die „Sache selbst“ dorthin, insofern bestimmte therapeutisch relevante Phänomene auf diese Weise besser zur Geltung gebracht werden können? Sehen wir also zu, ob und inwiefern die „Sprache der Kunst“ im psychotherapeutischen Kontext mitunter angemessener und vielsagender sein kann als das herkömmliche Sprechen.

2.1.1. Rückgriff auf die Sprache der Kunst

Im Anschluss an Heidegger war bereits die Rede davon, dass in der Kunst sich Wahrheit „ins Werk setzt“, dass die Kunst also keineswegs nur Schein und Illusion, sondern wesentliche Bezüge des In-der-Welt-seins zum Ausdruck bringen kann, u.z. auf eine ihr eigene, nicht begriffliche und begrifflich nicht (zur Gänze) einholbare Art und Weise. Gerade auch in Bezug auf die Sprache im engeren Sinn gilt, dass „die gewöhnlich Redenden und Schreibenden die Worte verbrauchen müssen“, während die künstlerische Rede – Dichtung und Literatur – das Wort auch „gebrauchen“, seine volle Nennkraft zur Geltung bringen und es dadurch erst zu einem Wort im eigentlichen Sinn machen kann (Heidegger 2005, 44). Ähnlich argumentiert der junge Nietzsche in seiner vierten *Unzeitgemäßen Betrachtung* über „Richard Wagner in Bayreuth“:

> „Es ist ihm [Richard Wagner, L.H.] zuerst die Erkenntniss eines Nothstandes aufgegangen, der so weit reicht, als jetzt überhaupt die Civilisation die Völker verknüpft: überall ist hier die Sprache erkrankt, und auf der ganzen menschlichen Entwickelung lastet der Druck dieser ungeheuerlichen Krankheit. Indem die Sprache fortwährend auf die letzten Sprossen des ihr Erreichbaren steigen musste, um, möglichst ferne von der starken Gefühlsregung, der sie ursprünglich in aller Schlichtheit zu entsprechen vermochte, das dem Gefühl Entgegengesetzte, das Reich des Gedankens zu erfassen, ist ihre Kraft durch dieses übermässige Sich-Ausrecken in dem kurzen Zeitraume der neueren Civilisation erschöpft worden: so dass sie nun gerade Das nicht mehr zu leisten vermag, wessentwegen sie allein da ist: um über die einfachsten Lebensnöthe die Leidenden miteinander zu verständigen. Der Mensch kann sich in seiner Noth vermöge der Sprache nicht mehr zu erkennen geben, also sich nicht wahrhaft mittheilen […].“ (Nietzsche 1999, Bd. 1, 455)

Kein Zweifel: Die Sprache als Medium des allgemeinen Begriffs ist von unschätzbarem Wert, sie eröffnet uns Möglichkeiten, die für das Menschsein konstitutiv sind. Darüber hinaus ist aber auch die Sprachnot und das Missverständnis eine leidvolle Erfahrung, die wir alle kennen. Selbst wer sich in pragmatischer Hinsicht erfolgreich mit jemandem *verständigt* (was an sich oft schwer genug ist), hat damit sein Gegenüber nicht auch schon in existenzieller Hinsicht *verstanden.*[110] In der Psychotherapie geht es immer wieder um dieses existenzielle Verstehen an den Grenzen des allgemein Sagbaren.

Nietzsche spricht auch vom „Wahnsinn der allgemeinen Begriffe, ja der reinen Wortklänge", der den modernen Menschen bedroht. So kommt zu seiner ursprünglichen Not „auch noch das Leiden der Convention hinzu, das heisst des Uebereinkommens in Worten und Handlungen ohne ein Uebereinkommen des Gefühls."

> „[S]o ist man jetzt, im Niedergange der Sprachen, der Sclave der Worte; unter diesem Zwange vermag Niemand mehr sich selbst zu zeigen, naiv zu sprechen, und wenige überhaupt vermögen sich ihre Individualität zu wahren [...]. Wenn nun, in einer solchermaassen verwundeten Menschheit, die Musik unserer deutschen Meister erklingt, was kommt da eigentlich zum Erklingen? Eben nur die richtige Empfindung, die Feindin aller Convention, aller künstlichen Entfremdung und Unverständlichkeit zwischen Mensch und Mensch [...]." (ebd. 455f.)

Sprache meint hier nicht nur ein technomorphes Mittel zur pragmatischen Verständigung, sondern ein umfassendes „sich [...] zu erkennen geben" und „wahrhaft mittheilen". Nietzsche bestimmt das Wesen der Sprache im Hinblick auf eben diese existenzielle Funktion: „wessentwegen sie allein da ist: um über die einfachsten Lebensnöthe die Leidenden miteinander zu verständigen".

In der Rede vom „wahrhaften" Sich-Mitteilen, vom „Wahren" der eigenen Individualität klingt wiederum jener erweiterte Wahrheitsbegriff an, den wir in seinen Grundzügen bereits kennengelernt haben (Kap. II.2ff.). Wahrheit also nicht nur und nicht primär als eine wissenschaftlich-epistemologische, sondern dem zuvor als eine ontologische, existenzielle, im weitesten Sinn auch therapeutische Kategorie (nicht von ungefähr spricht Nietzsche von einer „verwundeten Menschheit" und „ungeheuerlichen Krankheit", von den „Lebensnöthen" der „Leidenden", über die es vor allen Dingen einer angemessenen Verständigung bedarf). Diese Wahrheit kann, so Nietzsche, in einem Zeitalter der Sprachentfremdung nur mehr die Kunst zum Klingen, Leuchten und Erfahren bringen. Sie bekundet sich nicht in Form von allgemeinen Sätzen, sondern primär als „die richtige Empfindung" in der ästhetischen Erfahrung. Wo immer es darum

---

110 Von den Grenzen der Sprache im Hinblick auf das ästhetische Erscheinen war bereits in Kap. I.1.3. die Rede: „Objekte der Wahrnehmung sind durch singuläre Begriffe vielfach ansprechbar und durch allgemeine Begriffe vielfach charakterisierbar, aber sie sind durch keine denkbare Ansammlung solcher Charakterisierungen erschöpfend bestimmt." (Seel 2003, 88)

geht, „sich selbst zu zeigen", in seiner „Individualität" und „in seiner Noth" verstanden zu werden – insbesondere also auch im psychotherapeutischen Kontext – erweist sich eine auf das Allgemeine gerichtete und auf Konventionen gegründete Sprache oft als unzureichend.[111] Als Alternative dazu greift auch Nietzsche auf die „Sprache der Kunst", insbesondere der Musik zurück, die er einer „solchermaassen verwundeten Menschheit" zu ihrer Genesung anempfiehlt.

2.1.2. Abstrakter Gegenstand und bewegte Form

Inwiefern gerade die Musik einen privilegierten Bezug zur „richtige[n] Empfindung" bzw. zur Befindlichkeit im Allgemeinen aufweist, erläutert Günther Pöltner in seinem Aufsatz „Sprache der Musik". Jedes Sagen bezieht sich einerseits intentional auf etwas Bestimmtes, worüber gesprochen wird (sein *Was*, sein Gegenstand), drückt dabei aber implizit immer auch einen stimmungshaften Welthorizont mit aus, „nämlich so, daß das Ungegenständliche der Welt indirekt mit-gesagt wird. Dies erfolgt im *Wie* des Sprechens, in der Sprachbewegung, in der Art und Weise, wie die Worte gefügt sind, wie sie lauten und klingen."

Von jenem ungegenständlichen Welthorizont war bereits weiter oben die Rede, er ist nicht wiederum als ein möglicher Gegenstand unter anderen direkt sag- und intendierbar, wir „haben" ihn nicht in Form eines sachlichen Gehalts. „Der ungegenständlichen Welt sind wir *inne* – und zwar im Modus der *Befindlichkeit, der Gestimmtheit (Stimmung).*" Während die gesprochene Sprache durch eine „Prävalenz des *gegenständlichen* Sagens" charakterisiert ist, ereignet sich die Sprache der Musik „primär als ein *Durchstimmen*". (Pöltner 2000, 163–166)

> „Was im sprachlichen Meinen immer nur indirekt mit-gesagt werden kann, kann in der Musik kraft ihrer primären Intentionslosigkeit, d.h. der Zurücknahme der gegenständlichen Dimension des Sagens ausdrücklich eröffnet werden. Musik ist ein *ausdrückliches Symbol der ungegenständlichen Welt* und damit in einem ausgezeichneten Sinn die Kunst der Befindlichkeit des Menschen." (ebd. 168)

Jedes Sprechen hat, vereinfacht ausgedrückt, eine sinnlich-atmosphärische Form (die Zeichen- bzw. Lautfolge, im Zusammenspiel mit den Umgebungsqualitäten der Sprechsituation) und einen propositionalen Gehalt (das Bezeichnete), Sinnlichkeit und Sinn. Beide sind aufeinander bezogen,

---

[111] „Individuum est ineffabile" („Das Individuum ist unsagbar" – weil Sagen bedeutet: *allgemeine* Begriffe anwenden) – ein Problem, das sich in abgewandelter Form durch die gesamte abendländische Philosophiegeschichte zieht.

beide sagen etwas aus und tragen ihren Teil zum Ganzen des jeweiligen Sinngeschehens bei. Das „übermässige Sich-Ausrecken" einer Sprache in das „Reich des Gedankens", wie es Nietzsche formuliert, bedeutet demnach, dass ihre Inhalts- oder Sinnkomponente immer komplexer und abstrakter wird und sich zunehmend loslöst vom konkreten sinnlichen Sprachvollzug, von der jeweiligen „Sprachbewegung" und damit „von der starken Gefühlsregung, der sie [die Sprache] ursprünglich in aller Schlichtheit zu entsprechen vermochte". Eben darin besteht jener „Wahnsinn der allgemeinen Begriffe" und der damit einhergehende Verlust an individueller Ausdrucksstärke.

Eine solche Sprache entspricht zwar den allgemeinen Bedürfnissen einer global standardisierten „Wissens- und Informationsgesellschaft" wie der unseren, dafür „[vermag] sie nun gerade Das nicht mehr zu leisten [...], wessentwegen sie allein da ist: um über die einfachsten Lebensnöthe die Leidenden miteinander zu verständigen." Warum vermag sie das nicht mehr, im Gegensatz etwa zur Musik? Weil gerade diese „einfachsten Lebensnöthe" (wie freilich auch die entsprechenden „Lebensfreuden") keine allgemein abstrakten Sinngebilde darstellen, auf deren Mitteilung sich die Begriffssprache im Laufe der Zeit zunehmend spezialisiert hat. Das ihnen Eigentümliche entzieht sich zwangsläufig in dem Maße, als nur noch *darüber* gesprochen wird. „An-ihnen-selbst" und „von-ihnen-selbst-her" bekunden sie sich im jemeinigen aktuellen Erleben, als eine *sinnlich* spürbare Qualität, als *leibliches* Sich-Befinden bzw. als Modifikation des *leiblich gespürten* Raumes. Dieser Sinnlichkeit und spezifischen Leib-Räumlichkeit hat eine Sprache zu entsprechen, die solchen Phänomenen gerecht werden will.

„[D]aß die Wirklichkeit reicher ist als alles, was an ihr mit propositionaler Bestimmtheit erkannt werden kann" (Seel 2003, 41), gilt nicht nur für die „äußere", sondern ebenso für die „innere" Realität der eigenleiblich gespürten Zustände. Gerd Haeffner weist im Zuge seiner philosophisch-anthropologischen Überlegungen zur Sprache darauf hin, „dass das ‚Innere', das seinen Ausdruck sucht, eine vielschichtige Wirklichkeit ist."

> „Es kann sich dabei handeln um empfundene Leibzustände wie Schmerz, Lust, Müdigkeit, Hunger, um vitale Gefühle wie Abscheu, Begierde, Angst, um seelische Zustände wie Trauer, Freude, Begeisterung, Erstaunen, um geistige Bestimmungen wie Absichten und Willenseinstellungen oder Gedanken, Einsichten und Urteile. Je mehr man in der Linie dieser Aufzählung fortschreitet, desto notwendiger oder angemessener wird es, zu ihrem Ausdruck auf die Sprache [im engeren Sinn, L.H.] zurückzugreifen." (Haeffner 2005, 74f.)

Daraus lässt sich aber auch umgekehrt schließen, dass eine vorwiegend auf den allgemeinen Begriff zielende Sprache den – insbesondere therapeutisch hoch relevanten – „unteren", leibgebundenen Schichten dieser inneren Wirklichkeit (d.h. nicht nur den „empfundenen Leibzuständen", sondern auch den „vitalen Gefühlen" und einem Großteil der von Haeffner sogenannten „seelischen Zustände")[112] zunehmend weniger gerecht wird. Insofern von der konkreten sinnlichen Form einer inneren Regung, ihrer leiblichen „Spur" nicht abgesehen werden kann, ohne dabei in gewisser Weise die Sache selbst aus dem Blick zu verlieren, bedarf es zu ihrer angemessenen Darstellung wiederum einer entsprechend sinnlichen *Formen*sprache. Diese Notwendigkeit hat zweifellos zur Herausbildung der verschiedenen „Sprachen der Kunst" beigetragen, die sich eben durch eine besondere Betonung ihrer Form auszeichnen, d.h. durch einen Sinn, der eng an seine jeweilige Sinnlichkeit gebunden bleibt. *Was* sie sagen, wird erst „verständlich" dadurch, *wie* sie es sagen.

Warum singen Menschen und schreiben Gedichte, wenn sie verliebt, erstaunt, traurig, betroffen sind? Warum hüpfen und tanzen sie vor Freude, warum schreien sie manchmal in die Welt hinaus? Wäre es nicht viel ökonomischer, ihre „inneren Zustände" kurz und bündig zu beschreiben, nüchtern festzustellen? Wozu der ganze ästhetische Aufwand, wenn nicht die Sache selbst, die Liebe, Trauer, Freude, Betroffenheit auf diese Weise besser bzw. erst eigentlich zum Vorschein und zu ihrem Recht, in ihre Wahrheit käme?

Dabei erschließt sich oft weit mehr als nur die je eigene „innere" Lebenswirklichkeit. Viele überpersönliche und welthafte Zusammenhänge offenbaren sich erst in derart wahrhaftigem Ausdruck von persönlicher Betroffenheit – die mannigfaltigen Bezüge unserer Lebenswelt sind ja, wie wir gesehen haben, ihrerseits wesentlich *gestimmte*. Das wurde deutlich anhand von Vincent van Goghs Gemälde und gilt analog für alle Kunst, gerade auch jene der Sprache selbst. Literatur und Lyrik können Realitäten beschreiben, die für viele Menschen „gelten", ohne doch objektiv im herkömmlichen Sinn und damit ebenso gut, vielleicht sogar besser (nur eben weniger „blumig") mit den Mitteln der alltäglichen oder wissenschaftlichen Sprache aussagbar zu sein. Es wäre absurd, Rilkes „Herbsttag" oder „Vorfrühling" in die objektive Sprache der Meteorologie oder sonst einer

[112] „Das affektive Betroffensein oder die Ergriffenheit von Gefühlen ist immer leiblich, dem so Betroffenen am eigenen Leibe spürbar. Kummer wird z.B. *sein* Kummer (statt bloß nachgefühlter fremder) erst dadurch, daß er sich ihm schwer auf die Brust legt oder ihn auch nur in diffus-ganzheitlicher Weise leiblich niederdrückt. Wehmut und Heiterkeit einer Landschaft werden *seine* Gefühle erst, wenn etwas in ihm im Sinne einer spürbaren Bewegungssuggestion ‚aufgeht' oder sich verschließt, spürbar weit oder eng wird, so wie man mit unklarer Metaphorik leicht dahinsagt, ‚das Herz' gehe einem auf oder werde einem weit." (Schmitz 1989, 140)

Wissenschaft übersetzen zu wollen, und doch handeln diese Gedichte nicht von „bloß“ Subjektivem.

Ein Gutteil der Lebenswirklichkeit eines Menschen (Gefühle, Wahrnehmungen, Fantasien, Erinnerungen, Beziehungsmuster etc.) bleibt *zwangsläufig* sprachlos im engeren Sinn – nicht nur, weil die herkömmliche Begriffssprache vom Individuellen abstrahiert. Als vorwiegend *bewusst* vollzogene Kommunikation bleibt sie entsprechend auf die Sphäre des Bewusstseins und des Bewusstseinsfähigen beschränkt. Alles Unbewusste kann nicht direkt ausgesagt werden, stellt aber gleichwohl eine mächtige Realität dar, die sich in unterschiedlicher Form Ausdruck verschafft: generell als *Wie* des eigenen Erlebens und Verhaltens, aber auch in spezifischen Symptomen, Träumen, Fehlleistungen und anderen Signalen. Es drückt *sich* aus, entzieht sich also weitgehend der Kontrolle des Subjekts, damit auch jeder Sprache, über die (weitgehend) souverän verfügt wird.

Künstlerisch-ästhetische Ausdrucks- und Rezeptionsformen begünstigen hingegen ein Sich-Zeigen gerade auch des Unbewussten, bringen es zur Geltung, lassen es sein. So hat etwa die Mehrdeutigkeit und Offenheit (nicht zu verwechseln mit vager Unbestimmtheit) von künstlerischen Aussagen gegenüber einer um größtmögliche Eindeutigkeit bemühten Begriffssprache den Vorteil, sowohl inner- wie außerpsychische Kontrollinstanzen umgehen zu können. Dieser Umstand, der von KünstlerInnen seit jeher zur Unterminierung gesellschaftlicher Normen genutzt wird, kann analog auch in therapeutischen Zusammenhängen hilfreich sein, wenn es etwa darum geht, angst- oder schambesetzten Inhalten zum Ausdruck zu verhelfen, der eigenen Rationalisierung und anderen Abwehrstrategien entgegenzuwirken etc.

Was willentlich und wissentlich nicht direkt sagbar ist, kann sich gleichwohl „ins Werk setzen“, versinnbildlichen und ästhetisch manifestieren. Gerade dem Unbewussten und Sprachlosen eignet ein gewisser *„Zug zum Werk“*.[113] Die künstlerische Produktion verfährt hier analog zu bestimmten Mechanismen der „Traumarbeit“, also jener Art und Weise, wie sich unbewusste Inhalte quasi naturwüchsig in unseren Träumen ausdrücken. Die „psychologisch interessanteste“ Leistung dieser Traumarbeit besteht Freud zufolge in der „Umsetzung von Gedanken in visuelle Bilder“, gleichsam einem Rückgang „von der Buchstabenschrift zur Bilderschrift“ (Freud 2000, Bd. I, 182). In einem einzigen Bild kann es zur „Verdichtung“ und „Verschiebung“ einer Vielzahl von Bedeutungen kommen.

---

[113] „Weil es zum Wesen der Wahrheit gehört, sich in das Seiende einzurichten, um so erst Wahrheit zu werden, deshalb liegt im Wesen der Wahrheit der *Zug zum Werk* als einer ausgezeichneten Möglichkeit der Wahrheit, inmitten des Seienden selbst seiend zu sein.“ (Heidegger 2005, 62)

Wie sehr auch immer deren eigentlicher, „latenter" Gehalt nicht im manifesten Bild selbst, sondern dahinter verborgen liegen mag – er tritt doch ein Stück weit aus seiner Unmittelbarkeit in eine sinnliche Distanz, eine mehr oder weniger deutliche Gestalt, die wahrgenommen oder zumindest atmosphärisch gespürt, in weiterer Folge vielleicht auch zur Sprache im engeren Sinn gebracht wird.

Dies Letztere ist prinzipiell nur eingeschränkt möglich und im Hinblick auf einen positiven therapeutischen Effekt auch nicht immer notwendig. Das Unbewusste sein-lassen kann ja gerade nicht heißen, es als solches aufheben und pauschal in etwas anderes – Bewusstsein und Sprache – überführen. „Etwas begreifen ist nicht identisch mit begrifflich auflösen. Man kann etwas genau dann begriffen haben, wenn man dessen Unauflöslichkeit in den Begriff erfaßt hat" (Pöltner 2008, 225). Dieses Bemühen, das Fremde, Unverständliche im Anderen – auch im Anderen seiner selbst – nicht vorschnell in Eigenes und Vertrautes aufzuheben, stattdessen dem Anderen zu *seinem* „Eigensein" und „Eigensinn" zu verhelfen, kennzeichnet das Sein-Lassen insgesamt. Es stößt freilich unweigerlich auch immer wieder an seine Grenzen.

2.1.3. Leibliche Kommunikation: ablesendes vs. leibliches Verstehen

Halten wir also fest: Insbesondere die stimmungshaft-unbewußten „Bewegungen des Gemüts" lassen sich auf der Inhaltsebene einer Sprache oft nur unzureichend festmachen, wohl aber wiederum in Sprach*bewegungen* und Ausdrucks*formen* übertragen und als solche nachvollziehen. Der Leibphilosoph Hermann Schmitz spricht in diesem Zusammenhang sehr treffend von „Bewegungssuggestionen", die „eine wesentliche Brückenfunktion in der Wahrnehmung [haben], da sie ebenso am eigenen Leib gespürt wie als Gestaltverläufe an wahrgenommenen (z.B. gesehenen oder gehörten) Gestalten vorgefunden werden können." (Schmitz 1989, 51)[114]

Formgebundener, „bewegungssuggestiver" Sinn wird zu einem Gutteil leiblich kommuniziert und aufgefasst. Zur Erläuterung seines Konzeptes der „leiblichen Kommunikation" unterscheidet Hermann Schmitz zwei

[114] Diesen Vorgang, wenn die „innere Wirklichkeit" des eigenleiblich Gespürten an einer äußeren Gestalt „vorgefunden" (bzw. vom Subjekt selbst gestaltend „ins-Werk-gesetzt") wird, beschreibt der Philosoph Ulrich Pothast als ein *„Sich-Erkennen im Unbekannten"*, als „Befreiungserlebnis" und „Erlösung bisher sprachlos gebliebener Spürenszüge des eigenen Innengrunds durch ein sie *treffendes* Gegenüber". Solch ein „erlösendes Gegenüber" findet der Mensch laut Pothast insbesondere in den sinnlich-formbetonten Gestalten der Kunst. (Pothast 1999, 271ff.)

Arten von Verstehen. Im „ablesenden" Verstehen „werden an geeigneten sinnfälligen Daten in einer Haltung, die vielleicht Aufmerksamkeit verlangt, aber sonst mit kühler Distanz und unbewegtem Gleichmut verträglich ist, Züge abgelesen, die das Gegebene gemäß bekannten Regeln zum Zeichen für etwas Mitgeteiltes stempeln." Die zweite Möglichkeit des Verstehens bezeichnet Schmitz als „sympathetisch, resonant oder mitschwingend [...]. Dabei würde sich das verstehende Subjekt den leisen Anregungen wenig präzis artikulierter Ausdruckszeichen gleichsam öffnen und diese durch eine im Miterleben erfolgende Resonanz irgend welcher Art so ausbilden oder verstärken, daß ihm erst dadurch das Verständnis des Ausgedrückten aufginge." (Schmitz 1989, 186f.)

Eben diese „im Miterleben erfolgende Resonanz irgend welcher Art" weist Schmitz in weiterer Folge als „leibliche Kommunikation oder Einleibung" (ebd. 190) aus. Sie bildet die Grundlage unserer sinnlichen Wahrnehmung im Allgemeinen, beschränkt sich also nicht nur auf den zwischenmenschlichen Austausch und reicht schon insofern über „nonverbale Kommunikation" im herkömmlichen Sinn einer Deutung von „Körpersprache" hinaus, die wiederum nach dem Modell des „ablesenden" Verstehens verfährt. Das leibliche, sympathetisch-resonante Verstehen, das auch in der ästhetischen Erfahrung verstärkt zum Tragen kommt, hängt im Unterschied dazu „nicht von dem ab, was sich an dem ausdrückenden Objekt ablesen läßt, sondern von dem, was dieses Objekt dem Verstehenden [...] leiblich spürbar antut." (ebd. 199) Der in leiblicher Kommunikation erschlossene Sinn geht unmittelbar auf, nicht erst als Produkt einer reflexiv ablesenden Schlussfolgerung.

> „Den verhaltenen Zorn, den Ärger, das Unbehagen eines Anderen spürt ein empfänglicher Mensch nicht bloß an dessen Gesichtsausdruck oder anderen Symptomen der Gestalt und des Benehmens, sondern ebenso oder eher noch am eigenen peinlichen, befremdeten oder erschrockenen Betroffensein; des Behagens, der entspannten Aufgeschlossenheit des Anderen wird er in gewissem Maß dadurch inne, daß ihm selbst dabei das Herz aufgeht." (Schmitz 1985, 89)

Ausdruck im Sinne der leiblichen Kommunikation umfasst weit mehr als die Formulierung von Worten und Sätzen. Das Auszudrückende wird nicht lediglich besprochen, sondern gleichsam nachgebildet und performativ „in Szene" gesetzt. Dementsprechend ist das Verstehen hier kein bloß rationaler Akt, sondern Mit- und Nachvollzug mit leiblich spürbaren Qualitäten.

Insbesondere die „Sprache der Musik" scheint den leib-seelischen Bewegungen in uns auf eigentümliche Weise zu entsprechen – davon zeugen bereits die vielfältigen Übertragungen musikalischer Termini (z.B. Stimmung, Takt, Rhythmus) in den anthropologischen Bereich. Die amerikanische Philosophin Susanne Langer (1895–1985) spricht in diesem Zusammenhang davon, dass Musik die „Morphologie des Gefühls“ widerspiegelt. Sie beruft sich dabei u.a. auf den Gestaltpsychologen Wolfgang Köhler (1887–1967), dem zufolge „die inneren Vorgänge, ob sie nun emotional oder intellektuell sind, Entwicklungstypen [zeigen], denen man gewöhnlich auf musikalisches Geschehen angewendete Bezeichnungen geben kann, wie: crescendo und decrescendo, accelerando und ritardando.“ (Langer 1979, 223)

> „Weil die Formen des menschlichen Fühlens den musikalischen Formen viel kongruenter sind als denen der Sprache, kann Musik die Natur der Gefühle in einer Weise detailliert und wahrhaftig offenbaren, der die Sprache nicht nahe kommt“. (ebd. 231)

Das ästhetisch-formbetonte, „bewegungssuggestive“ Sprechen orientiert sich an den Formen und Bewegungen des menschlichen Fühlens. Es bildet nicht erst das Produkt, sondern eine wichtige Voraussetzung von Kunst im engeren Sinn. Ursprünglich im Menschen angelegt, kommt es etwa bereits in der leiblich-„musikalischen“ Kommunikation zwischen Eltern und Kleinkind zum Ausdruck, die kulturübergreifende Parallelen aufweist und nicht erst nach einem bestimmten Regelkodex gelernt werden muss.[115] Dementsprechend ist auch der „therapeutische“ Einsatz von ästhetischen Mitteln, insbesondere der Musik, seit Menschengedenken überliefert (vgl. Hartl 2011). Über ihre phylo- und ontogenetische Frühzeit hinaus bleibt die leibliche Kommunikation „der wichtigste ‚Meßfühler‘, wodurch Menschen ihr Verhalten aufeinander abstimmen.“ (Schmitz 1985, 88) Von daher bezieht das mitschwingende, „sympathetisch-resonante“ Verstehen seine zentrale Bedeutung für die Psychotherapie insgesamt.

---

[115] Auch die „Erwachsenensprache“ ist durchzogen von „lautmalerischen“ (onomatopoetischen) Elementen, die das Abgebildete nicht durch eine beliebige Laut- bzw. Zeichenfolge repräsentieren, sondern an der Sache selbst ihr akustisches Maß nehmen, etwa als „*Lautnachahmung*“ (z.B. *Kuckuck* als Bezeichnung für einen Vogel, der gleichsam selbst seinen Namen ruft), als „*Lautgebärde*“ (z.B. *bibbern* als ein Wort, das den Vorgang, den es bezeichnet – nämlich zu zittern – selbst imitiert und sprachlich realisiert) oder als „*Lautbild*, bei dem ein nichtlautlicher Sinneseindruck mit lautlichen Mitteln wiedergegeben wird. Dabei bedient man sich des Mittels der *Lautbedeutsamkeit*, man benutzt etwa den Gegensatz zwischen hellen und dunklen Vokalen, also *i/e* gegenüber *u/a*, um den Gegensatz zwischen hell und dunkel, zwischen hoch und tief, zwischen klein und groß, schnell und langsam usw. auszudrücken.“ (z.B. *Blitz* – „der helle und schnelle Eindruck wird durch das kurze *i* angemessen wiedergegeben“). (Kluge 1995, XIIIf.) In diesem Zusammenhang wäre auch auf die vielfältige „Leib-Metaphorik in der Sprache“ hinzuweisen, d.h. auf die Fundierung vieler abstrakter Begriffe im Bereich des Leiblichen (z.B. „Verständnis“, „Zustand“ etc. in „stehen“). Vgl. dazu Haeffner 2005, 127ff.

Künstlerische Therapien zeichnen sich dadurch aus, dass sie diesen allgemeinen psychotherapeutischen Zug zu einer „mehrperspektivischen Hermeneutik" (Petzold 1992) besonders hervorheben, ihr Setting eigens daraufhin anlegen. Sie setzen auf die Möglichkeit, z.T. auch Notwendigkeit einer ästhetisch-formbetonten Sinnvermittlung zu therapeutischen Zwecken. Damit wird sowohl jener oben skizzierten prinzipiellen Unzulänglichkeit der herkömmlichen Begriffssprache als auch der vielfältig abgestuften Sprachunfähigkeit bzw. -unwilligkeit einzelner Individuen (Kinder, verletzte, traumatisierte, behinderte, demente, bildungsferne Menschen) Rechnung getragen. Die enorme Bedeutung und Kapazität der Sprache im engeren Sinn soll damit, um es noch einmal zu betonen, keineswegs in Abrede gestellt werden. (Dies wäre nicht zuletzt insofern absurd, als ja auch die vorliegende Abhandlung im Medium dieser Sprache steht und nur darin bestehen kann.) Kurz gesagt: Will ich von jemandem spezifische Informationen, etwa seine Person betreffend, muss ich fragen und Antwort erhalten. Zur Regulierung grundlegender zwischenmenschlicher Parameter wie Nähe und Distanz, Konkurrenz und Kooperation, Angst und Vertrauen – um also beispielsweise diesem Menschen das Gefühl zu vermitteln, persönlich gemeint zu sein, reicht mitunter schon ein Blick, ein Tonfall meiner Stimme, eine Körperhaltung.

Das Miteinbeziehen ästhetisch-formbetonter, leibgebundener Ausdrucks- und Gestaltungsmedien in den therapeutischen Prozess ist so gesehen weit mehr als ein bloß geschmackvoller, ebenso gut auch entbehrlicher technischer Kunstgriff. Es eröffnet (wie jede andere therapeutische Maßnahme freilich nicht pauschal, sondern indikationsspezifisch) Möglichkeiten des Sich-Zeigens und „wahrhaft Mitteilens", die ansonsten ungenutzt blieben. Künstlerische Therapien greifen auf ästhetische Erfahrung und die „Sprache der Kunst" zurück, weil sich darin Spielräume des Sein-Lassens (der äußeren und inneren, bewussten und unbewussten Wirklichkeit, der eigenen Befindlichkeit und Gemütsbewegungen, der Gegenwart, Vergangenheit und Zukunft) realisieren, die auch therapeutisch relevant sind.[116] Eben darin besteht ihre Schönheit, die insofern betont ästhetisch konnotiert ist, als sie sich eben jenen Formen des Sein-Lassens verdankt, die auch das ästhetisch Schöne verbürgen.

So weit, so gut. Inwiefern soll nun aber Schönheit darüber hinaus einen Bezug zur Psychotherapie im Allgemeinen, d.h. auch zu solchen Therapieformen aufweisen, die nicht dezidiert auf ästhetische Mittel zurückgreifen?

---

116 Das „freie Assoziieren" im Rahmen der Psychoanalyse ließe sich womöglich auch als kreativer, im weitesten Sinn künstlerischer Akt interpretieren. Sein therapeutischer Mehrwert gegenüber dem alltäglichen Reden verdankt sich nicht zuletzt einer Auflockerung der gewöhnlichen Sprachformen und deren spezifischer Logik, ähnlich wie dies in Dichtung und Literatur geschieht.

2.2. Zur Psychotherapie im Allgemeinen

2.2.1. Vom gegenständlich zum zwischenmenschlich Schönen

Man wird die bisher aufgestellten Thesen über den psychotherapeutischen Wert des ästhetisch Schönen nicht dahingehend missverstehen wollen, als bräuchte man Menschen, die therapeutische Hilfe suchen, lediglich ins Kino, Theater, Museum oder Konzerthaus zu schicken. Die dabei gewonnene Inspiration, Einsicht, Erbauung, Unterhaltung, Ablenkung, Irritation, Erleichterung, Entspannung etc. können freilich *auch* therapeutisch relevante Effekte bewirken, heilsame Entwicklungsprozesse anregen und unterstützen – das volle Potential einer psychotherapeutischen Behandlung ist damit aber ganz offensichtlich noch nicht erschöpft.[117]

Schönheit lässt sich nicht oder doch nur sehr begrenzt therapeutisch „verabreichen" und passiv konsumieren wie etwa ein Medikament, frei nach dem Motto: Ich spiele dir eine Bach-Kantate vor, und du wirst Schönheit erfahren. Es wurde wiederholt darauf hingewiesen, dass diese Erfahrung zum einen nicht an bestimmte Objekte gebunden ist, und zum anderen eines aktiven Beitrags des erfahrenden Subjekts bedarf. Künstlerische Therapien versuchen dem insofern Rechnung zu tragen, als sie möglichst individuell auf ihre KlientInnen, deren ästhetische Neigungen und Fähigkeiten eingehen, und dabei v.a. auch das eigene bzw. gemeinsame *aktive* Gestalten mit künstlerischen Medien anregen und betonen – freilich nicht im Hinblick auf die Erzeugung von „großer Kunst".

Den entscheidenden Unterschied zwischen Kunst und Kunsttherapie markiert aber nicht in erster Linie die Qualität der hervorgebrachten Werke, sondern der jeweilige Rahmen, in dem der künstlerische Prozess stattfindet. Das kunsttherapeutische Setting wird getragen und bestimmt von einer spezifischen Form der zwischenmenschlichen Beziehung, der persönlichen Ansprache, Begleitung und Unterstützung, während eine rein ästhetische Erfahrung auch mit sich allein oder in einem vergleichsweise losen Miteinander (wie etwa zwischen Zuhörern und Musikern im Konzertsaal) erwachsen und bestehen kann. Dieses *Beziehungsmoment*, dessen grundlegende Bedeutung für das Gelingen ihrer Arbeit die allermeisten (auch nicht künstlerischen) Therapieschulen betonen, ist kein ästhetisches Phänomen

[117] Sigmund Freud spricht der Kunst als einer Form der Triebsublimierung und Ersatzbefriedigung eine wichtige psychohygienische Funktion zu, sieht aber auch klare therapeutische Grenzen. „Wer für den Einfluß der Kunst empfänglich ist, weiß ihn als Lustquelle und Lebensströstung nicht hoch genug einzuschätzen. Doch vermag die milde Narkose, in die uns die Kunst versetzt, nicht mehr als eine flüchtige Entrückung aus den Nöten des Lebens herbeizuführen und ist nicht stark genug, um reales Elend vergessen zu machen." (Freud 2000, Bd. IX, 212)

im engeren Sinn, und doch – sofern es eben „gelingt" – in einem ausgezeichneten Sinn *schön*. Wie ist das zu verstehen?

Vorweg ein einfaches Beispiel aus dem ästhetischen Alltag: Das „Geburtstagsständchen", das einem *persönlich* gilt, wie auch das *gemeinsame* Singen und Musizieren mit Freunden und Bekannten ist in der Regel, zumindest bei Laienmusikern, weit weniger virtuos und ästhetisch ansprechend als etwa die professionell eingespielte Musik aus dem Radio oder mp3-player – dennoch kann sie weit schöner sein, uns weit mehr berühren und bedeuten als jene. Ein Weniger an Ästhetik kann also durchaus einhergehen mit einem Mehr an Schönheit.[118] Dieses Mehr entspringt nicht wiederum dem gegenständlich Dargebotenen, seinem objektiven Erscheinungsbild. Die „ästhetische Verkürzung" des Schönen, ihre Genese und Problematik, wurde bereits ausführlich erörtert. Das Schöne deckt sich, wie wir auch nun wieder sehen, nicht durchgängig mit dem Ästhetischen. Es ist „weder ein ästhetisches Phänomen unter anderen, noch das maßgebliche ästhetische Phänomen, sondern primär überhaupt kein ästhetisches Phänomen". (Pöltner 2008, 234) Worin gründet also das Schöne „primär", wenn nicht im Ästhetischen? Das obige Beispiel deutet es bereits an:

> „Schließlich begegnet uns Schönheit zuerst ohnehin nicht an Kunstdingen, sondern an der uns geschenkten Liebe, der wir unser Dasein verdanken." (Pöltner 1985, 10f.) „Am ursprünglichsten begegnen wir dem Schönen in den Menschen, die wir lieben und die (uns) lieben, ja in der Liebe selber." (Wucherer-Huldenfeld 1985, 21; vgl. auch Beig 2003)
>
> „Deshalb bildet die Liebe das ursprüngliche Phänomen des Schönen, geht uns an ihr zuallererst auf, worin das Schönsein des Schönen liegt. Denn was es heißen kann, *sein lassen*, geht uns in seiner vollen Phänomenalität weder schon an der ästhetischen Betrachtung der Natur noch an der des Kunstschönen auf, sondern das erschließt sich uns eben zuerst und zuletzt an der Liebe. Jemanden sein lassen heißt, ihn zu seiner Freiheit freigeben." (Pöltner 2008, 246)[119]

---

[118] „Deshalb kann ein ästhetisch betrachtet unansehnliches Gesicht sehr wohl schön sein. Freilich ist diese Schönheit nicht gegenständlich feststellbar, sondern nur für die liebenden Augen sichtbar, die in gemeinsamer Lebensgeschichte sehend geworden sind, weil immer der ganze, von seiner Geschichte geprägte Mensch sieht." (Pöltner 1985, 15) Mit einer ähnlichen Pointe lässt Platon sein *Symposion* enden: Der in die Jahre gekommene und seiner äußeren Erscheinung nach hässliche Sokrates erweist sich kraft seiner Weisheit und Tugend gegenüber dem jungen und hübschen, jedoch noch unerfahrenen und etwas charakterschwachen Alkibiades als der eigentlich Schöne und Liebenswerte. (Symposion 215a–222b)

[119] „Schönheit ist freiheitsanalog, von sich gewährender Freiheit her und auf sie hin zu verstehen." (Pöltner 1985, 15) Der Zusammenhang von Sein-Lassen und Liebe ist Gegenstand eines der bekanntesten Gedichte von Erich Fried (1921–1988): „Was es ist // Es ist Unsinn / sagt die Vernunft / Es ist was es ist / sagt die Liebe

„Am ursprünglichsten" erfahren wir das Schöne im Bereich des Zwischenmenschlichen, in der Begegnung mit anderen Menschen – freilich nicht irgendeiner Begegnung, sondern der von *Liebe* getragenen. Liebe meint hier nicht nur und nicht primär ein romantisches, partnerschaftlich-intimes Phänomen, nicht nur ein Gefühl, das uns gelegentlich überkommt. Als diejenige Grunderfahrung, an der uns „zuerst und zuletzt" und „in seiner vollen Phänomenalität" aufgeht, „was es heißen kann, *sein lassen*", begegnet sie uns mehr oder weniger in allen Formen und Abstufungen des Sein-Lassens, also auch in jenen ästhetischen und künstlerisch-therapeutischen, von denen bereits die Rede war. Doch erst in der Liebe zu unseren Mitmenschen offenbart sich uns das Sein-Lassen und damit das Schöne in seiner vollen, v.a. auch *ethischen* Tragweite.

2.2.2. Ethische Vertiefung

Die vielfältigen Spuren einer *Ethik des Sein-Lassens*, die sich nun immer deutlicher abzeichnen, führen uns schließlich in den Bereich des Zwischenmenschlichen als ihren Ursprung und ihre höchste Möglichkeit. Diese ethische Vertiefung erklärt sich in erster Linie aus dem unterschiedlichen ontologischen Status von Personen einerseits und (leblosen) ästhetischen Objekten andererseits. Personen sind zwar *auch* ästhetische Objekte, dem zuvor und darüber hinaus aber noch viel mehr. Ihr weitreichenderes Sein verlangt dementsprechend ein weitreichenderes Sein-Lassen.

Einen ästhetischen Gegenstand lassen wir – wenn überhaupt – sein immer *auch* und meist sogar *in erster Linie* im Hinblick auf den Genuss, den uns das Sein-Gelassene bzw. der Vollzug des Sein-Lassens selbst bereitet. Auch die Kunst im engeren Sinn setzt, wenngleich mitunter nur noch negativ und in Absetzung, auf diesen sinnlich-imaginativen Genuss – im Unterschied zu anderen ästhetischen Produktionen *beschränkt* sie sich jedoch nicht darauf, sondern zielt darüber hinaus auf Reflexion, Wahrheit und persönliches Engagement. Gerade dieses *Mehr* zeichnet sie gegenüber Kitsch, Kommerz und bloßer „Verschönerung" aus. Ausgangspunkt und Grundlage bleibt allerdings auch hier eine gewisse Lust am Vollzug des ästhetischen Wahrnehmens.

Im Hinblick auf die ästhetische Betrachtung von Alltags- und Gebrauchsgegenständen wird dies noch deutlicher. Wenn wir, um erneut auf

---

// Es ist Unglück / sagt die Berechnung / Es ist nichts als Schmerz / sagt die Angst / Es ist aussichtslos / sagt die Einsicht / Es ist was es ist / sagt die Liebe // Es ist lächerlich / sagt der Stolz / Es ist leichtsinnig / sagt die Vorsicht / Es ist unmöglich / sagt die Erfahrung / Es ist was es ist / sagt die Liebe" (Fried 1996, 43)

unser obiges Beispiel zurückzukommen, die rote Farbe einer Verkehrsampel *als Farbe* sein lassen, zur Geltung bringen, anstatt sie bloß als Stoppzeichen zu „verbrauchen", so dient doch *ihre* Farbigkeit v.a. *unserem* Sehgenuss. Wem denn auch sonst? Der Ampel „selbst" kann es egal sein, wie sie betrachtet und behandelt wird, sie stellt von „sich" aus keine ethischen Ansprüche, ist auch nicht darauf angewiesen, auf eine bestimmte Art und Weise gesehen und behandelt zu werden. Es mag ästhetisch bedauerlich sein, nicht aber moralisch bedenklich, sie *nur* als Stoppzeichen aufzufassen. Das gilt insbesondere für sinnlich abstoßende Wahrnehmungsobjekte. Wer würde etwa beim Betreten einer übel riechenden Toilette deren sinnliche Qualität noch eigens wahrnehmend zur Geltung bringen wollen? Und wer würde, wenn man mit frischer Luft den Gestank zu vertreiben suchte, daraus einen moralischen Vorwurf ableiten, so als habe man sich damit an der „Sache selbst" vergangen? Letzte Instanz des *ästhetischen* Sein-Lassens ist und bleibt eine gewisse Steigerung des *eigenen* sinnlichen Wohlbefindens (bzw. eine als anregend empfundene Irritation dieses Wohlbefindens, wie angesichts von schockierender Kunst, beim Ansehen von Horrorfilmen etc.).

Diese Art des Sein-Lassens ist also v.a. *individualethisch* relevant, d.h. im Hinblick auf das „gute Leben" für den einzelnen Menschen. Darüber hinaus enthält es mehr oder weniger implizit aber auch bereits *sozialethische* Ansätze eines „gerechten Lebens" dem bzw. den Anderen gegenüber.[120] Im Unterschied zum primärsinnlichen fragen wir im ästhetischen Wahrnehmen nicht mehr *nur* danach, ob etwas für unsere unmittelbaren praktischen Lebensinteressen von Vor- oder Nachteil, nützlich oder schädlich ist. Wir messen dem Seienden unabhängig davon einen gewissen sinnlichen *Eigenwert* zu. So können wir z.B. die reifen Äpfel an einem Baum auch und v.a. dann bemerkenswert und schön finden, wenn wir keinen Hunger haben, und insbesondere die Auseinandersetzung mit Kunst erfüllt in der Regel keine lebensnotwendige Funktion.

In diesem „Wechsel der Einstellung", dieser partiellen „Interesselosigkeit" und „ästhetischen Distanz" zur herkömmlichen, primären Herangehensweise an die Dinge liegt also bereits ein erster Keim, eine erste und notwendige (wenn auch nicht schon hinreichende) Voraussetzung für Moralität, d.h. ganz allgemein für ein (An-)Erkennen des Anderen „an-ihm-selbst" und „von-ihm-selbst-her".[121] Der Lust am ästhetischen Wahrneh-

---

[120] Zum Verhältnis von Individualethik und Sozialethik vgl. Seel 1996, darin v.a. die Aufsätze „Ästhetik als Teil einer differenzierten Ethik" (11–35) und „Wohlergehen. Über einen Grundbegriff der praktischen Philosophie" (244–259).

[121] Wolfgang Welsch (1996) spricht in diesem Zusammenhang von einem der Ästhetik eingeschriebenen ethischen Imperativ, der „angibt, welcher Umgang mit der Sinnlichkeit geboten ist." (112) Dieser „ästhetische oder elevatorische Impe-

mungsvollzug geht es nicht mehr *nur* um sich – sie kennt oder ahnt zumindest ihre Abhängigkeit vom ästhetischen Objekt, dessen sinnlichem „Eigensein“ sie sich verdankt. Sie hebt sich selber auf, sofern sie das Objekt ihrer Begierde nicht auch in *sein* Erscheinen freigibt. Was man gänzlich vereinnahmt und kontrolliert, kann man ästhetisch nicht mehr genießen; das gilt auch für per se vereinnahmende ästhetische Vollzüge wie den Verzehr einer Mahlzeit, der ein bloßes Hinunterschlingen und Hungerstillen, oder ein bewusstes ästhetisches Auskosten sein kann.

Diese ethische Grundbedingung ästhetischen Wahrnehmens hat nicht zuletzt gewichtige erkenntnistheoretische Implikationen. „Die Beachtung des Erscheinenden macht erfahrbar, daß die Wirklichkeit reicher ist als alles, was an ihr mit propositionaler Bestimmtheit erkannt werden kann.“ (Seel 2003, 41) Ein ästhetisches bzw. ästhetisch reflektiertes Erkennen wäre tendenziell weniger vereinnahmend als etwa ein rein technisch-pragmatisches. Sein-Lassen zielt, wie bereits erörtert, nicht auf absolute Erkenntnis im Sinne einer umfassenden Aneignung des Anderen. Es ist in vielen Fällen gerade auch ein Anders-, Fremd- und Unverstanden-Sein-Lassen.

Auf diese und noch andere Weise[122] zeichnet das ästhetische Erfahren die Bahnen zu Anerkennung und Gerechtigkeit hin zumindest vor, wie weit auch immer es selbst sie im konkreten Fall beschreiten mag. Dieser

---

rativ“ markiert das „Gebot einer Übersteigung des Grobsinnlichen zugunsten des Reflexivsinnlichen“, den ästhetischen Anspruch eines „Aufstieg[s] aus dem Reich der Nützlichkeit und Heteronomie in die Sphäre der Freiheit und Autonomie“. (123) Die Geschichte der abendländischen Ästhetik ist laut Welsch im Wesentlichen die Geschichte dieses Imperativs, seines Missverständnisses und schließlich der Verkehrung seines ursprünglichen Ziels ins Gegenteil: statt „Anerkennung und Emanzipation“ vielmehr wiederum „Beherrschung, Bannung und Disziplinierung“ der Sinnlichkeit. (121)

[122] Vgl. dazu insbesondere Elaine Scarrys bereits erwähnte Abhandlung „On beauty and being just“ (Scarry 1999). Die Harvard-Professorin verweist darin u.a. auf den sowohl für Ethik als auch Ästhetik zentralen Begriff der „fairness“, wobei die ästhetische Bedeutung („fair“ im Sinne von „beautiful“, „pleasing to the eye“, „firmly placed“) der ethischen („fair play“, „fair distribution“) etymologisch zugrunde liegt. Auch die für ästhetische Belange immer wieder herangezogene Kategorie der „symmetry“ hat eminente moralische Relevanz, deutlich erkennbar in John Rawls berühmter Definition von Gerechtigkeit als „a symmetry of everyone's relation to one another“ (ebd. 91ff.). Scarry kommt zu dem Schluss: „beauty assists us in our attention to justice“ (ebd. 86) – allein schon deshalb, weil „fairness“ und „symmetry“ des Schönen im Unterschied zu jener der Gerechtigkeit naturgegeben und sinnfällig sind, für alle Menschen zu jeder Zeit zugänglich, schon lange bevor und lange nachdem es uns gelegentlich gelingen mag, analoge Verhältnisse auch im zwischenmenschlich-politischen Bereich zu etablieren.

formale ethische Zug sagt per se zwar noch nichts über die Moralität des *Inhalts* einer bestimmten (ästhetisch-künstlerischen) Praxis aus – und doch liegt die Vermutung nahe, das eine disponiere auch zum anderen. Ästhetische Naturerfahrung beispielsweise motiviert viele Menschen zum Umweltschutz, und nicht von ungefähr bemüht sich gerade die Kunst immer wieder um eine Kritik an bestehenden gesellschaftlichen Verhältnissen und damit einhergehend um den utopischen Entwurf einer besseren Welt. Dies ist zweifellos von hohem moralischen Wert, obwohl bzw. gerade weil dabei oftmals bestehende Moralvorstellungen angeprangert und unterlaufen werden (was eben nur vordergründig ein Argument für die Unmoral der Kunst, ihre Gleichgültigkeit gegenüber dem Moralischen darstellt). Umgekehrt zeichnen sich totalitäre Machthaber regelmäßig dadurch aus, dass sie die Freiheit der Kunst gerade im Hinblick auf ihre Funktion als moralisches Korrektiv erheblich beschneiden. Wenngleich also Einiges dafür spricht, dass ästhetisches Verhalten auch ein ethisches Moment impliziert, in der einen oder anderen Weise zu ethischem Verhalten disponiert – eine Gleichsetzung oder gar Ersetzung von Ethik durch Ästhetik ist damit jedenfalls nicht gemeint.

Wolfgang Welsch vertritt die These, dass der (modernen) Kunst „ein Impuls zu Gerechtigkeit inne[wohnt]“, der „auch auf lebensweltliche Kontexte auszustrahlen [vermag]“.

> „Die Ästhetik sollte in der Lebenswelt nicht bloß, wie gegenwärtig grassierend, als Verschönerungsbranche, sondern als Instanz der Ästhet/hik [d.h. eben im Hinblick auf ihre ethischen Implikationen, L.H.] zum Tragen kommen. Die Schale der Ästhetik mag sich als Design niederschlagen, ihr ästhet/hischer Kern jedoch zielt auf Gerechtigkeit.“ (Welsch 1996, 133f.)

Dabei knüpft Welsch an Theodor W. Adorno (1903–1969) an, der im Ästhetischen eine spezifische „Gerechtigkeit gegenüber dem Heterogenen“ walten sieht, die im Unterschied zur herkömmlichen Praxis der Gerechtigkeit (im politisch-juristischen Sinn) bestehende Differenzen nicht zugunsten einer formalen Gleichheit übergeht, sondern das Individuelle, Heterogene und Alteritäre *als solches* anerkennt und bestehen läßt. „Adorno vertritt die Auffassung, daß man überhaupt nur in der Ästhetik, nicht in der Politik von einer Verwirklichung der Idee der Gerechtigkeit sprechen könne.“ (ebd. 128) Das mag überzogen erscheinen, zumal zwischenmenschliche Begegnung auch außerhalb oder doch an den Rändern jener großen Politik und Rechtsprechung stattfinden kann, deren Ungerechtigkeit Adorno zufolge darin besteht, dass sie „alles […] über denselben Leisten [schlägt]“ (zitiert nach Welsch 1996, 128). Es stimmt freilich, dass es zum Schwersten gehört, einem anderen Menschen *gerecht* zu werden – das Sein-Lassen kommt hierin wie gesagt vor seine größte Herausforderung und höchste Möglichkeit.

Im Unterschied zu ästhetischen Objekten gilt es gegenüber einem Menschen nicht in erster Linie, ein sinnliches Erscheinen, sondern eine *Person*, eine *Existenz*, ein *lebendig-vernünftiges Prinzip* anzuerkennen und zur Geltung zu bringen. Daraus resultiert auch die ethische Sonderstellung, der ethische Vorrang des Menschen und der belebten Natur insgesamt. *Sein* „Eigensein" und *seinen* „Eigensinn" zu übergehen zugunsten einer nur noch instrumentellen Wahrnehmung und Behandlung, bedeutet nicht nur eine Verarmung des *eigenen* (ästhetischen) Erfahrens, sondern in erster Linie ein moralisches Problem: die Vernachlässigung, Missachtung, Verletzung einer anderen Person in ihrer Personhaftigkeit („Würde"). Mit dem Menschsein ist untrennbar der ethische Anspruch verbunden, auf eine bestimmte, nicht (nur) instrumentelle Weise sein gelassen zu werden. Ohne dieses Entgegenkommen wird, wie wir noch näher sehen werden, der Mensch um seine eigensten Seinsmöglichkeiten gebracht. Solches Sein-Lassen umfasst im Unterschied zum ästhetischen weit mehr als eine bestimmte Form der sinnlichen Aufmerksamkeit; der „Eigenwert" des Sein-Gelassenen hängt überdies nicht mehr davon ab, ob der *Vollzug* des Sein-Lassens sinnlichen Genuss bereitet und ebenfalls um seiner selbst willen geschieht.

> „Während diese beiden Komponenten im ästhetischen Respekt stets zusammenfallen, können wir in moralischer Perspektive den ‚Eigenwert' eines Lebewesens wahrnehmen, ohne dieser Wahrnehmung einen Eigenwert zu verleihen – was freilich nicht bedeutet, daß es nicht auch moralisch erwünscht wäre, den Respekt gegenüber anderen um seiner selbst willen zu vollziehen." (Seel 1996, 28)

Wo das Sein-Lassen seine größte Herausforderung und höchste Möglichkeit erreicht – in der Liebe zu unseren Mitmenschen – ist „das ursprüngliche Phänomen des Schönen". Hier geht es im Unterschied zur ästhetisch verkürzten Schönheitserfahrung nicht nur, primär bzw. durchgängig um das Sich-Genießen bei einer Sache, sondern wesentlich um die „Sache selbst". Es wäre freilich wenig gewonnen, wenn ein solches Sein-Lassen des Anderen nur auf Kosten einer pauschalen Selbstbeschränkung oder gar -verleugnung erreicht würde. Die teilweise Zurücknahme der eigenen Person, die die Liebe impliziert, bedeutet keine Selbstaufopferung zugunsten des Geliebten, sondern kann gerade auch für den Liebenden eine große Bereicherung darstellen.

Es war bereits die Rede davon, inwiefern das Sein-Lassen des Schönen mit einer spezifischen Zustimmung, Dankbarkeit und Freude einhergeht. Elaine Scarry spricht hier von „opiated adjacency", einem eigentümlichen Ineinander von Sich-Zurücknehmen und großer Freude (Scarry 1999, 114;

vgl. Kap. IV.3.3.). Diese Freude unterscheidet sich vom ästhetischen Selbstgenuss im Hinblick auf ihre Tiefe und ontologische Erschließungsfunktion, damit auch im Wissen um das Sein-Lassen als einer aktiven Anstrengung. Oft stellt sie sich erst am Ende eines langen und entbehrungsreichen Weges ein, unter Verzicht auf unmittelbare, sofortige Erfüllung. Es ist nicht die Lust des Konsumierens, Verfügens und Aneignens, die – analog zur Logik des Marktes oder der Natur (physikalische Energieerhaltung) – der Devise eines Nullsummenspiels folgt: Was Einer gewinnt, verliert ein Anderer. Diese Freude bemisst sich vielmehr ihrerseits an der neu gewonnenen Freiheit und Fülle, am reicheren Sein des Anderen, an dem sie selbst seinlassend mitgewirkt hat und nun Anteil nehmen darf. Es ist eine *geteilte* Freude, deren „Teilung" allerdings den Anteil jedes Einzelnen nicht verringert, sondern im Gegenteil sogar vermehrt („verdoppelt", wie der Volksmund sagt). Sozialethischer und individualethischer Gewinn gehen hier Hand in Hand.[123]

Selbst Immanuel Kant, der seine Ethik streng auf dem Begriff der Pflicht aufbaut und die Moralität einer Handlung unabhängig von den daraus erwachsenden Vor- oder Nachteilen für die handelnde Person bestimmt, räumt ein spezifisches „Interesse" ein, „welches den Ideen der Sittlichkeit anhängt" (Kant 2002, 106). Er legt dar, inwiefern das, was uns in der einen, „empirischen" Hinsicht als ein Sollen erscheint, in einer anderen „vernünftigen" Hinsicht eigentlich unser eigenes Wollen ist – von einem „anderen Standpunkt" aus (ebd. 109).[124] Nur so lässt sich hinreichend erklären, „warum denn die Allgemeingültigkeit unserer Maxime […] die einschränkende

---

[123] Das biblische Wunder der Brotvermehrung (Mt 14, 13–21) kann als eindringliche Metapher für dieses alternative „Naturgesetz" der Liebe gelesen werden. Der Mensch lebt, gerade auch nach biblischer Lehre, „nicht vom Brot allein". Was es darüber hinaus zu einem menschlichen Leben braucht und wie dies Andere beschaffen ist, wird in Anlehnung an das Brot im herkömmlichen Sinn verdeutlicht: etwas, das im (Sich-)Geben paradoxerweise nicht weniger, sondern mehr wird. Eben so verhält es sich mit der Liebe, die ja auch im Zentrum der christlichen „Frohbotschaft" (freilich deshalb nicht auch schon der Praxis des real existierenden Christentums) steht.

[124] „Warum aber soll ich mich denn diesem Prinzip [dem kategorischen Imperativ, L.H.] unterwerfen […]? Ich will einräumen, daß mich hierzu kein Interesse *treibt*, denn das würde keinen kategorischen Imperativ geben; aber ich muß doch hieran notwendig ein Interesse *nehmen* und einsehen, wie das zugeht; denn dieses Sollen ist eigentlich ein Wollen, das unter der Bedingung für jedes vernünftige Wesen gilt, wenn die Vernunft bei ihm ohne Hindernisse praktisch wäre; für Wesen, die wie wir noch durch Sinnlichkeit als Triebfedern anderer Art affiziert werden, bei denen es nicht immer geschieht, was die Vernunft für sich allein tun würde, heißt jene Notwendigkeit der Handlung nur ein Sollen". (Kant 2002, 107)

Bedingung unserer Handlungen sein müsse, und worauf wir den Wert gründen, den wir dieser Art zu handeln beilegen, der so groß sein soll, dass es überall kein höheres Interesse geben kann". Welcher Wille, welches „höchste Interesse" erfüllt sich im moralischen Handeln? *Frei zu sein,* d.h. nicht fremdbestimmt einer äußerlich vorgeschriebenen Regel oder dem „empirischen Interesse" der eigenen sinnlichen Neigung folgen zu *müssen,* sondern autonom dem selbstauferlegten Vernunftgesetz folgen zu *können.* Kant betont, „daß der Mensch dadurch allein seinen persönlichen Wert zu fühlen" vermag, „gegen den der eines angenehmen oder unangenehmen Zustandes für nichts zu halten" ist (ebd. 108). Der Entbehrung im Bereich des Empirisch-Sinnlichen, die moralisches, pflichtgemäßes Handeln mit sich bringen kann, entspricht also auch hier eine große Bereicherung in übergeordneter Hinsicht: die Erschließung des *Eigenwerts* als Person, unabhängig von dem (monetären) Wert ihrer Arbeitskraft, ihrer physischen und intellektuellen Leistungsfähigkeit oder Ähnlichem.

Gerade auch von Kant her zeichnet sich ein Zusammenhang von ethischer und ästhetischer Einstellung, von Gutem und Schönem ab, den Kant selbst allerdings nur andeutet, wenn er etwa „[v]on der Schönheit als Symbol der Sittlichkeit" (Kant 1974b, 294) spricht, oder die schöne menschliche Gestalt als „sichtbare[n] Ausdruck sittlicher Ideen, die den Menschen innerlich beherrschen" (ebd. 154) charakterisiert. Verbindendes Glied ist jene spezifische Interesselosigkeit, die sich wie gesagt auf das „empirische Interesse" des alltäglichen Besorgens bezieht, hingegen mit jenem „höchsten Interesse" von einem „anderen Standpunkt" aus durchaus vereinbar, vielleicht sogar notwendig verknüpft ist.[125] Diesem „höchsten Interesse" entspricht, wie Heidegger sagt, „die höchste Anstrengung unseres Wesens, die Befreiung unserer selbst zur Freigabe dessen, was in sich eigene Würde hat, damit es sie rein nur habe". (Heidegger 1985, 128; vgl. Kap. I.4.)

Wir haben gesehen, inwiefern das Schöne bevorzugt dort aufscheint, wo nicht *nur* instrumentell wahrgenommen und gehandelt wird, wo jemand oder etwas auch in *sein* „Eigensein" und *seinen* „Eigensinn" freigegeben wird – und nun auch, inwiefern das Schöne im Bereich des Zwischenmenschlichen gründet. *„Handle so, daß du die Menschheit sowohl in deiner*

---

[125] Kant sieht das freilich etwas anders, für ihn ist das Wohlgefallen am Schönen, anders als jenes am Angenehmen und Guten, tatsächlich *„ohne alles Interesse"*. „Man kann sagen: daß, unter allen diesen drei Arten des Wohlgefallens, das des Geschmacks am Schönen einzig und allein ein uninteressiertes und *freies* Wohlgefallen sei; denn *kein* Interesse, *weder* das der Sinne, *noch* das der Vernunft, zwingt den Beifall ab." (Kant 1974b, 123f.) Kant hat hier wohl aus systematischen Gründen Grenzen gezogen, die der Sache selbst nicht durchgehend angemessen sind – dafür sprechen auch seine eigenen, oben zitierten Andeutungen, die das Schöne doch wieder in die Nähe des Guten rücken.

Person, als in der Person eines jeden andern jederzeit zugleich als Zweck, niemals bloß als Mittel brauchest." (Kant 2002, 79) Wer diesem kategorischen Imperativ gemäß *moralisch* handelt, bringt eben damit auch *Schönheit* zur Geltung – weshalb dieses Handeln selbst ursprünglich schön ist. Umgekehrt ist das Schöne ursprünglich, d.h. (auch) um seiner selbst willen *gut*, sinn- und wertvoll, und stellt insofern gleichsam den immanenten, irdisch-diesseitigen „Lohn" des moralischen Handelns dar. Der moralische Wert des Schönen besteht wesentlich darin, die Selbstzweckhaftigkeit, das „Eigensein" und den „Eigensinn" meiner selbst wie auch meines Gegenübers *erfahrbar* zu machen, die in der Kantischen Ethik nur theoretisch hergleitet werden. In welchem Ausmaß eine solche theoretische Herleitung ohne entsprechende Erfahrungsgrundlage zu überzeugen und unser Handeln zu bestimmen vermag, ist fraglich. Einem Menschen, der selbst nicht ausreichend sein-gelassen wurde/wird, der seine eigene Selbstzweckhaftigkeit vonseiten seiner Mitmenschen nicht ausreichend erfahren hat, ist es de facto wohl kaum zumutbar, aus bloßem Vernunftgebrauch heraus seinerseits zur Moralität zu finden.

Vor dem Hintergrund dieser Überlegungen wird im Folgenden von einer *zwischenmenschlichen* in Analogie zur *ästhetischen* Schönheit die Rede sein. Zentrales Unterscheidungskriterium ist die Seinsart der betreffenden „Sache" und damit einhergehend die ethische Notwendigkeit, Reichweite und Tiefe des entsprechenden Sein-Lassens.

2.2.3. Menschwerdung in Beziehung

Dem Rückgang vom ästhetisch zum zwischenmenschlich Schönen entspricht in unserem Zusammenhang ein Rückgang von den spezifischen Methoden der künstlerischen Therapien zu einem allgemeinen psychotherapeutischen Wirkfaktor: der *therapeutischen Beziehung* zwischen KlientIn und TherapeutIn. Schönheit drückt sich dabei jeweils in dem Bemühen aus, etwas oder jemanden in betonter Weise sein zu lassen, dementsprechend auch in dem dadurch Sein-Gelassenen selbst. Gerade der Mensch bedarf, mehr noch als das nicht-menschlich Seiende, anderer Menschen, die ihn sein-lassend zur Geltung bringen. In diesem Sinn heißt es im obigen Zitat, dass wir der Liebe „unser Dasein verdanken", wobei Dasein wiederum nicht das bloße Vorhandensein eines lebendigen Körpers, sondern das uns Menschen *eigene* und *würdige* Existieren meint.[126]

---

[126] Dass es sich dabei nicht um eine bloße Metapher handelt, verdeutlichen die erschütternden Daten, die der Psychoanalytiker und Säuglingsforscher René A. Spitz (1887–1974) seit den 1920er Jahren in mehreren Kinderheimen erhoben und 1952 auch filmisch dokumentiert hat (www.youtube.com/watch?v=

„Mensch wird man nur durch den Mitmenschen, durch Dialog, durch Ko-respondenz, durch ‚wechselseitige Empathie'". Im Hinblick auf dieses spezifische Sein bzw. Werden des Menschen spricht Hilarion Petzold, Begründer des *Fritz Perls Institutes für Integrative Therapie, Gestalttherapie und Kreativitätsförderung* von einem „Konsens der großen ‚Beziehungsphilosophen' und führenden Psychotherapeuten dieses Jahrhunderts." (Orth/Petzold 1993, 117) Dieser philosophisch-therapeutische Konsens besagt also im Wesentlichen, dass wir unser Sein nicht aus uns selbst haben, weder in physischer noch in psychischer Hinsicht. Wir sind nicht einfach, sondern werden, was wir sind, *indem* uns Andere sein lassen, anerkennen, zur Geltung bringen. Unser Menschsein ist durch keine natürliche, genetisch-instinktive Ausstattung hinreichend bestimmt und abgeschlossen. Als Menschen sind wir *weltoffen* und somit auf den Zuspruch des Seienden insgesamt, v.a. aber jenen unserer Mitmenschen (zunächst insbesondere den der Eltern) angewiesen, der uns gewissermaßen erst in unser eigenes Sein „ruft". In der *Hingabe* unserer Mitmenschen geschieht die *Freigabe* unserer selbst. Deshalb können wir unser Dasein auch als ein *Gegeben*sein, als eine *Gabe* (vgl. Kap. IV.3.), als *schön* erfahren.

> „Mensch zu sein bedeutet Kind zu sein. [...] ‚Kind' ist hier nicht als entwicklungspsychologischer Begriff, sondern als ontologisch-relationaler Begriff verstanden. [...] Als personales Wesen ist der Mensch ein *relationales* Wesen. Unter diesen Beziehungen ist die mitmenschliche Beziehung von besonderer Bedeutung. Der Mensch ist wesenhaft *Mitmensch.* [...] Längst haben uns andere angesprochen, bevor wir selbst zu sprachlichen Äußerungen faktisch in der Lage gewesen sind. Nur so aber sind wir in die Lage gekommen, das faktisch zu werden, was wir schon gewesen sind – sprechen könnende Wesen. In der Zuwendung anderer erwachen wir zu uns selbst. Nicht die grammatikalisch erste, sondern die grammatikalisch zweite Person ist die in Wahrheit erste Person." (Pöltner 2006, 63f.)

VvdOe10vrs4). Kleinkinder, die zwischen dem 6. und 18. Lebensmonat von ihrer Mutter getrennt wurden und „ohne adäquaten Ersatz" auskommen mussten, entwickelten sich zunehmend unnahbar, weinerlich, schreiend, schließlich komplett zurückgezogen, lethargisch, unfähig zu sitzen, stehen, gehen oder sprechen. 37,3 % der Kinder verstarben schließlich noch vor dem Ende ihres zweiten Lebensjahres. Ein ähnliches, allerdings historisch nicht gesichertes Experiment wird Kaiser Friedrich II (1194–1250) zugeschrieben. Auf der Suche nach der „Ursprache" des Menschen ließ der Kaiser angeblich neugeborene Säuglinge von der Außenwelt isolieren, ihnen zwar Nahrung und Hygiene, darüber hinaus aber keinerlei menschliche Ansprache oder sonstige Zuwendung zuteilwerden. Auf diese Weise wollte er herausfinden, welche Sprache die heranwachsenden Kinder auf „natürliche" Weise entwickeln. Das Experiment schlug fehl, die Kinder sprachen gar nicht, sie starben allesamt.

„Ich“ sagen lernen wir, indem Andere uns mit „Du“ ansprechen. Auch Gerd Haeffner betont, dass der Mensch in philosophisch-anthropologischer Hinsicht „wesentlich interpersonal verfasst“ ist und somit „von seinen eigenen Quellen abgeschnitten“ lebt, wenn er den Zuspruch seiner Mitmenschen entbehrt oder sich diesem verschließt.

> „Aus dieser Einmauerung kann das Ich nur dadurch befreit werden, dass es erneut das ‚du!‘ hört, das Wort, das es sich nicht selbst sagen kann, jedenfalls nicht in ursprünglicher Weise, denn das ‚du‘ des Selbstgesprächs bleibt innerhalb der Icheinsamkeit. In ursprünglicher, freigebender Weise gesprochen, enthält so ein ‚du‘ immer die Botschaft ‚Es ist gut, dass du da bist!‘ […] Das Ich kann dem Anderen das ‚du‘ nur ‚abnehmen‘, wenn es beginnt, dem Anderen zu vertrauen, und das heißt: wenn es das Wagnis eingeht, ein Stück weit die Absicherungsstrategien zu verlassen, mit denen es sein Ich wie eine Burg verteidigte.“ (Haeffner 2005, 105f.)

Die Hervorhebung des „Du“, der grammatikalisch zweiten Person als der „in Wahrheit erste[n] Person“, geht wesentlich auf die Dialogphilosophie Martin Bubers (1878–1965) zurück. „Der Mensch wird am Du zum Ich“ schreibt Buber in seiner 1923 erschienen Schrift „Ich und Du“ (Buber 1984, 32). Jenes „Grundwort Ich-Du“, das die „Welt der Beziehung“ stiftet (im Unterschied zur „Welt der Erfahrung“, in der das „Grundwort Ich-Es“ bzw. Ich-Er/Sie vorherrscht), kann nicht nur im „Leben mit den Menschen“, sondern ebenso im „Leben mit der Natur“ und im „Leben mit den geistigen Wesenheiten“ gesprochen werden (ebd. 10). Zu den „geistigen Wesenheiten“ gehören laut Buber insbesondere auch die Gestalten der Kunst. „Das ist der ewige Ursprung der Kunst, daß einem Menschen Gestalt gegenübertritt und durch ihn Werk werden will. Keine Ausgeburt seiner Seele, sondern Erscheinung, die an sie tritt und von ihr die wirkende Kraft erheischt.“ Am Beispiel der Kunst wird somit besonders deutlich, „[d]ass die unmittelbare Beziehung ein Wirken am Gegenüber einschließt“ (ebd. 13, 18).[127] Die Erfahrung des Schönen, wie wir sie nennen, gehört also gerade nicht jener „Welt der Erfahrung“ im Buber'schen Sinn an. Die Schönheit der Natur, der Kunst wie auch des Menschen erschließt sich nicht durch bloßes, unbeteiligtes Hinsehen, sondern nur dann, wenn mir

[127] „Auf die Gegenständlichkeit geprüft, ist die Gestalt gar nicht ‚da‘; aber was wäre gegenwärtiger als sie? Und wirkliche Beziehung ist es, darin ich zu ihr stehe: sie wirkt an mir wie ich an ihr wirke. Schaffen ist Schöpfen, Erfinden ist Finden. Gestaltung ist Entdeckung. Indem ich verwirkliche, decke ich auf. Ich führe die Gestalt hinüber – in die Welt des Es. Das geschaffene Werk ist ein Ding unter Dingen, als eine Summe von Eigenschaften erfahrbar und beschreibbar. Aber dem empfangend Schauenden kann es Mal um Mal leibhaft gegenübertreten.“ (Buber 1984, 14)

mein Gegenüber – „aus Willen und Gnade in einem“ (ebd. 11) – zu einem Du wird.

2.2.4. Die Bedeutung der Beziehung für die Psychotherapie

Vor diesem Hintergrund – nachdem wir uns über den Zusammenhang von Schönheit und Sein-Lassen Klarheit verschafft und, jener Spur des Sein-Lassens folgend, das „ursprüngliche Phänomen des Schönen“ im Bereich des Zwischenmenschlichen verortet haben – fällt es nun nicht weiter schwer, konkrete Bezüge des Schönen auch zur Praxis der Psychotherapie aufzuzeigen. Diese Bezüge liegen, wie bereits angedeutet, v.a in der Eigenart der „therapeutischen Beziehung“ als einem „schulenübergreifenden Wirkfaktor“ von Psychotherapie. Die Psychotherapieforschung konnte mittlerweile klare Belege für die Wirksamkeit von Psychotherapie im Allgemeinen, jedoch keine signifikanten Unterschiede zwischen den einzelnen Therapieschulen (Psychoanalyse, Verhaltenstherapie, Systemische Therapie etc.) feststellen (vgl. Slunecko 2009, 17ff.). Sofern man also anerkennt, dass PsychotherapeutInnen mit z.T. gravierenden Unterschieden in ihren theoretischen Grundannahmen dennoch in vergleichbarer Weise erfolgreich praktizieren, gewinnen gemeinsame, schulenübergreifende Faktoren wie die therapeutische Beziehung eine zentrale Bedeutung für die Beantwortung der Frage, worauf eigentlich die Wirksamkeit von Psychotherapie beruht.

> „Unterschiedliche Psychotherapiemethoden wirken, so ist hier die Annahme, deswegen in vergleichbarem Ausmaß, weil sie gemeinsame Kernelemente aufweisen (z.B. eine tragfähige therapeutische Beziehung, die es gestattet, korrektive emotionale Erfahrungen zu machen, eigene Ressourcen zu aktivieren etc.), wenn diese Elemente in den einzelnen Schulen auch unterschiedlich, ja vielleicht sogar überhaupt nicht benannt werden.“ (Slunecko 2009, 18)

Unter diesen gemeinsamen „Kernelementen“ ist v.a. die „Interaktion und Beziehung zwischen Klient(en) und Psychotherapeut(en)“ hervorzuheben, sie stellt „einen wesentlichen, wenn nicht überhaupt den wichtigsten Wirkfaktor der Psychotherapie dar.“ (ebd. 12) Zu diesem Schluss kommt auch der Psychotherapieforscher Klaus Grawe nach Durchführung umfangreicher Forschungsarbeiten. „Bei allen Therapien trägt [...] die Qualität der Therapiebeziehung signifikant zu einem besseren oder schlechteren Therapieergebnis bei.“ Grawe hat alle gängigen Psychotherapieverfahren auf ihre Wirksamkeit und ihre Vorgehensweise hin untersucht und dabei „störungs- und methodenübergreifend“ fünf grundlegende Wirkfaktoren zusammengefasst: *Therapiebeziehung*, *Ressourcenaktivierung*, *Problemaktualisierung*, *Problembewältigung* und *motivationale Klärung*. Den beiden erstgenannten kommt insofern eine besondere Bedeutung zu, als „eine gute Therapiebeziehung und eine erfolgreiche Ressourcenaktivierung absolut notwendige Voraussetzungen für ein gutes Therapieergebnis sind. Der Zusammenhang zwischen diesen Wirkfaktoren und dem Ausmaß positiver Klärungs- und Bewältigungserfahrungen in der jeweiligen Sitzung ist [...] absolut und relativ sehr hoch." (Grawe 2005, 311)[128]

Die zentrale Bedeutung der zwischenmenschlichen Beziehung für die Psychotherapie ergibt sich nicht zufällig, sie beruht auf der Natur des Psychischen selbst. Der Mensch ist, wie wir gesehen haben, ein *„relationales* Wesen", in die Sprache der Psychologie gewendet könnte man auch von der menschlichen Psyche als einem „Beziehungsorgan" sprechen. Wie die Verwundung entspringt auch die Genesung dieser Psyche in erster Linie bestimmten zwischenmenschlichen Beziehungserfahrungen. Auf dieser grundlegenden Einsicht beruht im Wesentlichen das Konzept der modernen Psychotherapie. „Letztlich ist *hier* die große Entdeckung neuzeitlicher Psychotherapie zu sehen, die auf den Franzosen *Pierre Janet* in den achtziger Jahren des 19. Jahrhunderts zurückgeht: Die Beziehung (rapport) zum Therapeuten als Ort, in dem eine alte Beziehungsgeschichte wiederholt und aktualisiert wird, wird zum Mittel der Heilung." (Orth/Petzold 1993, 117f.)[129] Auch jene Probleme, die ein Mensch mit sich selbst hat, beruhen häufig auf einer solchen „alte[n] Beziehungsgeschichte" – sie gilt es zu rekonstruieren, reinszenieren, integrieren, „korrigieren", was wiederum nur in Beziehung (unter veränderten Vorzeichen) geschehen kann. Im Hinblick auf die therapeutische Beziehungsgestaltung unterscheidet Hilarion Petzold vier „Wege der Heilung", die schulen- und indikationsspezifisch gewichtet und kombiniert werden.

> „Das unbewußte Beziehungsmuster [das in der Beziehung zur Therapeutin aktualisiert wird, L.H.] kann dem Patienten ‚einsichtig' werden (erster Weg der Heilung). Aber wird es dadurch auch geändert? Einsicht ist der ‚erste Weg zur Besserung' (*Freud*), aber ist sie schon die Heilung?" (ebd. 121) „In der Psychotherapie haben wir es mit den *Folgen* pathogener Beziehungserfahrungen zu tun, und deshalb muß ‚Heilung aus der Begegnung' (*Trüb*), ‚Gesundung in der Beziehung' (*Iljine*) geschehen durch *‚korrigierende emotionale Erfahrungen'*, wie der *Ferenczi*-Schüler *Franz Alexander* betonte, um in der Biographie fehlende

[128] „Die Aktualisierung der Probleme führt nur dann zu einer fruchtbaren Problembearbeitung im Sinne von positiven Bewältigungs- oder Klärungserfahrungen, wenn gleichzeitig mit der Aktualisierung des Problems in starkem Ausmaß Ressourcen aktiviert sind und wenn zu diesem Zeitpunkt eine sehr tragfähige Therapiebeziehung besteht." (Grawe 2005, 311)

[129] „Freud hat diese Erkenntnis während seines Aufenthaltes in Paris von dem Charcot-Mitarbeiter Janet übernommen und populär gemacht, ohne ihren Ursprung ausreichend offenzulegen." (Orth/Petzold 1993, 118)

Qualitäten nachzusozialisieren (‚zweiter Weg der Heilung') oder, wie *Petzold* ausführt, durch *‚alternative Erfahrungen'* im ‚Hier und Jetzt', etwa kreative Gruppenarbeit (‚dritter Weg der Heilung') oder zwischenmenschliches Engagement (‚vierter Weg der Heilung')." (ebd. 117)

Eine tragfähige therapeutische Beziehung erweist sich als notwendige, wenngleich nicht immer auch schon hinreichende Bedingung für eine erfolgreiche Psychotherapie.[130] Spezifische psychotherapeutische Theorien, Techniken und Interventionen werden angesichts dessen keineswegs bedeutungslos – sie stellen wichtige Werkzeuge dar, die aber eben erst auf der Basis einer gelingenden therapeutischen Beziehung greifen. Und auch dort, wo ein positives Beziehungsgeschehen allein schon einen Behandlungserfolg bewirkt, wird die Arbeit des Psychotherapeuten dadurch nicht weniger professionell. Manche Psychotherapieforscher sprechen angesichts der besagten Vergleichbarkeit des praktischen Erfolges verschiedener Therapieschulen von einem „Äquivalenzparadoxon" (Slunecko 2009, 18). Die Vorstellung, ein wesentlicher Effekt von Psychotherapie beruhe „lediglich" auf einer bestimmten Form von zwischenmenschlicher Beziehung, verursacht offenbar ein gewisses wissenschaftstheoretisches Unbehagen.[131] Doch was heißt hier lediglich? Ist diese Beziehungskompetenz nicht etwas vom Höchsten und Wertvollsten, was Menschen vermögen? Freilich – und vielleicht stoßen sich die Forscher eben daran – nicht nur PsychotherapeutInnen. Sein-lassende Beziehungen gibt es natürlich auch im privaten Miteinander sowie im Rahmen von sozialen, pädagogischen und sonstigen Dienstleistungen, und sie erfüllen auch hier diverse psychotherapeutisch relevante (v.a. präventive) Funktionen. Psychotherapie stellt gewissermaßen den Versuch einer *Institutionalisierung* und *Professionalisierung* dieser spezifischen Beziehungsgestaltung dar, die sich prinzipiell überall ereignen kann.[132]

---

130 Ein ähnlicher Zusammenhang wird auch in jenen medizinischen Feldern immer deutlicher, wo es um vermeintlich rein körperliche Beschwerden geht. Positive Auswirkungen der Arzt-Patienten-Beziehung werden hier beispielsweise als gute „compliance" des Patienten oder als „Placeboeffekt" beschrieben. Dass Placebos sogar noch bei chirurgischen Eingriffen eine große Rolle spielen können, ist mittlerweile klar erwiesen (vgl. dazu etwa den Artikel „Die Aufschneider" in der Süddeutschen Zeitung vom 24.05.2014).

131 Freud selbst spricht in diesem Zusammenhang von der großen Bedeutung der (Übertragungs-)Beziehung zwischen Therapeutin und Klient als einer „für unsere Wissenschaftlichkeit beschämenden Korrektur", die „unsere Berechnungen über den Haufen [wirft]. Könnte es sein, daß wir den wichtigsten Posten aus unserem Ansatz weggelassen haben?" (Freud 2000, Bd. I, 425)

132 Der österreichische Psychologe, Psychoanalytiker und Schriftsteller Walter Toman (1920–2003) will in seinem Buch *Psychotherapie im Alltag* „den Beweis erbringen, daß klassische Psychotherapie nicht so ungewöhnlich ist, wie manche

Was zeichnet nun also die therapeutische Beziehung bzw. ihre Äquivalente außerhalb von Psychotherapie im engeren Sinn aus? Was macht sie „tragfähig"? Was verbirgt sich hinter Schlagworten wie Wertschätzung, Anteilnahme, Empathie etc., die oft zu ihrer Charakterisierung herangezogen werden?

2.2.5. Charakteristika der therapeutischen Beziehung

Die allgemeinste Grundlage einer therapeutischen Beziehung besteht schlichtweg darin, dass ein hilfesuchender Mensch von einem anderen Menschen „erneut das ‚du!' hört, das Wort, das e[r] sich nicht selbst sagen kann, jedenfalls nicht in ursprünglicher Weise". Damit ist nicht das bloße Aussprechen dieses bestimmten Wortes gemeint, das ebenso gut gedankenlos und ohne Wirkung bleiben kann, sondern eine ausgezeichnete Form der persönlichen Ansprache, die mitunter auch ganz ohne Worte auskommt, ihr Gegenüber aber in besonderer Weise meint. „In ursprünglicher, freigebender Weise gesprochen, enthält so ein ‚du' immer die Botschaft ‚Es ist gut, dass du da bist!'" (Haeffner 2005, 105f.) Im Folgenden gehen wir der Frage nach, worin konkret sich dieses „Du"-Sagen der Therapeutin realisiert, freilich ohne Anspruch auf eine vollständige Beantwortung und möglichst allgemein, im Hinblick auf verschiedene therapeutische Ausrichtungen.

Bezüglich unserer eigenen Fragestellung nach der Schönheit (in) der Psychotherapie erweist sich dabei v.a. ein Aspekt als besonders bedeutsam: Das Beziehungsverhalten des Therapeuten zeichnet sich durch eine geschulte Wahrnehmung von und einen nicht-alltäglichen Umgang mit *zwischenmenschlichen Übertragungen* aus. Das gilt in der einen oder anderen Weise auch dann, wenn der Begriff der Übertragung nicht explizit und im klassischen psychoanalytischen Sinn verwendet wird, „wonach vom Patienten unbewusste, positive oder negative Wünsche, Phantasien und Beziehungsmuster, die ursprünglich gegenüber wichtigen Bezugspersonen bestanden (z.B. Eltern), in Bezug zum Therapeuten gesetzt (auf ihn übertragen) werden" (Margraf/Müller-Spahn 2009, 858).[133] So weisen mittlerweile etwa auch Verhaltenstherapeuten darauf hin, dass in ihrer Arbeit Übertra-

Psychotherapeuten behaupten. Klassische Psychotherapie kommt auch im Alltag vor, und sie tut in ihrer Gesamtheit für die Menschen vielleicht mehr als die gesamte offizielle Psychotherapie." (Toman 1991, 7)

133 „Der Psychoanalyse kommt das Verdienst zu, die Therapeut-Patient-Beziehung mit dem Konzept der Übertragung pointiert thematisiert zu haben, es lassen sich aber nicht alle Aspekte der Therapeut-Patient-Beziehung darunter fassen." (Häcker/Stapf 2009, 1011)

gungsphänomene „nicht übergangen werden [dürfen], auch wenn die Terminologie nicht aus der Verhaltenstherapie stammt." (Margraf 1996, 439) Man spricht hier z.B. vom sogenannten „Übertragungstest", bei dem „die Patientin die Therapeutin dazu ein[lädt] bzw. provoziert [...], sie auf dieselbe negative Art zu behandeln wie sie von ihren Eltern behandelt wurde", wobei „sie sich unbewusst [wünscht], dass die Therapeutin auf solche Angebote nicht eingeht." (Parfy u.a. 2003, 127)

Ähnlich verhält es sich mit vielen der im Folgenden herangezogenen Begriffe: Ursprünglich von Sigmund Freud geprägt, wurden und werden sie seit rund einhundert Jahren fortwährend ausdifferenziert und weiterentwickelt, innerhalb wie außerhalb der Psychoanalyse. Der Rückgriff auf Freud im Kontext unserer Fragestellung erklärt sich v.a. aus dieser historischen Vorrangstellung, zielt jedoch, was die jeweilige Sache angeht, explizit über die Grenzen der Psychoanalyse (als einer von mittlerweile vielen verschiedenen Psychotherapieschulen) hinaus.

In diesem Sinn kann also mit gutem Recht behauptet werden, dass Übertragungsprozesse „Voraussetzung jeder Psychotherapie" sind, freilich „auch zur Störung der Therapie werden" können (Häcker/Stapf 2009, 1039).

> „In jeder Form der Psychotherapie spielt die Übertragung [...] eine entscheidende Rolle, oft allerdings unerkannt und unkontrolliert. [...] Doch was hier in der Psychotherapie geschieht, ist nur ein besonders deutliches Beispiel für wichtige und typische Vorgänge im täglichen Leben. Wahrscheinlich geht in jede Beziehung, die wir neu zu Menschen anknüpfen, eine Art Übertragung ein." (psychology48.com, Stichwort „Übertragung")

Übertragungen prägen demnach nicht nur bestimmte therapeutische, sondern (mehr oder weniger) alle Formen von zwischenmenschlicher Beziehung. Sie bilden gewissermaßen „eine Symphonie [...], in der sich die Destillate unserer Beziehungen zu Themen vereinen, die zur Grundmelodie unseres Lebens werden und sich leitmotivisch, je nach intersubjektivem Kontext, abwechseln." (Jaenicke 2006, 168) Einige besonders plakative Beispiele mögen dies verdeutlichen: Eine Frau, die als Kind in ihrem Vater keine verlässliche Bezugsperson fand, hegt die damals empfundene Unsicherheit und Angst nun auch gegenüber ihrem Ehemann, obwohl ihr dieser auch in schwierigen Situationen beisteht. Ein Mann, der sich als Knabe gegenüber seinem großen Bruder nie richtig durchsetzen konnte, verspürt dieselbe Neigung zu Auflehnung und Rebellion, dasselbe Gefühl von Unterlegenheit und erlittenem Unrecht nun auch gegenüber anderen Autoritätspersonen, etwa seinem Arbeitgeber, auch wenn dieser sich gar nicht repressiv verhält. Analog werden freilich auch positive Gefühle, Wünsche und Beziehungsmuster übertragen. Wenn der Vater des kleinen Mädchens etwa besonders liebevoll und vertrauenswürdig war, erhält wahrscheinlich ihr späterer Partner einen entsprechenden Vertrauensvorschuss (den er womöglich realiter wiederum gar nicht verdient).

Welche Übertragungen in welchen Situationen wirksam werden, hängt von vielen individuellen Variablen ab; oft reicht schon eine Ähnlichkeit in der Stimme oder sonstigen sinnlichen Erscheinung, und plötzlich erscheint uns der eine, gerade gegenwärtige Mensch im Lichte eines anderen, abwesenden, vergangenen. Der Psychotherapeut als jemand, der viel über seine KlientInnen erfährt und vergleichsweise wenig von sich selber preisgibt, stellt diesbezüglich eine offene Projektionsfläche dar und provoziert insofern das Zustandekommen von Übertragungen. Seine Rolle als Experte und Helfer begünstigt *positive* Übertragungen, die für das Gelingen des therapeutischen Prozesses von großer Bedeutung sind. Die Bereitschaft der Klientin, sich aktiv mit ihrer Problemgeschichte auseinanderzusetzen, die verschiedenen Herausforderungen im Laufe einer Therapie auf sich zu nehmen, darin gewonnene Einsichten umzusetzen etc. steigen in dem Ausmaß, als sie dem Therapeuten Kompetenz, Einfühlungsvermögen, Wohlwollen und ähnliche positive Prädikate zuschreibt – und ihn dabei oft über die realen Verhältnisse hinaus idealisiert. Diese von der Psychoanalyse sogenannte „Übertragungsliebe“[134] der Klientin verleiht dem Therapeuten große Macht und Suggestionskraft, mit der dieser entsprechend bewusst und verantwortungsvoll umzugehen hat.[135]

Zugleich findet sich die Therapeutin aber immer wieder auch mit *negativen* Übertragungen konfrontiert – bis zu einem gewissen Grad ein ebenfalls erwünschter Prozess, im Zuge dessen die spezifische Problematik des Klienten sich oft erst in vollem Ausmaß erschließt. Vergangene Konflikte, die für das Zustandekommen und die Aufrechterhaltung psychischer Leiden mitverantwortlich sind, werden von den Betroffenen oft nicht unmittelbar erinnert, *reinszenieren* sich aber in der Beziehung zur Therapeutin. Im Medium der Übertragung werden sie zugänglich und bearbeitbar.[136] Es

---

134 Zur „Übertragungsliebe“ schreibt Freud in einem Brief an C.G. Jung aus dem Jahr 1906: „Ihnen wird es nicht entgangen sein, daß unsere Heilungen durch die Fixierung einer im Unbewußten regierenden Libido zustande kommen (Übertragung) […]. Es ist eigentlich eine Heilung durch Liebe.“ (McGuiere/Sauerländer 1974, 13) Und an einer anderen Stelle heißt es bei Freud: „Jede psychoanalytische Behandlung ist ein Versuch, verdrängte Liebe zu befreien, die in einem Symptom einen kümmerlichen Kompromißausweg gefunden hatte.“ (Freud 2000, Bd. X, 80)

135 Die Suggestion der Therapeutin in der Übertragungsbeziehung unterscheidet sich von jener in der Hypnose in einigen wichtigen Punkten, vgl. dazu bereits Freud 2000, Bd. I, 431ff.

136 Freud hat zunächst die Übertragung „zu den ‚Haupthindernissen‘ gerechnet, die sich dem Erinnern des verdrängten Materials widersetzen“

kommt also gewissermaßen zu einer „Neuproduktion der Krankheit" unter veränderten Vorzeichen: in einem geschützten Rahmen, mit dem Therapeuten als Beziehungspartner, der den Ausgang des sich wiederholenden Konflikts in eine andere, positive Richtung zu lenken versucht – nicht nur durch Deutung, Bewusstmachung der Übertragung und andere spezifische Interventionen, sondern v.a. indem er wiederum auf eine bestimmte (wir können sagen: schöne) Weise *in Beziehung* zur Klientin tritt. „Der Mensch, der im Verhältnis zum Arzt normal und frei von der Wirkung verdrängter Triebregungen geworden ist, bleibt auch so in seinem Eigenleben, wenn der Arzt sich wieder ausgeschaltet hat." (Freud 2000, Bd. I, 427f.)

In den Übertragungen wird einmal mehr die spezifische Zeitlichkeit des Menschen deutlich, die, wie wir gesehen haben, durch ein Ineinander von Vergangenheit, Gegenwart und Zukunft gekennzeichnet ist.[137] Es handelt sich dabei gewissermaßen um eine Form des impliziten Erinnerns, das eben nicht aus historisch-reflexiver Distanz heraus geschieht, den eigenen Vergangenheitsbezug verkennt und insofern frühere mit aktuellen Erlebnissen vermischt. Eine derartige *Anreicherung* der Gegenwart mit Eindrücken aus der Vergangenheit ist bis zu einem gewissen Grad unvermeidbar

---

(Laplanche/Pontalis 1980, 554), betont aber im Laufe der Zeit immer mehr, „daß gerade sie [die Übertragungsphänomene] uns den unschätzbaren Dienst erweisen, die verborgenen und vergessenen Liebesregungen der Kranken aktuell und manifest zu machen, denn schließlich kann niemand *in absentia* oder *in effigie* erschlagen werden." (Freud 2000, Ergänzungsband, 168)

137 Im *Zauberbaum*, einem „epische[n] Versuch zur Philosophie der Psychologie", lässt Peter Sloterdijk seinen Protagonisten Jan van Leyden erschütternde Einblicke in die Zeitlichkeit des menschlichen Daseins gewinnen: „Seit ich sah, wie jene Schauspielerin aus der Rolle fiel und auf eine andere Bühne ihres Lebens hinüberwechselte, ist mein Vertrauen zu unserem gewöhnlichen Zeitbewußtsein zerstört. Das macht uns glauben, wir wanderten immer in einer Richtung geradeaus wie auf einer französischen Königsroute. In Wahrheit springen wir aber ständig zwischen den verschiedensten Zeiten hin und her. Gibt es nicht offenkundig Zeitstücke, die aus dem Band der Straße herausgeschnitten werden und die plötzlich am anderen Ort als Transplantate der Zeit wieder auftauchen, so wie in einem Kanon bekannte Melodieteile wiederkehren? Vielleicht hat auch die Zeit ihre unsichtbaren Nebenzeiten, und vielleicht müssen wir die allgemeine Uhrzeit multiplizieren mit unzähligen verborgenen Kalendern? [...] Vor welcher Akademie dürfte man denn die Zeit auf den Seziertisch legen und ihr Gedärm freilegen unter den kritischen Augen ernster Professoren? Sehen Sie, höre ich mich in meinem peinlichen Alptraum zu den Professoren sagen, die Zeit hat zahlreiche Mägen, sie ist Wiederkäuerin von Natur aus [...] – sie ist ein durch Jahrtausende geschlungener Darm, ein grotesker Tubus, an dessen Ausgang die frühesten Ereignisse nur ein klein wenig variiert oder maskiert wieder zutage treten! *Ex excrementis sapientia, ex similitudine ordo mundi, in origine repetitio!* Ist das nicht ein Hohn auf alle überlieferten Begriffe, meine Herren, was werden Sie daraus folgern?" (Sloterdijk 1987, 118f.)

und produktiv. Übertragungen sind „Bestandteil des fundamentalen menschlichen Strebens, Erfahrung zu organisieren und Bedeutungen zu erzeugen" (Jaenicke 2006, 168); sie pauschal als Wiederholungszwang, psychischen Abwehrmechanismus (Widerstand) oder Ähnliches zu pathologisieren, zeugt von veralteter psychoanalytischer Theoriebildung.[138] Als eine weitgehende *Überformung* der Gegenwart können Übertragungen jedoch, wie die obigen Beispiele andeuten, zu großen Missverständnissen und leidvollen Konflikten führen, die sich in der Regel nicht „vernünftig" und aus der jeweiligen Situation heraus klären lassen, weil ihr Ursprung anderswo liegt. Vor dem Hintergrund ihrer Angst wird Frau X im ersten Beispiel ihren Mann womöglich permanent verdächtigen und unter Druck setzen, ihm (implizit) Vorwürfe machen für etwas, das *er* gar nicht getan hat – bis er vielleicht irgendwann tatsächlich „untreu" wird und damit ihre negative Erwartung erfüllt („projektive Identifikation").

Eines der Hauptanliegen von Psychotherapie besteht eben darin, solche Negativspiralen zu durchbrechen. Angenommen, Frau X würde einen Psychotherapeuten aufsuchen und mit der Zeit auch in ihrer therapeutischen Beziehung ähnliche Ängste des Verlassenwerdens, Hilflosseins etc. wiedererleben und auf den Therapeuten übertragen (hier z.B. auch in Form einer besonderen Beflissenheit, gefällig zu sein, alles recht zu machen ...), so hätte dieser ganz andere Möglichkeiten, auf ihr Beziehungsverhalten zu reagieren als der besagte Ehemann im gemeinsamen Alltag.

Übertragungen „verursachen" Gegenübertragungen, die ihrerseits oft unbewusst oder diffus emotional bleiben. Die Angst und die daraus hervorgehenden (impliziten) Anschuldigungen von Frau X rufen entsprechend (implizites) Unbehagen bei ihrem Mann hervor, das sich in unterschiedlichen Reaktionsweisen niederschlagen kann, etwa in Ärger, Rechtfertigung und Streit, oder auch in Schuldgefühlen und Unterwerfung. Solche Gegenübertragungen empfindet freilich auch der Psychotherapeut, der allerdings gelernt hat, anders damit umzugehen, methodisch damit zu arbeiten. Ein Gutteil seiner Professionalität besteht darin, ein immer feineres Sensorium für seine eigenen Gefühle, Regungen, Phantasien und Einfälle im Austausch mit seinen KlientInnen zu entwickeln.

---

[138] Neuere Strömungen innerhalb der Psychoanalyse, etwa die Intersubjektivitätstheorie, berücksichtigen zunehmend auch das Entwicklungspotential, das PatientInnen mit ihren Übertragungen zum Ausdruck bringen. „Die Frage, die wir uns stellen müssen, lautet, ob wir es mit der Sehnsucht des Patienten nach einer neuen Selbstobjekt-Erfahrung zu tun haben, mit seiner Hoffnung, einen arretierten Entwicklungsprozess wieder aufnehmen und weiterführen zu können, oder ob wir mit einer Übertragungsangst konfrontiert sind, das heißt mit der Befürchtung des Patienten, das ursprüngliche Entwicklungstrauma erneut durchleben zu müssen." (Jaenicke 2006, 170)

Dabei greift er v.a. auch auf jenes „sympathetisch resonante" Verstehen zurück, von dem bereits im Zusammenhang mit der ästhetischen Erfahrung die Rede war (Kap. V.2.1.3.). Verstehen heißt auch hier nicht nur und nicht primär, das jeweils objektiv Gegebene, Gesagte etc. „gemäß bekannten Regeln zum Zeichen für etwas Mitgeteiltes stempeln." Solch ein äußerlich „ablesendes" Verstehen kann für bestimmte therapeutische Anwendungen sehr hilfreich, ja unentbehrlich sein. Die moderne Medizin beruht weitgehend auf dieser Art des „ablesenden" Verstehens, ihre Diagnose- und Behandlungstechniken vom Fieberthermometer bis zur Kernspintomographie, vom Sportgips bis zum Antidepressivum sind großteils technisch-apparativ bzw. medikamentös vermittelt. Die immer lauter werdende Forderung nach einer diesem Verstehenstypus entsprechenden „evidenzbasierten" Vorgehensweise erweist sich schon im Bereich des Medizinischen mitunter als fragwürdig. Vollends verfehlt wäre es, dieses Wissensideal, nur weil es sich in der Medizin und anderen Disziplinen in gewisser Hinsicht bewährt, pauschal auch auf den Bereich der Psychotherapie übertragen zu wollen.

Während das „ablesende" Verstehen „vielleicht Aufmerksamkeit verlangt, aber sonst mit kühler Distanz und unbewegtem Gleichmut verträglich ist", ja diese oft geradezu bedingt, verlangt das Verstehen der Psychotherapeutin eine Haltung, die man mit Hermann Schmitz als „sympathetisch, resonant oder mitschwingend" bezeichnen kann. „Dabei würde sich das verstehende Subjekt den leisen Anregungen wenig präzis artikulierter Ausdruckszeichen gleichsam öffnen und diese durch eine im Miterleben erfolgende Resonanz irgend welcher Art so ausbilden oder verstärken, daß ihm erst dadurch das Verständnis des Ausgedrückten aufginge." (Schmitz 1989, 186f.)

Ganz ohne Rückgriff auf die Sprache der Psychoanalyse beschreibt Schmitz hier das Spiel von Übertragung (die „leisen Anregungen wenig präzis artikulierter Ausdruckszeichen") und Gegenübertragung (eine „im Miterleben erfolgende Resonanz irgend welcher Art") phänomenologisch als „leibliche Kommunikation" – ein Phänomen, das wiederum aus der alltäglichen zwischenmenschlichen Erfahrung hinlänglich bekannt ist. Es war bereits die Rede davon, inwiefern wir etwa „[d]en verhaltenen Zorn, den Ärger, das Unbehagen eines Anderen [...] nicht bloß an dessen Gesichtsausdruck oder anderen Symptomen der Gestalt und des Benehmens, sondern ebenso oder eher noch am eigenen peinlichen, befremdeten oder erschrockenen Betroffensein", d.h. unmittelbar am eigenen Leib spüren.

> „Dem eigenen leiblichen Befinden entnimmt der Feinfühlige manchmal direkter und subtiler etwas über den Gesprächspartner, als der Beobachtung [...]. Dazu befähigt sie das in ihrer Einleibung mit dem Betreffenden sich bildende leiblich-dialogische Ganze, in dem der fremde Anteil so gut wie der eigene ins Gewicht

fällt […]: Man spürt den Anderen am eigenen Leibe, indem man sich eigentümlich berührt fühlt." (Schmitz 1985, 89)

Die Fähigkeit des leiblich-unbewussten Verstehens und Kommunizierens, das eben nicht in erster Linie davon abhängt, „was sich an dem ausdrückenden Objekt ablesen läßt, sondern von dem, was dieses Objekt dem Verstehenden […] leiblich spürbar antut" (Schmitz 1989, 199), ist für die Arbeit der Psychotherapeutin von entscheidender Bedeutung. Ihre subjektiven, oft auch leiblich vermittelten Empfindungen (Gegenübertragungen) stellen gerade kein auszumerzendes Hindernis, sondern im Gegenteil eine erwünschte und wertvolle Erkenntnisquelle dar.[139] Die eigene Befindlichkeit wird nicht methodisch ausgeklammert und einem fragwürdigen Ideal von Wissenschaftlichkeit geopfert, sondern in ihrer welterschließenden Kraft (vgl. Kap. III.2.1.) ernst genommen und fruchtbar gemacht.

Durch das Mitvollziehen und emotionale Resonieren des Therapeuten können sich die „wenig präzis artikulierte[n] Ausdruckszeichen" seiner Klientin „so ausbilden oder verstärken, daß ihm erst dadurch das Verständnis des Ausgedrückten aufginge." Das auf diese Weise gewonnene Verständnis kann der Therapeut nun in seine Arbeit mit einbeziehen, es seiner Klientin je nachdem als Deutung, Frage, Anregung, Ratschlag etc. wieder „zurück" geben – diesbezüglich unterscheiden sich die einzelnen Therapieschulen mitunter beträchtlich. Er stellt sich also gleichsam als

139 Wie wichtig und dennoch weitgehend unerschlossen diese Erkenntnisquelle immer noch ist, verdeutlicht der Psychiater und Philosoph Thomas Fuchs anhand eines eindrucksvollen Beispiels aus der psychiatrischen Diagnostik. Im Rahmen einer Studie wurden 59 psychiatrische PatientInnen, die einen Suizidversuch überlebt hatten, von einer Psychiaterin interviewt, die aufgrund ihres Expertenwissens das jeweilige Risiko eines erneuten Suizidversuches einschätzen sollte. Die Interviews wurden auf Video aufgezeichnet, sodass auch der leibliche Ausdruck der Psychiaterin analysiert und mit ihren bewussten Einschätzungen verglichen werden konnte. Das Ergebnis ist verblüffend: „Während ihre bewusste Voraussage nach dem Interview nur auf dem Zufallsniveau lag, hatten ihre unbewussten körperlichen Signale eindeutigen prädiktiven Wert. So konnte die Dauer ihres besorgten Gesichtsausdrucks (Stirnrunzeln) 17 der insgesamt 21 Patienten, also 81% richtig prädizieren; das gleiche Resultat ergab sich, wenn die gesamte mimische und motorische Aktivität der Psychiaterin als Zeichen für ihre emotionale Involviertheit herangezogen wurde. Pointiert lässt sich die Schlussfolgerung formulieren: Der Körper der Psychiaterin wusste besser, wie gefährdet ein Patient tatsächlich war, als sie selbst." Daraus ergibt sich die dringliche Forderung, „Psychiatern und Psychotherapeuten ein verfeinertes Sensorium für ihre eigenen zwischenleiblichen Reaktionen zu vermitteln, so dass sie ihren eigenen Körper als Wahrnehmungsinstrument, gewissermaßen als ‚Beziehungs-Seismograph' nutzen können. Sie wären damit in der Lage, ungleich mehr von der Wirklichkeit des Patienten wahrzunehmen, als es auf der bewusst-verbalen Ebene möglich ist." (Fuchs 2003, 11f.)

„emotionalen Resonanzraum" zur Verfügung, spürt dabei etwas am eigenen Leib, das mit seiner Klientin zu tun hat, zu tun haben *kann* (in dieser Hinsicht genau zu prüfen und vorsichtig zu urteilen, gehört zu seiner Professionalität und unterscheidet ihn von anderen Menschen, die sich unkritisch und v.a. dann gerne auf ihr „Gefühl" berufen, wenn sie in zwischenmenschlichen Konflikten in argumentativen Notstand geraten). Seine eigenen Regungen, Gefühle und Gedanken können Aufschluss geben über deren Persönlichkeit, Befindlichkeit, Beziehungsverhalten wie auch über die „Stimmigkeit" ihrer expliziten Äußerungen. Auf diese Weise erschließt sich eine Fülle an Informationen, die auf direktem Weg nicht zugänglich oder mitteilbar wären. Dabei wird die Klientin nicht nur mit sich selbst vertrauter, sich selbst durchsichtiger, indem sie bestimmte Aspekte ihres Beziehungsverhaltens besser kennen und verstehen lernt – sie macht zugleich eine neue, „korrigierende" Beziehungserfahrung mit dem Therapeuten, der sie nicht wie viele andere Menschen verurteilt, geringschätzt, auslacht, angreift, ausnützt, verlässt etc., sobald sich ihre spezifische Problematik im Zwischenmenschlichen niederschlägt.

Das Spiel von Übertragung und Gegenübertragung bestimmt das Miteinander von uns Menschen, insofern wir uns in gemeinsamer leiblicher Anwesenheit aufeinander beziehen und dabei unbewusst beliebig weit in die Vergangenheit „ausholen". Die therapeutische Beziehung unterscheidet sich von der alltäglichen in erster Linie dadurch, dass die Unmittelbarkeit dieses Spiels ein Stück weit unterbrochen wird. Die Therapeutin *hat* nicht nur bestimmte Regungen und Gefühle, sie *spürt* diesen gezielt und bewusst nach. Sie agiert ihre Regungen nicht blindlings aus, sondern reflektiert und befragt sie daraufhin, was sie selbst und was ihr Gegenüber damit zu tun hat, welche Spuren von früheren Beziehungen sich darin abzeichnen. Sie nimmt Äußerungen, Handlungen und Gefühlsausdrücke, die vordergründig ihr gelten, nicht persönlich und für bare Münze, sofern sie ahnt, dass hier eigentlich jemand anderes gemeint ist, den sie gewissermaßen als Platzhalterin vertritt. Dadurch gewinnt sie die nötige Distanz und den nötigen Spielraum, um sich ihrem Klienten gegenüber freier verhalten, seine „maladaptiven" Beziehungszirkel unterbrechen, aufzeigen, erweitern, variieren, „korrigieren" zu können. Das alles tut sie nicht primär zur Befriedigung ihrer eigenen Beziehungsbedürfnisse nach Zuwendung, Anerkennung, Liebe, sondern im Hinblick auf das Wohlergehen ihres Klienten. Dieses gewissermaßen „dienende" Verhältnis kommt bereits in der Etymologie des Wortes „Therapie" zum Ausdruck.[140] Einem anderen Menschen „dienen", ihn als Person mit zur Geltung bringen, ihn schonen im Sinne

[140] „‚Heilbehandlung' (< 18. Jh.). Entlehnt aus gr. *therapeía*, eigentlich ‚Dienen, Dienst', aus gr. *therápōn* m. ‚Diener, Gefährte'." (Kluge 1995, 823)

von „schön behandeln“[141], impliziert wiederum keine Selbstlosigkeit – die Therapeutin bezieht hoffentlich auch für sich persönlich immer wieder wertvolle Impulse aus ihrer Arbeit, darüber hinaus wird sie finanziell dafür entlohnt.

Das (Gegen-)Übertragungsgeschehen zwischen Therapeutin und Klient ist nicht für die Behandlung aller psychischen Probleme gleichermaßen bedeutsam, es wird etwa in der Arbeit mit einer Borderline-Persönlichkeit eine weit größere Rolle spielen als bei der Desensibilisierung einer Schlangenphobie. Doch auch derart spezifische Interventionen gelingen bevorzugt auf dem Boden einer „tragfähigen“ therapeutischen Beziehung (einmal ganz abgesehen von der Frage, ob nicht auch eine scheinbar klar umrissene Angst vor Schlangen bei näherem Hinsehen in ein vielschichtiges, mehrdimensionales Problemfeld mündet, das wiederum auf die Grundpfeiler zwischenmenschlicher Bindung und Beziehung verweist). Es gibt aber auch Grenzen und gewisse Kontraindikationen für ein beziehungszentriertes therapeutisches Vorgehen nach klassischem (psychoanalytischem) Vorbild. So weist etwa der Psychotraumatologe Ulrich Sachsse darauf hin, dass Menschen mit schweren posttraumatischen Störungen, deren Traumatisierung aus früheren Beziehungen mit nahestehenden Personen herrührt, durch das Naheverhältnis zur Therapeutin erneut retraumatisiert werden können, v.a. wenn es darin zu ausgeprägter Idealisierung, persönlicher Abhängigkeit und dem Erleben von Beziehungsabbruch (z.B. bei Beendigung der Therapie) kommt.

> „Wenn sie in alte Zustände hineinrutschen, ‚getriggert‘ sind, gehört es gerade zu ihrem Krankheitsbild, dass sie die Realitäten vom Hier-und-Jetzt nicht auseinanderhalten können vom Dort-und-Damals. Sie sind im falschen Film, erfahren eine Realitätskonfusion und erleben aktuelle Beziehungen auf der inneren Wahrnehmungsschablone der Vergangenheit ohne die Möglichkeit zur selbstkritischen Distanz, zur Selbstreflexion, zum gelassenen Anschauen ihrer selbst und ihrer Beziehungskonstellationen. Sie schaffen es nicht, die Erwachsenenebene aufrechtzuerhalten und die Realitätsverwirrung aufzulösen – nicht einmal mit therapeutischer Unterstützung.“ (Sachsse 2013, 187)

Grundvoraussetzung für ein produktives Arbeiten auf der Basis einer therapeutischen (Übertragungs-)Beziehung ist demnach die *ausreichende* Fähigkeit des Patienten zur „therapeutischen Ich-Spaltung“, zum Wechsel

---

[141] Die Etymologie des Wortes „Schonen“ zeigt nicht nur einen Bezug zum Schönen, sondern darin auch einen Übergang vom ästhetischen „Schmücken“ zum zwischenmenschlichen „Pflegen“: „Eigentlich eine Ableitung zu *schön*, also ‚schön behandeln o.ä‘. Das althochdeutsche Verb bedeutet ‚schmücken‘, die Bedeutungsentwicklung kann also über ‚schmücken‘, ‚pflegen‘ zu ‚schonen‘ gekommen sein. Auffällig ist aber die frühe Anwendung auf Personen.“ (Kluge 1995, 740)

zwischen unmittelbarem (Wieder-)Erleben und reflexiver Meta-Ebene, zwischen Dort-und-Damals als Kind und Hier-und-Jetzt als Erwachsener. Eine *gewisse* Realitäts- und Zeitverschiebung liegt den allermeisten psychischen Belastungen zugrunde und stellt an sich noch keinen Einwand gegen beziehungszentriertes therapeutisches Vorgehen dar, im Gegenteil. Wird die Verwirrung jedoch absolut und unhintergehbar, empfiehlt sich eine zwar nicht gänzlich andere, aber doch modifizierte Vorgehensweise.[142]

Auf welchen Voraussetzungen beruht nun die oben skizzierte therapeutische Beziehungskompetenz? Mehr noch als das theoretische Wissen um die Natur solcher Übertraguns- und Gegenübertragungsprozesse zählt dabei die praktische Selbsterfahrung in Form von Eigentherapie und laufender Supervision, in der die Therapeutin selbst als Rat- und Hilfesuchende in eine professionelle Beziehung tritt, ihre eigene Beziehungsgeschichte besser kennen lernt, um in weiterer Folge auch immer feiner differenzieren zu können, was sie selbst in einen therapeutischen Prozess mit hinein nimmt, und was von ihren KlientInnen an sie heran und auf sie übertragen wird. Diese Kompetenzen der Selbsterfahrung, Selbstkritik und Selbsterkenntnis und damit einhergehend der Differenzierung zwischen Ich und Du, Mein und Dein, sind Grundbestandteil jeder Psychotherapieausbildung, darüber hinaus freilich wiederum nicht nur Psychotherapeut-Innen vorbehalten – jeder Mensch kann sie kultivieren und dadurch beziehungs- und liebesfähiger werden. Ein therapeutisches Setting schafft zusätzlich besonders günstige, eigens daraufhin angelegte Bedingungen, die im Alltag oft nicht gegeben und auch beim besten Willen nicht zu bewerkstelligen sind. In privaten Beziehungen wie in dem Beispiel zwischen Frau X und ihrem Ehemann ist es schwer bis unmöglich, jene professionelle Distanz einzunehmen und aufrechtzuerhalten, die es erlauben würde, bestimmte Beziehungsangebote im obigen Sinn nicht „persönlich" zu nehmen, sein Gegenüber nicht auch im Hinblick auf die Befriedigung der eigenen Beziehungsbedürfnisse zu sehen und zu behandeln etc.

142 Sachsse verweist hier, im Hinblick auf Menschen mit schwerer posttraumatischer Belastungsstörung, v.a. auf die Arbeit mit dem „Inneren Kind", bei der die PatientInnen selbst in einer möglichst erwachsenen Position gehalten und „die primitiven Übertragungen bzw. die pathologischen Prozesse in den Phantasiebereich, auf die Innere Bühne, in einen dritten Therapie-Raum" verlagert werden. „Unser ideales Modell besteht darin, dass zwei erwachsene Menschen, die Patientin und die Therapeutin, sich fürsorglich um die Therapie für ein traumatisiertes Kind kümmern." (Sachsse 2013, 188f.)

2.2.6. Was ist daran schön?

Damit kommen wir erneut auf unsere Überlegungen zur Schönheit zurück. Wir erinnern uns: Schönheit scheint überall dort auf, wo Seiendes in seinem „Eigensein" und „Eigensinn", „an-ihm-selbst" und „von-ihm-selbst-her" zur Geltung kommt. Dazu bedarf es einer Öffnung vonseiten der Erfahrenden, eines aktiven Zur-Geltung-*Bringens* und Sein-Lassens, dem es nicht (nur) um eigene Interessen, sondern wesentlich auch um die Sache selbst geht. Nur der Mensch vermag solches Sein-Lassen, wie er auch selbst in besonderer Weise darauf angewiesen bleibt, von anderen Menschen sein-gelassen zu werden. Deshalb bildet die Liebe, als das Sein-Lassen zwischen Mensch und Mensch, das „ursprüngliche Phänomen des Schönen".

Dem „Eigensein" und „Eigensinn" eines Seienden entgegen steht dessen Überformung durch sachfremde Interessen, Hinblicknahmen, Methoden – seine Instrumentalisierung im weitesten Sinn. Diese kann schlicht ästhetisch bedauerlich (wenn wir z.B. ein Lagerfeuer *bloß* als Kochgelegenheit betrachten, die darauf zubereitete Speise *nur* unseren Hunger stillt), darüber hinaus aber auch moralisch bedenklich sein, wenn es um den Umgang mit Menschen oder anderen Lebewesen und natürlichen Ressourcen geht. Ästhetisches Sein-Lassen zielt in erster Linie darauf ab, jemand oder etwas in sein *sinnliches Erscheinen* freizugeben. Zwischenmenschliches Sein-Lassen bringt ein *personales Eigensein* zur Geltung, versucht, einem anderen Menschen *gerecht* zu werden. Es gibt viele Möglichkeiten, einem Menschen unrecht zu tun – offensichtliche wie physische Gewalt, Ausbeutung, Versklavung, Folter, und weniger offensichtliche, die gleichwohl oft die nicht durchschaute Grundlage der Ersteren bilden.

Zu den weniger offensichtlichen und doch oft sehr folgenschweren Übergriffen zwischen Menschen zählen auch die verschiedenen Formen von (nicht nur negativer) Projektion und Übertragung, wie in den obigen Beispielen angedeutet. Frau X wird ihrem Mann nicht gerecht, solange sie in ihm vorwiegend ihren „untreuen" Vater sieht. Sie steht ihm zwar physisch gegenüber, ist aber psychisch nicht präsent, ungreifbar, in einer anderen Zeit, an einem anderen Ort – ein kleines Mädchen, das nicht verstehen kann, warum ihr Vater nicht für sie da ist. Ein Stück Vergangenheit, ein Vor-Urteil verstellt ihre Sicht auf die Gegenwart.[143] Sie selbst wird das frei-

[143] Freud spricht in diesem Zusammenhang, angelehnt an C.G. Jung, von einer „*Introversion* der Libido", wobei Libido ganz allgemein die „das Liebesleben bestimmenden Regungen" meint. Diese beziehen sich nun weniger auf die reale Gegenwart als vielmehr auf „ein Klischee (oder auch mehrere), welches im Laufe des Lebens regelmäßig wiederholt, neu abgedruckt wird". „Die Libido hat sich (ganz oder teilweise) in die Regression begeben und die infantilen Imagines wiederbelebt. Dorthin folgt ihr nun die analytische Kur nach, welche die Libido

lich anders sehen und tausend „gute Gründe" finden, die ihr Verhalten rechtfertigen („Rationalisierung"). Im psychotherapeutischen Kontext wird, wie wir gesehen haben, ein spezifischer Umgang mit solchen Übertragungen und Rationalisierungen gepflegt, der das damit verbundene Leiden verringern soll, indem er die Einsicht und Handlungsspielräume der KlientInnen, ihre inneren und äußeren Freiheitsgrade erweitert.

Um noch einmal etwaigen Missverständnissen vorzubeugen: Übertragungen im weitesten Sinn spielen eine unverzichtbare Rolle für den Vollzug unseres Lebens. All unsere gewohnheitsmäßigen Tätigkeiten wie Sprechen, Gehen, Essen, Lesen, Radfahren, Musizieren etc. beruhen darauf, dass wir uns implizit, ohne es zu merken und ohne Bewusstsein des zugrunde liegenden Vergangenheitsbezuges daran erinnern, wie wir dieselben oder ganz ähnliche Handlungen *schon einmal* bzw. schon oft vollzogen haben, um es nun *wieder* so zu machen. Wir wären heillos überfordert, müssten wir uns all dies jedes Mal explizit in Erinnerung rufen, oder gar das sprichwörtliche Rad bei jedem Anlauf neu erfinden. Übertragungen sind also, wenn man so will, die allgemeine Grundlage unserer Lernfähigkeit, im guten wie im schlechten Sinn.

Es wurde wiederholt darauf hingewiesen, dass keine Form von Sein-Lassen im luftleeren Raum schwebt, völlig frei von jeglichen Vorannahmen, Vorerfahrungen und Vorurteilen – niemals können wir vor einem anderen Menschen als einem gänzlich „unbeschriebenen Blatt" stehen. Unsere Vergangenheit eröffnet uns bestimmte Perspektiven, *indem* sie zugleich andere verschließt; diese Perspektivität bestimmt all unser Wahrnehmen und Denken. Daraus folgt aber keineswegs, dass jede Perspektive gleich gültig, wertvoll, wahrhaftig und es somit von vornherein aussichtslos wäre, einer Sache oder einem Menschen in besonderer Weise gerecht werden zu wollen. Es zeichnet den Menschen aus, dass er seinen Vorurteilen und Perspektiven nicht hilflos ausgeliefert ist, sondern sich zu ihnen verhalten, sie bis zu einem gewissen Grad bewusst machen, reflektieren, in Frage stellen und modifizieren kann.

Um ein eben solches Fruchtbarmachen, nicht um ein pauschales Außerkraftsetzen von Übertragung und Gegenübertragung, Projektion und Rationalisierung geht es auch im psychotherapeutischen Prozess. Im Gelingen dieser Arbeit, d.h. in einem Weniger an Vorurteilen und Überformung der aktuellen Lebenswelt mit destruktiven Relikten aus der Vergangenheit, entsprechend in einem Mehr an „Eigensein" und unverstellter Gegenwart liegt die Schönheit der psychotherapeutischen Praxis. Sie betrifft sowohl die Vorgehensweise der Therapeutin als auch die Wirkung beim Klienten:

---

aufsuchen, wieder dem Bewußtsein zugänglich und endlich der Realität dienstbar machen will." (Freud 2000, Ergänzungsband, 159ff.)

Indem sie ihn sein-lässt, d.h. in erster Linie auf besagte Art in Beziehung zu ihm tritt (um auf dieser Basis spezifische Interventionen setzen zu können), lernt auch er, sich neu zu beziehen, auf sich selbst wie auf seine Mitmenschen. Er lernt, Vertrauen zu fassen, sich zu öffnen und mitzuteilen, neue Perspektiven einzunehmen und neue Verhaltensweisen zu erproben. Aufgabe der Therapeutin ist es, dieses neuartige Sich-*Zeigen* ihres Klienten zu be*zeugen*. Damit ist wiederum kein unbeteiligtes Zur-Kenntnis-Nehmen, sondern eine aktive Zuwendung gemeint, die das Sich-Zeigen erst eigentlich ermöglicht und in Gang setzt – ein *Bezeugen* also, das in sich Momente eines *Erzeugens* enthält. Es bildet keinen zusätzlichen und ebensogut entbehrlichen, sondern einen inhärenten Bestandteil des Sich-Zeigens selbst.

Die gesteigerte Beziehungs- und Liebesfähigkeit des Klienten hat zwei zentrale Fluchtpunkte – *Wahrhaftigkeit* (etwas oder jemandem *gerecht* werden) und persönliches *Glück* – die Hand in Hand gehen, mitunter aber auch divergieren können. Frau X wird, indem sie ihre eigene Beziehungsgeschichte besser kennen und die daraus resultierenden Übertragungen relativieren lernt, ihrem Mann eher gerecht, ihn eher sehen können, *wie er ist*, ihn in sein „Eigensein" freigeben. Dieser Zuwachs an Wahrhaftigkeit bleibt aber nicht rein selbstlos, er befreit nicht nur den Ehemann von Misstrauen und ungerechtfertigten Anschuldigungen, sondern entbindet v.a. auch die Klientin selbst von der Last ihrer ständigen Angst und Unsicherheit. In diesem Sinn kann uns die Wahrheit, wie es im Johannesevangelium (8, 32) heißt, tatsächlich „frei machen". Das Glück dieser Freiheit meint allerdings kein bloßes Wohlbefinden. Es kann sehr schmerzhaft und enttäuschend sein, eine persönliche Wahrheit zu entdecken und einzugestehen – auf längere Sicht ist damit allerdings meist eine Steigerung an Lebensqualität im umfassenden Sinn verbunden, die über ein unmittelbar angenehmes Gefühl hinausreicht.

In manchen Fällen mag dies nicht zutreffen und die Wahrheit, wie Nietzsche sagt, „häßlich" und unerträglich bleiben. Hier obliegt es der jeweiligen therapeutischen Ausrichtung bzw. dem Klienten selbst, zu entscheiden, welcher Wert für ihn persönlich höher steht, woraufhin also auch die therapeutische Arbeit in erster Linie abzielen soll. Grundsätzlich erscheint ein rein auf Wahrhaftigkeit ausgerichteter psychotherapeutischer Prozess ebenso fragwürdig[144] wie einer, der nur auf das persönliche Wohl-

---

144 „Nein, dieser schlechte Geschmack, dieser Wille zur Wahrheit, zur ‚Wahrheit um jeden Preis', dieser Jünglings-Wahnsinn in der Liebe zur Wahrheit – ist uns verleidet: dazu sind wir zu erfahren, zu ernst, zu lustig, zu gebrannt, zu *tief* … Wir glauben nicht mehr daran, dass Wahrheit noch Wahrheit bleibt, wenn man ihr die *Schleier* abzieht, – wir haben genug gelebt, um dies zu glauben … Heute gilt es uns als eine Sache der Schicklichkeit, dass man nicht Alles nackt sehn, nicht bei Allem dabei sein, nicht Alles verstehn und ‚wissen' wolle. […] Viel-

befinden der Klientin abzielt, egal welcher Illusionen und Verklärungen es dazu bedarf. Psychotherapie sollte nicht jenem weitverbreiteten Missverständnis zuarbeiten, ein gelingendes Leben sei identisch mit einem durchgängig glücklichen Leben. Das Unglücklichsein lässt sich nicht nur nicht vermeiden, es stellt bis zu einem gewissen Grad einen wertvollen, unverzichtbaren Motor der persönlichen Reifung und Entwicklung dar.[145]

2.2.7. Offenbare und verborgene Schönheit

In diesem Zusammenhang steht auch die Frage, ob im Hinblick auf (vermeintlich) hässliche Dinge, Eigenschaften, Sachverhalte ebenso gesagt werden kann, es sei schön, wenn diese in ihrem „Eigensein" und „Eigensinn" zur Geltung kämen. Gerade psychotherapeutische Prozesse sind ein gutes Beispiel dafür, inwiefern Schönheit weniger bestimmte Inhalte, vielmehr eine spezifische Art und Weise meint, *wie* sich etwas zeigt, ja *dass* es sich überhaupt zeigen kann. Es ist schön, wenn in einer Psychotherapie Raum entsteht gerade auch für das Problematische und Abgründige eines Menschen, z.B. eine Neigung zu Gewalt, die freilich unmittelbar nichts Schönes an sich hat, für den Betroffenen aber sehr wohl irgendeine Funktion erfüllt, zu irgendetwas „gut" ist. Diesen individuellen Sinn gilt es herauszuarbeiten, bewusst zu machen und auf seine tatsächliche Sinnhaftigkeit zu befragen.

---

leicht ist die Wahrheit ein Weib, das Gründe hat, *ihre Gründe nicht sehn zu lassen*? ..." (Nietzsche 1999, Bd. 6, 438f.) Nietzsche weist mit Recht darauf hin, dass ein *gewisses* Ausmaß an Verklärung und Verdrängung im Hinblick auf ein gelingendes Leben durchaus legitim, sogar notwendig ist. Dass *alle* Wahrheit „häßlich" sei und wir insbesondere die Kunst *nur* haben, „damit wir nicht an der Wahrheit zu Grunde gehn" (Nietzsche 1999, Bd. 13, 500), darf hingegen wohl eher als typisch nietzscheanische Zuspitzung und Übertreibung angesehen werden.

145 Vgl. dazu die Bemerkung Freuds, „man möchte sagen, die Absicht, daß der Mensch ‚glücklich' sei, ist im Plan der ‚Schöpfung' nicht enthalten." (Freud 2000, Bd. IX, 208) „Das Programm, welches uns das Lustprinzip aufdrängt, glücklich zu werden, ist nicht zu erfüllen, doch darf man – nein, kann man – die Bemühungen, es irgendwie der Erfüllung näherzubringen, nicht aufgeben." (ebd. 214f.) Seine bereits 1895 gemeinsam mit Josef Breuer veröffentlichen „Studien über Hysterie" beschließt Freud denn auch mit der Bemerkung, es wäre schon viel gewonnen, wenn es im Laufe der Therapie gelingt, „hysterisches Elend in gemeines Unglück zu verwandeln." Für das Unglücklichsein als Bestandteil eines umfassenden, „atmenden Glücks" bzw. gegen die (moderne) Illusion eines „immerwährenden Wohlfühlglücks" plädiert auch Schmid 2012, 49f.

Dass sich also beispielsweise eine Gewaltneigung „an-ihr-selbst" zeigt, bedeutet nun gerade nicht, dass sie blind und unreflektiert ausgelebt wird, *überdeckt* wiederum von früheren (oft ebenfalls gewaltsamen) Erfahrungen und *gedeckt* durch damit verbundene Überzeugungen, Rationalisierungen (z.B. „meine Opfer haben es verdient, so behandelt zu werden, wie auch ich es damals verdient habe..."). „An-ihr-selbst" zur Geltung kommen kann diese Gewaltneigung nur aus einer gewissen Distanz und befreit von solchen selbstrechtfertigenden Entstellungen, die ihr unmittelbares Ausagieren überhaupt erst ermöglichen. Gelingt es dem Klienten, seine Neigung unter derart neuen Gesichtspunkten zu reflektieren, ist damit in der Regel auch schon der erste Schritt zu einer möglichen Veränderung getan. Diese Form der Reflexion kann nicht durch äußeren Zwang, etwa gerichtliche Verurteilung und Bestrafung „auferlegt" werden – sie beruht auf einer oft langwierigen Auseinandersetzung der Betroffenen selbst. Getragen und befördert werden solche Auseinandersetzungen wiederum durch den Rahmen einer vertrauensvollen Beziehung außerhalb der alltäglich gewohnten Bezüge, in kritischer Distanz zum Handeln im Allgemeinen und zu bestimmten eingefahrenen Verhaltens- und Beurteilungszirkeln im Besonderen (gewalttätiges Verhalten – führt zu Verurteilung und Sanktion – bestätigt Schuld- und Minderwertigkeitsgefühle – führt zu neuerlicher Gewalt etc.), im Hinblick auf die Wahrhaftigkeit und das persönliche Wohl des Klienten.

Es ist in erster Linie dieses spezifische Sein-Lassen, das die Schönheit des psychotherapeutischen Prozesses ausmacht. Das offensichtlich Unschöne wird dabei nicht etwa „schön geredet", sehr wohl aber ernst genommen, mit offener Aufmerksamkeit bedacht, auf seinen individuellen Sinn, seine Genese, Funktion und Auswirkung hin befragt – während es im allgemeinen Bewusstsein meist als schlichtweg sinnlos, böse, krank abgetan, verurteilt und ausgegrenzt wird. Sein-Lassen meint hier also weder ein Sich-Gehen-Lassen und blindes Ausagieren des Klienten noch ein pauschales Gutheißen der Therapeutin (diese muss im Gegenteil oft sehr entschieden sein, bleibt dabei aber stets bemüht, ihre Urteile *möglichst* frei zu halten von Vor-Urteilen und pauschalen Ver-Urteilungen). Als aktives Zur-Geltung-*Bringen* ist es wesentlich auf *Entwicklung* bezogen, somit auch nicht zu verwechseln mit dem meist allzu einfach gebrauchten „So bin ich nun einmal, da kann man nichts machen; man muss mich nehmen und ‚sein lassen', wie ich bin...".

Wir sehen also: Das Sein-Lassen bezieht sich auf alle, positiven wie negativen Komponenten eines Seienden. Im Kontext der Psychotherapie wird deutlich, inwiefern neben den persönlichen Ressourcen oft auch die „Schattenseiten" eines Menschen unverstellt zur Geltung gebracht werden müssen, um eine nachhaltige Veränderung zum Positiven zu bewirken. Im

Rahmen einer vertrauensvollen therapeutischen Beziehung erweisen auch sie sich in den meisten Fällen als verdeckte Ressourcen, d.h. als Strategien, die für die Betroffenen zu einer bestimmten Zeit, in einer bestimmten Hinsicht sinnvoll und zielführend waren bzw. immer noch sind, aber in Konflikt mit anderen Bedürfnissen stehen. Die Kritik an solchen „problemorientierten" therapeutischen Ansätzen verkennt das große Entwicklungspotential, das gerade auch in den Konflikten eines Menschen verborgen liegt. Ist es tatsächlich „humanistischer", diese dunklen Aspekte auszuklammern (nicht sein zu lassen), nur weil eine Konfrontation damit zunächst auch schmerzhaft und enttäuschend ist, ein allzu idealistisches Menschenbild in Frage stellt?[146] Wenn das allgemeine Ziel – und auch die Schönheit – von Psychotherapie darin besteht, das Potential eines Menschen möglichst unverkürzt zur Geltung zu bringen und, wo ungenutzt oder fehlgeleitet, neu zu strukturieren, erweist sich eine bloße „Ressourcenorientierung", die Stärken und Schwächen polarisierend gegenüberstellt, als zu kurz gegriffen. Die Kritik an der ästhetischen Reduktion des Schönen lässt sich analog auch auf die Psychotherapie umlegen: Sie ist keine „Seelenmassage", nicht (nur) zum Wohlfühlen da, nicht (nur) auf das Augenblicksglück einer unmittelbaren Bedürfnisbefriedigung gerichtet.

Auch das Unschöne gibt, sofern man es sein-lässt, mitunter noch beträchtliche Schönheitspotentiale preis. Davon abgesehen *entsteht* es oft gar nicht erst, wenn das Sein-Lassen früh genug ansetzt. Eine liebevolle, freigebende Kindeserziehung ist bekanntlich die beste Prophylaxe gegen psychische Störungen, die psychotherapeutische Arbeit dementsprechend oft über weite Strecken ein „Nacherziehen" und „Nachnähren". Das Unschöne und „Böse" hat in solchen Fällen sein Sein nicht in ihm selbst, sondern entspringt erst einem Mangel an Sein-Lassen. Anders verhält es sich bei sogenannten „Schicksalsschlägen": Hier bleibt mitunter nicht einmal mehr ein verborgener Sinn zu erschließen; Sein-Lassen heißt dann zunächst schlichtweg Annehmen und Ertragen, bevor es in weiterer Folge wiederum in ein Zur-Geltung-Bringen neuer Sinnhorizonte übergehen kann.

Analoges gilt ja auch für viele Werke der (modernen) Kunst, die schön sind, obwohl bzw. gerade weil sie Hässliches „an-ihm-selbst" und „von-ihm-selbst-her" zeigen – man denke etwa an Dostojewskis Roman „Schuld und Sühne", der einen blutigen Doppelmord detailgetreu nachzeichnet, an den „Schrei" von Edvard Munch, an Rilkes letzte Verse („Komm du, du

[146] „Es ist nicht unsere Absicht, die edlen Strebungen der menschlichen Natur abzuleugnen, noch haben wir je etwas dazu getan, sie in ihrem Wert herabzusetzen. Im Gegenteile; [...]. Bei dem Bösen im Menschen verweilen wir nur darum mit stärkerem Nachdruck, weil die anderen es verleugnen, wodurch das menschliche Seelenleben zwar nicht besser, aber unverständlich wird." (Freud 2000, Bd. I, 157)

letzter, den ich anerkenne…"). Sie machen eindrucksvoll deutlich, wie viel Schönheit noch in den tiefsten Abgründen des Menschlichen verborgen liegt. Auch hier gilt freilich: Nicht der Mord, Schrei, Schmerz an sich ist schön, sondern die Art und Weise, wie dies alles im Medium der Kunst – aus ästhetischer Distanz – unverstellt und wahrhaftig, in seiner ganzen schauerlichen Größe zur Geltung kommt. Dabei geht es v.a. auch um die Implikationen und Folgen dieses Aufzeigens, das ja in der Regel nicht beim Hässlichen als solchem stehenbleibt, sondern analog zur Psychotherapie *in* dessen Aufweis zugleich *darüber hinaus* blickt auf mögliche Alternativen, bessere Welten und menschlichere Verhältnisse.

Hier zeichnen sich erneut die bereits erwähnten Fluchtpunkte ab: *Wahrhaftigkeit* im Hinblick darauf, was ist und sich mitunter auch nicht ändern lässt (wie in Rilkes letzten Versen), und *Wohlergehen* im weitesten Sinn, insofern die Konfrontation mit dem Hässlichen zu einer persönlichen oder gesellschaftlichen Veränderung auffordert. Eine Kunst, die nicht auch das Schreckliche aufzeigen, sondern nur mit schönem Schein übertünchen wollte, brächte sich damit um eine ihrer größten Stärken und wesentlichsten Aufgaben: den Anstoß zu konstruktiven Veränderungen.[147] Dasselbe gilt, wie wir gesehen haben, auch für die Psychotherapie. Auch hier ist das Unschöne – Symptom, Krankheit, Trauer, Tod – zumindest insofern noch schön, als es wahr sein *darf*, als eine offene Auseinandersetzung damit möglich ist, die kein Lügen, Schönreden und Ausblenden mehr nötig hat.

Vor dem Hintergrund eines umfassenden Schönheitsbegriffs zeigt sich, dass die Ablehnung und Entstellung des Schönen im Rahmen der modernen Kunst(theorie) nicht eigentlich der Schönheit *als solcher* gilt, sondern vielmehr einem ganz bestimmten, klassizistischen Schönheitsideal, das sich auf ausgewählte Formen und Inhalte beschränkt, indem es auf Ausgewogenheit, Proportion, Maß, Symmetrie, Harmonie abzielt. Das solchermaßen Schöne und Glänzende zeichnet eine überhöhte, idealisierte Wirklichkeit in bewusster Abhebung von der profanen Lebenswelt des Menschen – Schönheit und Wahrheit klaffen auseinander. Dazu der Wiener Philosoph Konrad Paul Liessmann:

> „Das Schöne steht seit dem späten 18. Jahrhundert zunehmend im Verdacht, nur eine falsche Harmonie, eine verlogene Ästhetik, eine doppelte Moral, eben

[147] In ihrer Rede „Die Wahrheit ist dem Menschen zumutbar" schreibt Ingeborg Bachmann: „So kann es auch nicht die Aufgabe des Schriftstellers sein, den Schmerz zu leugnen, seine Spuren zu verwischen, über ihn hinwegzutäuschen. Er muß ihn, im Gegenteil, wahrhaben und noch einmal, damit wir sehen können, wahrmachen. Denn wir wollen alle sehend werden. Und jener geheime Schmerz macht uns erst für die Erfahrung empfindlich und insbesondere für die der Wahrheit. […] Und das sollte die Kunst zuwege bringen: daß uns, in diesem Sinne, die Augen aufgehen." (Bachmann 2006, 300)

nur einen schönen Schein über unmenschliche und ungerechte Verhältnisse zu legen. Seit den großen kulturkritischen Strömungen der Moderne steht das Schöne unter Ideologieverdacht, wird das Versprechen der Schönheit als Ablenkung von den realen sozialen Problemen und Widersprüchen denunziert. Eine Kunst, die wahr sein will, kann in einer hässlichen Welt nicht schön sein." (Liessmann 2009, 10)

An eben dieser „Verlogenheit" des klassizistisch-ästhetisch verkürzten Schönen stoßen sich viele KünstlerInnen bis zum heutigen Tag – und schütten dabei gleichsam das Kind mit dem Bade aus. Ihre Überzeugung, dass eine wahre Kunst „in einer hässlichen Welt nicht schön sein [kann]", wiederholt und verfestigt jene klassizistische Auffassung von Schönheit, anstatt sie zu überwinden. Anstatt das Schöne neu, anders, tiefer zu fassen, wird es vorschnell preisgegeben. Dabei dienen oft gerade diese KünstlerInnen in ihrem Bemühen, den Menschen und seine Lebenswelt in allen – eben auch hässlichen – Facetten angemessen und wahrhaftig darzustellen, wiederum und in gewisser Weise erst eigentlich dem Schönen, wie wir es hier verstehen. Sind die Dramen eines Georg Büchner (1813–1837) etwa weniger schön als die eines „Idealdichters"[148] wie Friedrich Schiller (1759–1805), weil sie auch in alltäglicher, derber Sprache, ja in Sprachlosigkeit von alltäglichen, derben Dingen und Charakteren handeln?

„Ich kann doch aus einem Danton und den Banditen der Revolution nicht Tugendhelden machen! Wenn ich ihre Liederlichkeit schildern wollte, so mußte ich sie eben liederlich sein, wenn ich ihre Gottlosigkeit zeigen wollte, so mußte ich sie eben wie Atheisten sprechen lassen. […] Wenn man mir übrigens noch sagen wollte, der Dichter müsse die Welt nicht zeigen wie sie ist, sondern wie sie sein solle, so antworte ich, daß ich es nicht besser machen will, als der liebe Gott, der die Welt gewiß gemacht hat, wie sie sein soll." (Büchner 1984, 272)

Die Destruktion tradierter Schönheitsideale im Rahmen der modernen Kunst bedeutet so gesehen nicht das Ende, im Gegenteil eher eine Art Rehabilitation des Schönen im umfassenden Sinn. Die Ablehnung des Schönen hat ihren Grund wohl v.a. darin, dass dieser umfassende Sinn weitgehend in Vergessenheit geraten und nur noch ein ästhetisch verkürztes Zerrbild im Umlauf ist, das in der Tat nicht viel taugt. Gerade von der Praxis der Psychotherapie her, deren Schönheit im Sein-Lassen weniger des allgemein Glänzenden, Hervorragenden, Angenehmen, als vielmehr des individuell Verborgenen, Unbewussten, Verdrängten, Abgründigen be-

---

[148] „Was noch die sogenannten Idealdichter anbetrifft, so finde ich, daß sie fast nichts als Marionetten mit himmelblauen Nasen und affektiertem Pathos, aber nicht Menschen von Fleisch und Blut gegeben haben, deren Leid und Freude mich mitempfinden macht, und deren Tun und Handeln mir Abscheu oder Bewunderung einflößt." (Büchner 1984, 272f.)

steht, lässt sich auch die Transformation und Rehabilitation des Schönen im Rahmen der modernen Kunst besser nachvollziehen. Wenn man das Schöne vom Sein-Lassen her versteht, das wiederum ein aktives Zur-Geltung-Bringen meint, wird klar, dass es dabei v.a. auch um die unscheinbare und verborgene, potentielle und erst noch zu gewinnende Schönheit geht, insofern gerade sie eines solchen Sein-Lassens *bedarf*, während das Glänzende und Hervorragende ohnehin ins Auge springt, sich geradezu aufdrängt und weitgehend selbst zur Geltung bringt.

Es wäre vermessen zu behaupten: Alles Seiende *ist* schön im Sinne einer offenbaren, selbstevidenten, leicht zugänglichen Schönheit. Dass wir hingegen überall ein wenn auch noch so kleines Maß an verborgener Schönheit neu entdecken und aktiv gestalten können, davon legen ästhetisch-künstlerische sowie psychotherapeutische Praktiken beredtes Zeugnis ab.

3. Heil-Kunst: Parallelen zwischen Kunst und Psychotherapie

Psychotherapie hat, wie wir nun immer klarer sehen, nicht nur äußerlich und gelegentlich mit Schönheit zu tun, indem sie etwa, wie im Fall der künstlerischen Therapien, auf ästhetische Mittel zurückgreift. Dem zuvor und unabhängig davon erweist sie sich selbst, *analog* zur ästhetischen Produktion und Rezeption, *im Kern* als eine Praxis des Sein-Lassens – und insofern als ursprünglich schön. Die Schönheit sowohl der Kunst als auch der Psychotherapie gründet in einem betonten Sein-Lassen, das zwar jeweils verschiedene Schwerpunkte setzt, in seinen Grundstrukturen aber weitgehend übereinstimmt. Anhand einer vergleichenden Gegenüberstellung sollen diese gemeinsamen Grundstrukturen abschließend noch einmal nachgezeichnet und verdeutlicht werden.

Das ästhetische Wahrnehmen wie auch die therapeutische Beziehungsgestaltung geschehen aus einer *produktiven Distanz* heraus, aus einer Relativierung der eigenen primären Bedürfnisse und Interessen. Produktiv ist diese Distanzierung insofern, als sie keine bloße Abwendung bedeutet, die ihr Gegenüber aus dem Blick verliert, sondern im Zuge einer übergeordneten Hinwendung geschieht, die etwas von dem „Eigensein" des Anderen zur Geltung bringt. Eine Farbe etwa wird nun, z.B. im Museum, nicht mehr nur im Hinblick darauf betrachtet, was sie in pragmatischer Hinsicht bedeutet und signalisiert, sondern auch in *ihrem* Erscheinen als Farbe. Das aggressive Verhalten eines Menschen wird nun, in einem psychotherapeutischen Kontext, nicht mehr nur als potentielle Gefahr und moralische Übertretung betrachtet, sondern auch daraufhin befragt, wie es dem Betroffenen dabei geht, warum er sich so verhält und welche Alternativen möglich wären.

Dieselbe kritische Distanz gilt es ebenso gegenüber angenehmen, gefälligen, bedürftigen Verhaltensweisen eines Menschen zu wahren. Es wäre ein großes Missverständnis, diese je nach Therapieschule mehr oder weniger praktizierte „therapeutische Abstinenz" pauschal als Gefühlskälte oder mangelnde Empathie abzutun, nur weil es auf den ersten Blick, gemessen am alltäglichen zwischenmenschlichen Umgang, so erscheinen mag – in der Regel ist das Gegenteil der Fall. Hier wie dort nimmt sich der Therapeut zurück (u.a. in seinem Bedürfnis nach Bestätigung und Macht, die eine unmittelbar „einspringende Fürsorge" mit sich bringen würde; vgl. Fußnote 82), *um* eine freiere Sicht auf seine Klientin und für seine Klientin zu gewinnen, *um* Raum zu schaffen, den er ihr zur Verfügung stellt, den sie ausfüllen kann, mitunter ausfüllen muss. Viele zurückhaltende, versagende, scheinbar lieblose Handlungen (man denke wiederum an bestimmte Erziehungsmaßnahmen) dienen dem „größeren Wohl" des Anderen oft besser und nachhaltiger als eine unkritische Wunschbefriedigung; wie umgekehrt viele scheinbar selbstlose Taten in Wirklichkeit berechnend und aus egoistischen Motiven geschehen. Das Konzept der „therapeutischen Abstinenz" erschließt sich gerade auch in Analogie zur „ästhetischen Distanz" in seiner Produktivität und seinem tieferen Sinn.

In all dem liegt keine Abwertung der eigenen primären Bedürfnisse, ganz im Gegenteil – diese *müssen* ausreichend befriedigt sein, um überhaupt auf produktive Distanz gehalten werden zu können. Das beschriebene Sein-Lassen stellt *eine* ausgezeichnete Form des menschlichen Verhaltens dar, neben der es freilich viele andere mögliche, nötige und legitime Formen gibt. Das Absehen von der Besorgung der eigenen primären Bedürfnisse ist nur zeitweilig und partiell sinnvoll und zweckmäßig. Wer großen Hunger hat, wird einen Apfel lieber essen als ästhetisch betrachten. Wer von einem anderen Menschen tätlich angegriffen wird, kann nicht zugleich seinen Gegenübertragungsgefühlen nachspüren. Wer als Therapeut sein Bedürfnis nach Liebe und Anerkennung nicht in privaten Beziehungen stillt, wird die positiven Übertragungen seiner KlientInnen nicht als solche durchschauen, lieber auf sich persönlich „sitzen" lassen. Sein-Lassen ist Luxus insofern, als es eine ausreichende Befriedigung gewisser Grundbedürfnisse voraussetzt. Dass es in Reinform nicht möglich ist, wir also in allem Tun und Lassen immer *auch* eigene Interessen verfolgen, mag richtig sein, schmälert aber seine Bedeutung nicht. Schon ein kleines Mehr oder Weniger kann der Sache nach einen großen Unterschied machen.

Mit jener produktiven Distanz einher geht eine *offene Aufmerksamkeit* für sein Gegenüber, die eine spezifische *Aktivität* und zugleich die Bereitschaft impliziert, *sich bestimmen zu lassen*. Wie mit ihren unbewussten Übertragungen können Menschen auch mit ihren bewussten Überzeugungen (etwa nach welchen Kriterien man andere Menschen „richtig" betrachtet und beurteilt) das ihnen begegnende Seiende überformen, sich seinem „Eigensein" verschließen. „Ueberzeugungen sind gefährlichere Feinde der Wahrheit, als Lügen", heißt es bei Nietzsche im ersten Band von *Menschliches, Allzumenschliches* (Nietzsche 1999, Bd. 2, 317). Denn während der Lügner immerhin um sein Lügen, seine Distanz zur Wahrheit weiß, schwelgt der (unkritisch) Überzeugte in dem selbstgefälligen Glauben, diese gleichsam zu besitzen. Er sieht seine Überzeugung als das Maß der Wahrheit schlechthin, als den einen „Leisten", über den es alles Seiende zu schlagen gilt.

In derselben Schrift spricht Nietzsche in weiterer Folge von der „Genialität der Gerechtigkeit" als einer „*Gegnerin der Ueberzeugungen*, denn sie will Jedem, sei es ein Belebtes oder Todtes, Wirkliches oder Gedachtes, das Seine geben" (ebd. 361) Dieses Ideal sieht Nietzsche zu jener Zeit v.a. in den aufkommenden objektiven Wissenschaften verwirklicht, die ja in besonderem Maß den Anspruch vertreten, sein zu lassen, was ist, unabhängig von persönlichen Interessen, Meinungen und Vorurteilen. Zweifellos hat die Grundidee von Wissenschaft viel mit dem zu tun, was hier als Sein-Lassen beschrieben wird. Gerade deshalb schwebt die real existierende wissenschaftliche Praxis ständig – nicht erst im Zeitalter ihrer weitgehenden Kommerzialisierung – in Gefahr, jene offene Grundhaltung als ihre eigene Basis zu untergraben, indem sie einmal gewonnene Wahrheiten und Methoden entkontextualisiert, über Gebühr verallgemeinert, wie ein Korsett über alles Seiende legt und also gerade nicht „Jedem [...] das Seine" gibt.

Inwiefern das ästhetische Wahrnehmen auf einer spezifischen „*Aufmerksamkeit für das Erscheinen von Erscheinendem*" (Seel 2007d, 57) beruht, d.h. auch auf einem (partiellen) Absehen von normierenden „Erkenntnisregeln" (Begriffen), wurde eingangs erörtert. Ein psychotherapeutisches Pendant dazu bildet die „gleichschwebende Aufmerksamkeit" als Grundhaltung des Psychoanalytikers. „Sie besteht in einer möglichst vollständigen Unterbrechung alles dessen, was gewöhnlich die Aufmerksamkeit auf sich zieht: persönliche Neigungen, Vorurteile, theoretische Voraussetzungen, selbst die bestfundierten." (Laplanche/Pontalis 1980, 169)[149] Durch diese offene

[149] Wie der Analysand in seiner Mitteilung soll auch die Analytikerin in ihrer Auffassung möglichst frei bleiben von bewusster Auswahl und Zensur. „Das zu erreichende Ziel wäre eine wirkliche Kommunikation von Unbewußt zu Unbewußt: ‚Er [der Therapeut, L.H.] soll dem gebenden Unbewußten des Kranken sein eigenes Unbewußtes als empfangendes Organ zuwenden, sich auf den Analysierten einstellen wie der Receiver des Telephons zum Teller eingestellt ist'." (Freud, zitiert nach Laplanche/Pontalis 1980, 170) Etwas Ähnliches meint die therapeutische Haltung der *Neutralität* (vgl. ebd. 331ff.) Dass es sich dabei um ein nie ganz einlösbares Ideal handelt, versteht sich von selbst.

Aufmerksamkeit kommt im einen wie im anderen Fall „nichts hinzu, was nicht schon da wäre […]. Aber durch sie zeigt sich etwas an ihrem Gegenstand, das nur vermöge dieser Art der Aufmerksamkeit zugänglich wird.“ (Seel 2003, 85) In eine ähnliche Richtung zielt der Begriff der *Achtsamkeit*, der eine jahrtausendealte (nicht nur buddhistische) Tradition hat und seit Kurzem auch zunehmend Eingang in das Feld der Psychotherapie findet (vgl. Harrer/Weiss 2016).

Es bedarf, vereinfacht ausgedrückt, einer eher *fragenden* statt *wissenden* Grundhaltung. Wie in den sokratischen Dialogen kommt es auch im psychotherapeutischen Gespräch in erster Linie darauf an, die richtigen Fragen zum richtigen Zeitpunkt zu stellen, nicht die eigene oder eine allgemeine Wahrheit vorzugeben, sondern vielmehr „Geburtshilfe“ für die Wahrheiten des Anderen zu leisten.[150] Noch so gut gemeinte Ratschläge einer „wissenden“ Therapeutin bleiben in ihrer Wirkung allenfalls äußerlich, sofern sie der Klient nicht auch mit seinen eigenen reflexiven und emotionalen Mitteln aktiv mit erschließt. Einer solchen „Geburtshilfe“ bedarf es insofern, als wir uns als Menschen nicht selbst durchsichtig sind, unsere Erfahrungen sich nicht von selbst verstehen. „Was uns trifft und in der Erfahrung überkommt, verlangt Besinnung, Deutung, begriffliche Aufschließung.“ (Pöltner 2008, 225) Eben dabei hilft die Psychotherapie.[151]

---

[150] Was es mit der sokratischen „Hebammenkunst“ (Mäeutik) auf sich hat und in welchem Bezug sie zu Schönheit und Liebe steht, wird besonders deutlich in Platons *Symposion*. Sokrates erzählt hier, wie er von der Priesterin Diotima über die wahre Natur des Eros aufgeklärt wurde. Worin besteht und realisiert sich die Liebe? In einer „Erzeugung und Geburt im Schönen“, so Diotima. „Alle Menschen nämlich […] sind fruchtbar sowohl dem Leibe als der Seele nach, und wenn sie zu einem gewissen Alter gelangt sind, so strebt unsere Natur zu erzeugen. Erzeugen aber kann sie in dem Häßlichen nicht, sondern nur in dem Schönen. […] Eine einführende und geburtshelfende Göttin also ist die Schönheit für die Erzeugung.“ (Symposion 206a–e)

[151] Vgl. dazu Jürgen Habermas in *Erkenntnis und Interesse*: „Die Psychoanalyse ist für uns als das einzige greifbare Beispiel einer methodisch Selbstreflexion in Anspruch nehmenden Wissenschaft relevant.“ Die durch die Psychoanalyse eröffnete „Möglichkeit eines methodologischen […] Zugangs zu jener vom Positivismus verschütteten Dimension“ wird allerdings, so Habermas, durch das „szientistische Selbstmißverständnis“ in den Theorien Freuds wieder zunichte gemacht (Habermas 2008, 255f.). Dieses Selbstmißverständnis besteht darin, „daß Freud in der Tat eine neue *Humanwissenschaft* begründet, aber in ihr stets eine *Naturwissenschaft* gesehen hat.“ Er ließ sich dadurch etwa zu der Ansicht verleiten, die persönliche Aufgabe der Selbstreflexion könne dem Klienten in Zukunft, bei ausreichendem Fortschritt der Wissenschaft, womöglich erspart und durch technische, chemisch-medikamentöse Manipulation ersetzt werden (ebd. 292f.).

Im Sich-Be*stimmen*-Lassen klingt der Bezug zur eigenen Stimmung an, die sowohl im ästhetischen wie im psychotherapeutischen Kontext nicht ausgeklammert, sondern im Gegenteil bewusst mit einbezogen und in ihrer welterschließenden Bedeutung ernst genommen wird. Viele ästhetische wie auch zwischenmenschlich-kommunikative „Gehalte" verschließen sich einem bloß „ablesenden" Verstehen, bekunden sich viel eher als „eine im Miterleben erfolgende Resonanz", im eigenen leiblichen Befinden, dem es entsprechend nachzuspüren gilt. Ästhetische und therapeutische Erfahrung haben gewisse Formen der „gehobenen Stimmung" zur Folge wie auch zur Voraussetzung. Je mehr Offenheit und Gelassenheit (im therapeutischen Kontext zunächst wohl v.a. vonseiten der Therapeutin), umso leichter und intensiver stellt sich die jeweilige Erfahrung ein, umso weitreichender, erhebender, befreiender wirkt sie sich aus, sodass im Idealfall eine sich zunehmend selbst verstärkende Positivspirale entsteht.

Das Sich-Bestimmen-*Lassen* impliziert zugleich eine spezifische *Aktivität*, die sich wiederum gut anhand der Aktivität des ästhetischen Wahrnehmens verdeutlichen lässt. Nehmen wir als Beispiel das Hören, das sich innerhalb eines breiten Spektrums vom beiläufigen Aufschnappen bis hin zum aktiven Zuhören bewegen kann (in einigen Sprachen wird hier auch terminologisch unterschieden, etwa im Englischen zwischen „hear" und „listen"). Erst die Aktivität des *Zu*hörens im umfassenden Sinn erschließt die ganze Schönheit einer Musik, eines akustischen Naturraumes, wie auch den vollen Gehalt dessen, was ein Mensch zu sagen hat.[152]

---

[152] Ein literarisches Beispiel einer aktiv zur Geltung bringenden Zuhörerin ist das kleine Mädchen Momo in Michael Endes gleichnamigen Märchen-Roman. Alle Leute, die sie kannten, schätzten Momos Gesellschaft und suchten sie auf, wenn sie ein Problem hatten. „Aber warum? War Momo vielleicht so unglaublich klug, dass sie jedem Menschen einen guten Rat geben konnte? Fand sie immer die richtigen Worte, wenn jemand Trost brauchte? Konnte sie weise und gerechte Urteile fällen? Nein, das alles konnte Momo ebenso wenig wie jedes andere Kind. […] Was die kleine Momo konnte wie kein anderer, das war: zuhören. Das ist nichts Besonderes, wird nun vielleicht mancher Leser sagen, zuhören kann doch jeder. Aber das ist ein Irrtum. […] Momo konnte so zuhören, dass dummen Leuten plötzlich sehr gescheite Gedanken kamen. […] sie saß nur da und hörte einfach zu, mit aller Aufmerksamkeit und Anteilnahme. Dabei schaute sie den anderen mit ihren großen, dunklen Augen an und der Betreffende fühlte, wie in ihm auf einmal Gedanken auftauchten, von denen er nie geahnt hatte, dass sie in ihm steckten. Sie konnte so zuhören, dass ratlose oder unentschlossene Leute auf einmal ganz genau wussten, was sie wollten. Oder dass Schüchterne sich plötzlich frei und mutig fühlten. Oder dass Unglückliche und Bedrückte zuversichtlich und froh wurden. Und wenn jemand meinte, sein Leben sei ganz verfehlt und bedeutungslos und er selbst nur irgendeiner unter Millionen, einer, auf den es überhaupt nicht ankommt und der ebenso schnell ersetzt werden kann wie ein kaputter Topf – und er ging hin und erzählte alles

Die Erfahrung des Schönen ist, wie wir gesehen haben, wesentlich durch ihre spezifische Zeitlichkeit charakterisiert. Sein-Lassen heißt v.a. auch *Zeit-Lassen* – etwas oder jemandem seine „Eigenzeit" gönnen. *Befreiung zur Gegenwart* erwies sich dementsprechend (analog zur „gehobenen Stimmung") als Ziel- und zugleich Voraussetzung des ästhetischen wie psychotherapeutischen Sein-Lassens. Im Hier und Jetzt gründet (nicht: erschöpft sich) das „Eigensein" und der „Eigensinn" des Schönen, deren Zuwachs verdankt sich einem möglichst unverstellten Blick auf das, was ist, einem offenen In-Empfang-Nehmen dessen, was sich gibt. Schön ist zunächst v.a. dieses befreite Sehen und Wertschätzen, wodurch in weiterer Folge die Schönheit des Seienden oft allererst zur Geltung kommt, und das gerade auch das Unscheinbare und vermeintlich Unschöne noch auf etwaige Schönheitspotentiale hin befragt.[153]

Sowohl das ästhetische Wahrnehmen als auch jene sein-lassende Beziehungsgestaltung sind *Grundmöglichkeiten menschlichen Daseins* und insofern nicht an bestimmte Gegenstände oder Personen (Berufsgruppen) gebunden. Für beide Bereiche haben sich jedoch zeit- und kulturabhängig institutionelle Rahmen herausgebildet, die besonders günstige Bedingungen für die Verwirklichung der entsprechenden Grundmöglichkeit schaffen. In unserem gegenwärtigen Kulturraum sind dies im Falle der ästhetischen Wahrnehmung die verschiedenen Institutionen der Kunst (Museum, Theater, Kino, Konzertsaal etc.), im Hinblick auf zwischenmenschliche Beziehungsgestaltung bestimmte Berufsgruppen im pädagogischen, sozialarbeiterischen und psychotherapeutischen Kontext.

Dass es überhaupt solcher institutioneller Rahmenbedingungen bedarf, deutet bereits darauf hin, dass sich das Sein-Lassen im einen wie im anderen Fall keineswegs von selbst versteht, nicht die Regel, sondern eher die Ausnahme darstellt, und insofern eigens betont und kultiviert werden muss. Bildhaft-polemisch gesprochen, erheben sich diese Institutionen des Sein-Lassens wie Inseln aus dem Meer der „instrumentellen Vernunft", das

---

das der kleinen Momo, dann wurde ihm, noch während er redete, auf geheimnisvolle Weise klar, dass er sich gründlich irrte, dass es ihn, genauso wie er war, unter allen Menschen nur ein einziges Mal gab und dass er deshalb auf seine besondere Weise für die Welt wichtig war. So konnte Momo zuhören!" (Ende 1973, 14ff.)

[153] „Gewiß: Wen/was einer liebt, ist schön. Dennoch ist nicht in erster Linie der/die Geliebte schön, sondern der/die Liebende. Denn sein lassen heißt, zur Freiheit freigeben. Das unüberholbar Erste ist das *Geben*. Das Empfangen ist allemal verdankt. Freilich weiß auch der Liebende, daß er lieben darf." (Pöltner 2008, 246f.)

den modernen Menschen weithin umgibt.[154] Ihr „Setting" unterscheidet sich dementsprechend vom Gewohnten, stellt einen *geschützten Rahmen* dar, in dem kein oder zumindest weniger Handlungsdruck im herkömmlichen Sinn besteht und somit viele Erfordernisse und Konventionen des alltäglichen zwischenmenschlichen Umgangs, der Wahrnehmung, Kommunikation und moralischen Bewertung suspendiert werden können. Dadurch entsteht der nötige Freiraum, der ein authentisches Sich-Zeigen erleichtert und nahelegt, mitunter auch herausfordert und provoziert. Deshalb findet das Schöne hier einen besonders günstigen Nährboden.

In den skizzierten Strukturen des Sein-Lassens kommen die ästhetisch-künstlerische und die psychotherapeutische Einstellung überein. Auf dieser gemeinsamen Grundlage beruht also auch jener Zusammenhang von Schönheit, Kunst und Psychotherapie, der bereits im Titel dieser Studie anklingt und dessen umfassende Bedeutung im Gang der Überlegungen herausgestellt werden sollte. Der alte Begriff „Heilkunst" gewinnt im Zuge dessen eine neue Dimension, er bezeichnet nicht mehr nur die „Kunst des Heilens" im Sinne eines *Sich-Verstehens auf* bestimmte therapeutische Techniken, auch kein bloßes *Wissen um* bestimmte Wirkungen etwa eines Medikaments. Er verweist darüber hinaus auch auf das „Heil", das die Kunst im engeren Sinn bzw. die Schönheit im Allgemeinen impliziert.

Das Schöne ist eben nicht nur ästhetisch ansprechend, erbaulich und angenehm, sondern – gerade als zwischenmenschliches Phänomen – primär in ethischer, existenzieller und insofern auch therapeutischer Hinsicht bedeutsam. Ein Mensch kann sich nur dort voll entfalten, seine eigensten Möglichkeiten und Potentiale verwirklichen, wo ihn andere Menschen aktiv sein-lassen. Von daher und nicht umgekehrt wird auch die abgeleitete ästhetische Schönheit verständlich.[155] Auch ein Kunstwerk oder sonst ein sinnliches Objekt kann nur dann in seiner Schönheit zur Geltung kommen, wenn es ästhetisch sein-gelassen wird.

---

154 Vgl. dazu den Psychoanalytiker Leon Wurmser (2013): „Unsere Arbeit als Analytiker könnte eine Insel der intimen Beziehung und des echten Ich-Du sein, eine der wenigen Inseln." Im selben Vortrag spricht Wurmser von der „Angst vor der Liebe", die „wie eine neue Gottheit über der Gegenwart thront".

155 „Die Kunst soll vor Allem und zuerst das Leben *verschönern*, also *uns* selber den Andern erträglich, womöglich angenehm machen […]: sie soll so namentlich in Hinsicht auf die Leidenschaften und seelischen Schmerzen und Aengste verfahren und im unvermeidlich oder unüberwindlich Hässlichen das *Bedeutende* durchschimmern lassen. Nach dieser grossen, ja übergrossen Aufgabe der Kunst ist die sogenannte eigentliche Kunst, *die der Kunstwerke*, nur ein *Anhängsel* […]." (Nietzsche 1999, Bd. 2, 453f.)

Schönheit bedeutet „den Einbruch einer Sinnfülle in unser Leben". Dieser Sinn ist nicht primär reflexiver Natur und lässt sich mitunter „nicht in konstatierende Aussagen übersetzen". (Pöltner 1985, 15) Das Sein-Lassen des Schönen erschließt nicht nur den offensichtlichen und hervorragenden, sondern insbesondere den bislang unbekannten, verborgenen, verdrängten, ausgegrenzten Sinn. Für einen Menschen, der nicht sein-lassen kann (weil er selbst womöglich nicht ausreichend sein-gelassen wurde/wird), *ist* auch nichts – seine Welt ist ständig in Gefahr, in Sinnlosigkeit zu versinken. „Die Gefahr der Gefahren: Alles hat keinen Sinn", schreibt Nietzsche in einem nachgelassenen Fragment aus dem unvollendet gebliebenen *Willen zur Macht.* (Nietzsche 1999, Bd. 12, 110)

Vor dem Hintergrund unserer Überlegungen wird vielleicht auch Nietzsches eigene, bereits in seiner Erstlingsschrift formulierte Antwort auf diese Gefahr besser verständlich. In einer berühmt gewordenen Wendung heißt es in der *Geburt der Tragödie,* „dass wir [...] in der Bedeutung von Kunstwerken unsre höchste Würde haben – denn nur als aesthetisches Phänomen ist das Dasein und die Welt ewig gerechtfertigt" (Nietzsche 1999, Bd. 1, 47). Entgegen Nietzsches eigener Intention (zumindest einer seiner Intentionen) verstehen wir diese Formel nun aber gerade nicht im Sinne eines Absehens von der „häßlichen" Wahrheit und ihrer Überdeckung durch den schönen Schein der Kunst, d.h. bei Nietzsche letztendlich durch den „Willen zur Macht" des Künstlers. Das eigene Dasein und die Welt machen nicht erst dadurch Sinn, dass man sie in ein Kunstwerk umdeutet, verklärt – wie sollte die „höchste Würde" eines Menschen in einer solchen Verklärung bestehen? Es geht vielmehr darum, dies alles *wie ein Kunstwerk* zu betrachten, ihm also im obigen Sinn dieselbe offene Aufmerksamkeit und „freie Gunst" zu schenken, die auch ein Kunstwerk erst ein Kunstwerk *sein-lässt.*[156] Einen Menschen „in der Bedeutung eines Kunstwerkes" sehen meint zunächst, auf eine bestimmte Art und Weise – im Modus des Schönen – in Beziehung zu ihm treten; dasselbe gilt für das Verhältnis zur eigenen Person. Auf dieser Basis können Selbsterkenntnis, Selbstverantwortung und Selbstwirksamkeit gedeihen; das Leben wird nicht mehr nur erlitten, sondern – wiederum in Analogie zum Kunstwerk – aktiv mitgestaltet.

Unsere „höchste Würde" – eine ähnliche Formulierung verwendet auch Heidegger in einem ähnlichen Zusammenhang, allerdings in kritischer

---

[156] „Dieses: das Werk ein Werk sein lassen, nennen wir die Bewahrung des Werkes. [...] So wenig ein Werk sein kann, ohne geschaffen zu sein, so wesentlich es die Schaffenden braucht, so wenig kann das Geschaffene selbst ohne die Bewahrenden seiend werden." (Heidegger 2005, 67f.)

Distanz zu Nietzsche, insbesondere zu dessen Auslegung des kantischen Begriffs der „Interesselosigkeit". Wir erinnern uns:

> „Was das Urteil: das ist schön, uns abzwingt, kann niemals ein Interesse sein. Das will sagen: Um etwas schön zu finden, müssen wir das Begegnende selbst rein als es selbst, in seinem eigenen Rang und seiner Würde vor uns kommen lassen und dürfen es nicht im vorhinein in Absicht auf etwas anderes – unsere Zwecke und Absichten, daß eines uns eben Genuß bietet oder sonst von Vorteil ist – in Rechnung stellen. Das Verhalten zum Schönen als solchem, sagt Kant, ist die *freie Gunst.* Wir müssen das Begegnende als solches freigeben in dem, was es ist, und müssen ihm das lassen und gönnen, was ihm selbst zugehört und was es uns zubringt." (Heidegger 1985, 127f.; vgl. Kap. I.4.)

Dieses Sein-Lassen, Gönnen und Freigeben ist, wie wir gesehen haben, weder „ein Aushängen des Willens, Gleichgültigkeit" im Sinne Schopenhauers noch ein Ausdruck des „Willens zur Macht" im Sinne Nietzsches, sondern „eher die höchste Anstrengung unseres Wesens, die Befreiung unserer selbst zur Freigabe dessen, was in sich eigene Würde hat, damit es sie rein nur habe". (ebd.) Hierin kann ein weiterer Bezug zur „Heilkunst" gesehen werden: Sein-Lassen als „die höchste Anstrengung unseres Wesens", eine hohe Kunst also, wobei Kunst hier nicht primär ein technisches *Können* im Sinne eines eigenmächtigen Bewerkstelligens meint, sondern eben jenes Aner*kennen*[157] und Bezeugen, durch das jemand oder etwas „an-ihm-selbst" und „von-ihm-selbst-her" zur Geltung kommen *kann.*

„[D]ie Befreiung unserer selbst zur Freigabe dessen, was in sich eigene Würde hat, damit es sie rein nur habe" – knapper und präziser lässt sich die Erfahrung des Schönen wohl kaum auf den Punkt bringen. Ins Zwischenmenschliche gewendet, verweist diese Formel auf das Phänomen der Liebe im umfassenden, nicht romantisch verkürzten Sinn. Diese Liebe birgt – „wenn anders Befreiung auch ein Gesundwerden ist" (Vetter 1992, 229) – ein großes heilsames Potential, das gerade auch die Psychotherapie zu erschließen versucht. Die Utopie dieser Liebe, ihr Außerhalb der alltäglichen Bezüge von Erwartung und Anpassung, Gleichgültigkeit und Wille zur Macht, fasst Theodor W. Adorno in die bekannte Sentenz: „Geliebt

---

[157] Betrachtet man die Begriffe „Kunst" bzw. „können" in etymologischer Hinsicht, scheint die Bedeutung „kennen" sogar primär zu sein. „Die Bedeutung ist neben ‚kennen' auch ‚können, vermögen'." (Kluge 1995, 471) Gerd Haeffner schließt seine Überlegungen zur Sinnfrage des Menschen mit der Bemerkung, dass sich „der Sinn, der das Leben im letzten lebenswert macht, [...] aus dem Geschenk freier Anerkennung [ergibt], die ihrerseits die Anerkennung, die ihr eventuell antwortet, wiederum als Geschenk, nicht als Gegenleistung nehmen kann. Das ist wohl das Höchste, was Menschen leisten können, und das Höchste, was sie erhalten können. Darin scheint also auch der Sinn der Freiheit und damit der zentrale Sinn des Daseins zu liegen." (Haeffner 2005, 250)

wirst du einzig, wo du schwach dich zeigen darfst, ohne Stärke zu provozieren." (Adorno 2014, 255)

Und noch eine dritte Formel zur abschließenden Verdeutlichung: „Der höchste Grund der Arznei ist die Liebe", schreibt der Arzt und Naturphilosoph Paracelsus (1493–1541) in der ersten Hälfte des 16. Jahrhunderts, lange Zeit vor der Erfindung der modernen Psychotherapie (Paracelsus 1979, 119). Wohlgemerkt, nicht vom einzigen und auch nicht von einem hinreichenden, sondern vom „höchsten" Grund der Arznei ist die Rede – einer „Arznei" also, die die Dimensionen des Geistigen, Psychischen und Zwischenmenschlich-Kommunikativen weder marginalisiert noch naturalisiert, sondern *grundlegend* ernst nimmt. Dieser Satz enthält, damals wie heute, weniger eine Feststellung als vielmehr einen lebenspraktischen Apell, der wiederum nicht nur Professionalisten im Gesundheits-, Erziehungs- und Sozialbereich, sondern letztendlich jeden Menschen betrifft, zumal wir alle eine gewisse Verantwortung für das Wohlergehen unserer Mitmenschen tragen.

Literatur

Adorno, Theodor W. ([28]2014): *Minima Moralia. Reflexionen aus dem beschädigten Leben.* Frankfurt a.M.: Suhrkamp.

Bachmann, Ingeborg ([4]2006): *Gedichte, Erzählungen, Hörspiel, Essays.* München: Piper.

Baumgarten, Alexander Gottlieb (1983): *Theoretische Ästhetik. Die grundlegenden Abschnitte aus der „Aesthetica" (1750/58).* Übers. und hg. von Hans Rudolf Schweizer. Hamburg: Meiner (Philosophische Bibliothek 355).

Beig, Stefan (2003): „Die Erfahrung des Schönen in der Begegnung mit Anderen", in: Esterbauer, Reinhold (Hg.): *Orte des Schönen. Phänomenologische Annäherungen.* Würzburg: Königshausen & Neumann, 37–54.

Böhme, Gernot (1995): *Atmosphäre. Essays zur neuen Ästhetik.* Frankfurt a.M.: Suhrkamp (edition suhrkamp 1927).

Böhme, Gernot (2001): *Aisthetik. Vorlesungen über Ästhetik als allgemeine Wahrnehmungslehre.* München: Fink.

Böhme, Gernot (2003): *Leibsein als Aufgabe. Leibphilosophie in pragmatischer Hinsicht.* Zug: Graue Edition (Die graue Reihe 38).

Bollnow, Otto Friedrich ([7]1988): *Das Wesen der Stimmungen.* Frankfurt a.M.: Vittorio Klostermann.

Buber, Martin (1984): „Ich und Du", in: ders.: *Das dialogische Prinzip.* 5., durchgesehene Auflage. Heidelberg: Lambert Schneider, 5–136.

Büchner, Georg (1984): *Werke und Briefe.* München, Wien: Hanser.

Derrida, Jacques (1992): „Restitutionen. Von der Wahrheit nach Maß", in: ders.: *Die Wahrheit in der Malerei.* Hg. von Peter Engelmann. Aus dem Franz. von Michael Wetzel. Wien: Passagen, 301–442.

Descartes, René (1973): *Regulae ad directionem ingenii.* Kritisch revidiert, übers. und hg. von Heinrich Springmeyer, Lüder Gäbe und Hans Günter Zekl. Hamburg: Meiner (Philosophische Bibliothek 262a).

Descartes, René (2002): *Meditationen über die Erste Philosophie.* Übersetzt und herausgegeben von Gerhart Schmidt. Stuttgart: Reclam (UB 2888).

Ende, Michael (1973): *Momo, oder die seltsame Geschichte von den Zeit-Dieben und von dem Kind, das den Menschen die gestohlene Zeit zurückbrachte.* Stuttgart u.a.: K. Thinemanns Verlag.

Fellmann, Ferdinand (2006): *Phänomenologie zur Einführung.* Hamburg: Junius (Zur Einführung 316).

Flatscher, Matthias (2004): „Offenheit", in: Vetter, Helmuth (Hg.): *Wörterbuch der phänomenologischen Begriffe.* Hamburg: Meiner, 395f.

Freud, Sigmund (2000): *Studienausgabe.* Herausgegeben von Alexander Mitscherlich u.a. Frankfurt a.M.: Fischer.

Bd. I: *Vorlesungen zur Einführung in die Psychoanalyse*

Bd. IX: *Das Unbehagen in der Kultur*
Bd. X: *Der Wahn und die Träume in W. Jensens ‚Gradiva'*
Ergänzungsband: *Zur Dynamik der Übertragung* (157–168), *Ratschläge für den Arzt bei der psychoanalytischen Behandlung* (169–180)

Fried, Erich (1996): „Was es ist", in: ders.: *Es ist was es ist. Liebesgedichte, Angstgedichte, Zorngedichte.* Berlin: Wagenbach.

Fuchs, Thomas (2003): „Non-verbale Kommunikation: Phänomenologische, entwicklungspsychologische und therapeutische Aspekte". Online verfügbar unter *www.klinikum.uni-heidelberg.de/fileadmin/zpm/psychatrie/pdf/non_verbal.pdf.*

Gadamer, Hans Georg (2005): „Zur Einführung. Von Hans-Georg Gadamer", in: Heidegger, Martin: *Der Ursprung des Kunstwerkes.* Stuttgart: Reclam (Reclams Universal-Bibliothek Nr. 8446).

Grawe, Klaus (2005): „Empirisch validierte Wirkfaktoren statt Therapiemethoden", in: *Report Psychologie. Zeitschrift des Berufsverbandes deutscher Psychologinnen und Psychologen e.V.* 30 (7/8), 310–311.

Habermas, Jürgen (2008): *Erkenntnis und Interesse.* Mit einem Nachwort von Anke Thyen. Hamburg: Meiner.

Häcker, Hartmut/Stapf, Kurt-Hermann (Hg.) (2009): *Dorsch Psychologisches Wörterbuch.* 15., überarbeitete und erweiterte Auflage. Bern: Verlag Hans Huber.

Haeffner, Gerd (1996): *In der Gegenwart leben. Auf der Spur eines Urphänomens.* Stuttgart: Kohlhammer.

Haeffner, Gerd (2005): *Philosophische Anthropologie.* 4., durchgesehene und ergänzte Auflage. Stuttgart: Kohlhammer (Grundkurs Philosophie 1).

Haeffner, Gerd (2006): *Wege in die Freiheit. Philosophische Meditationen über das Menschsein.* Stuttgart: Kohlhammer.

Harrer, Michael/Weiss, Halko (2016): *Wirkfaktoren der Achtsamkeit – wie sie die Psychotherapie verändern und bereichern.* Stuttgart: Schattauer.

Hartl, Lukas (2011): „Musik im Kontext von Heilung, Medizin und Therapie. Historische und gegenwärtige Perspektiven", in: Musalek, Michael/Poltrum, Martin (Hg.): *Ars Medica. Zu einer neuen Ästhetik in der Medizin.* Berlin: Parodos, 81–97.

Hartl, Lukas (2014): „Das Gedächtnis des Leibes und seine musiktherapeutische Relevanz", in: *Musiktherapeutische Umschau*, Band 35, 4/2014, 302–313.

Heidegger, Martin (1983a): *Die Grundbegriffe der Metaphysik. Welt – Endlichkeit – Einsamkeit.* Hg. v. Friedrich-Wilhelm von Herrmann. Frankfurt a.M.: Klostermann (GA 29/30).

Heidegger, Martin (1983b): „Die Herkunft der Kunst und die Bestimmung des Denkens", in: Jäger, Petra/Lüthe, Rudolf (Hg.): *Distanz und Nähe. Re-*

flexionen und Analysen zur Kunst der Gegenwart. Würzburg: Königshausen und Neumann, 11–22.
Heidegger, Martin (1985): *Nietzsche: Der Wille zur Macht als Kunst*. Hg. von Bernd Heimbüchel. Frankfurt a.M.: Klostermann (GA 43).
Heidegger, Martin (1996): *Erläuterungen zu Hölderlins Dichtung*. Hg. v. Friedrich-Wilhelm von Herrmann. Frankfurt a.M.: Klostermann (GA 4).
Heidegger, Martin (1997): *Vom Wesen der Wahrheit. Zu Platons Höhlengleichnis und Theätet*. Hg. von Hermann Möhrchen. Frankfurt a.M.: Klostermann (GA 34).
Heidegger, Martin (2004): *Wegmarken*. Hg. von Friedrich-Wilhelm von Herrmann. Frankfurt a.M.: Klostermann (GA 9).
a) „Platons Lehre von der Wahrheit" (203–238)
b) „Vom Wesen der Wahrheit" (177–202)
c) „Was ist Metaphysik?" (103–122)
d) „Nachwort zu: ‚Was ist Metaphysik?'" (303–312)
Heidegger, Martin (2005): *Der Ursprung des Kunstwerkes*. Mit einer Einführung von Hans-Georg Gadamer. Stuttgart: Reclam (Reclams Universal-Bibliothek Nr. 8446).
Heidegger, Martin (19 2006): *Sein und Zeit*. Tübingen: Max Niemeyer Verlag.
Heimes, Silke (2010): *Künstlerische Therapien*. Göttingen: Vandenhoeck & Ruprecht (UTB).
Husserl, Edmund (1976): *Ideen zu einer reinen Phänomenologie und phänomenologischen Philosophie. Erstes Buch: Allgemeine Einführung in die reine Phänomenologie*, in: ders.: *Gesammelte Werke* (Husserliana). Neu hg. von Karl Schuhmann. Den Haag: Martinus Nijhoff, Bd. III/1.
Hüther, Gerald (2009): *Biologie der Angst. Wie aus Streß Gefühle werden*. Göttingen: Vandenhoeck & Ruprecht.
Jaenicke, Chris (2006): *Das Risiko der Verbundenheit – Intersubjektivitätstheorie in der Praxis*. Stuttgart: Klett-Cotta.
Kant, Immanuel (1974a): *Kritik der reinen Vernunft*, in: ders.: *Werke*. Hg. von Wilhelm Weischedel. Frankfurt a.M.: Suhrkamp, Bd. III (suhrkamp taschenbuch wissenschaft 55).
Kant, Immanuel (1974b): *Kritik der Urteilskraft*, in: ders.: *Werke*. Hg. von Wilhelm Weischedel. Frankfurt a.M.: Suhrkamp, Bd. X (suhrkamp taschenbuch wissenschaft 57).
Kant, Immanuel (2002): *Grundlegung zur Metaphysik der Sitten*. Herausgegeben von Theodor Valentiner. Einleitung von Hans Ebeling. Stuttgart: Reclam.
Kluge, Friedrich (1995): *Etymologisches Wörterbuch der deutschen Sprache*. Bearbeitet von Elmar Seebold. 23., erweiterte Auflage. Berlin/New York: de Gruyter.

Langer, Susanne K. (1979): *Philosophie auf neuem Wege. Das Symbol im Denken, im Ritus und in der Kunst.* Mittenwald: Mäander.

Laplanche J./Pontalis, J.-B. (Hg.) (⁴1980): *Das Vokabular der Psychoanalyse.* Frankfurt a.M.: Suhrkamp (suhrkamp taschenbuch wissenschaft 7).

Liessmann, Konrad Paul (1999): „Eine Theorie des Neuen: Boris Groys", in: ders.: *Philosophie der modernen Kunst.* Wien: WUV (UTB 2088), 189–198.

Liessmann, Konrad Paul (2004): *Reiz und Rührung. Über ästhetische Empfindungen.* Wien: Facultas.

Liessmann, Konrad Paul (2009): *Schönheit.* Wien u.a.: Facultas.

Luckner, Andreas (2007): *Martin Heidegger: „Sein und Zeit". Ein einführender Kommentar.* 2., korrigierte Auflage. Paderborn u.a.: Schöningh (UTB 1975).

Margraf, Jürgen (Hg.) (1996): *Lehrbuch der Verhaltenstherapie.* Berlin u.a.: Springer.

Margraf, Jürgen/Müller-Spahn, Franz (Hg.) (2009): *Pschyrembel. Psychiatrie, Klinische Psychologie, Psychotherapie.* Berlin/New York: de Gruyter.

McGuiere, William/Sauerländer, Wolfgang (Hg.) (1974): *Sigmund Freud – C.G. Jung. Briefwechsel.* Frankfurt a.M.: Fischer.

Nielsen, Cathrin (2004): „Stimmung", in: Vetter, Helmuth (Hg.): *Wörterbuch der phänomenologischen Begriffe.* Hamburg: Meiner, 508.

Nietzsche, Friedrich (1999): *Sämtliche Werke. Kritische Studienausgabe* (KSA). Herausgegeben von Giorgio Colli/Mazzino Montinari. Berlin, New York: de Gruyter/dtv.

Bd. 1: *Die Geburt der Tragödie aus dem Geiste der Musik* (9–156), *Unzeitgemäße Betrachtungen I–IV* (157–510)

Bd. 2: *Menschliches, Allzumenschliches*

Bd. 4: *Also sprach Zarathustra*

Bd. 5: *Zur Genealogie der Moral*

Bd. 6: *Nietzsche contra Wagner*

Bd. 12: *Nachlaß 1885 – 1887*

Bd. 13: *Nachlaß 1887 – 1889*

Nietzsche, Friedrich (2010): *Gedichte.* Herausgegeben von Mathias Mayer. Stuttgart: Reclam.

Orth, Ilse/Petzold, Hilarion (1993): „Beziehungsmodalitäten – ein integrativer Ansatz für Therapie, Beratung, Pädagogik", in: Petzold, Hilarion/Sieper, Johanna (Hg.): *Integration und Kreation. Band 1: Modelle und Konzepte der Integrativen Therapie, Agogik und Arbeit mit kreativen Medien.* Paderborn: Junfermann (Reihe Innovative Psychotherapie und Humanwissenschaften 56), 117–124.

Paracelsus (1979): *Vom Licht der Natur und des Geistes. Eine Auswahl.* Stuttgart: Reclam (Reclams Universal-Bibliothek 8448).

Parfy u.a. (2003): *Verhaltenstherapie. Moderne Ansätze für Theorie und Praxis.* Stuttgart: UTB.

Perpeet, Wilhelm (1987): *Das Kunstschöne. Sein Ursprung in der italienischen Renaissance.* Freiburg, München: Alber.

Petzold, Hilarion (1992): „Konzepte zu einer mehrperspektivischen Hermeneutik leiblicher Erfahrung und nicht-sprachlichen Ausdrucks in der ‚Integrativen Therapie'", in: Kühn, Rolf/Petzold, Hilarion (Hg.): *Psychotherapie & Philosophie. Philosophie als Psychotherapie?* Paderborn: Junfermann (Reihe Innovative Psychotherapie und Humanwissenschaften 50), 475–549.

Platon (2006): *Phaidros oder Vom Schönen.* Übertragen und eingeleitet von Kurt Hildebrandt. Stuttgart: Reclam (Reclams Universal-Bibliothek 5789).

Platon ([30]2007): *Sämtliche Werke.* Übersetzt von Friedrich Schleiermacher, neu herausgegeben von Ursula Wolf. Hamburg: Rowohlt.
Bd. 1: *Hippias I*
Bd. 2: *Symposion* (37–101), *Politeia* (195–537)

Pöltner, Günther (1985): „Die Erfahrung des Schönen", in: Pöltner, Günther/Vetter, Helmuth (Hg.): *Theologie und Ästhetik.* Wien u.a.: Herder.

Pöltner, Günther (2000): „Sprache der Musik", in: ders.: (Hg.): *Phänomenologie der Kunst. Wiener Tagungen zur Phänomenologie 1999.* Frankfurt a.M. u.a.: Lang (Reihe der Österreichischen Gesellschaft für Phänomenologie, Bd. 5), 153–169.

Pöltner, Günther ([2]2006): *Grundkurs Medizin-Ethik.* Wien: Facultas.

Pöltner, Günther (2008): *Philosophische Ästhetik.* Stuttgart: W. Kohlhammer (Grundkurs Philosophie 16).

Pothast, Ulrich (1999): „Bereitschaft zum Anderssein: Über Spürenswirklichkeit und Kunst", in: Liessmann, Konrad Paul (Hg.): *Im Rausch der Sinne. Kunst zwischen Animation und Askese.* (2. Philosophicum Lech, 1998). Wien: Zsolnay, 258–282.

Rilke, Rainer Maria (2006): *Die Gedichte.* Frankfurt a.M./Leipzig: Insel Verlag.

Ritter, Joachim (1980): „Ästhetik, ästhetisch", in: Ritter, Joachim/Gründer, Karlfried (Hg.): *Historisches Wörterbuch der Philosophie.* Basel: Schwabe, Bd. 1, Sp. 555.

Sachsse, Ulrich (Hg.) ([2]2013): *Traumazentrierte Psychotherapie.* Stuttgart: Schattauer.

Scarry, Elaine (1999): *On beauty and being just.* Princeton: Princeton University Press.

Schmid, Wilhelm (2012): *Unglücklich sein. Eine Ermutigung.* Berlin: Insel Verlag.

Schmitz, Hermann (1985): Phänomenologie der Leiblichkeit. In: Petzold, Hilarion (Hg.): Leiblichkeit. Philosophische, gesellschaftliche und therapeutische Perspektiven. Paderborn: Junfermann (Reihe Innovative Psychotherapie und Humanwissenschaften, 25), S. 71–106.

Schmitz, Hermann (1989): *Leib und Gefühl. Materialien zu einer philosophischen Therapeutik.* Hg. von Hermann Gausebeck u. Gerhard Risch. Paderborn: Junfermann (Reihe innovative Psychotherapie und Humanwissenschaften 48), 175–217.

Seel, Martin (1996): *Ethisch-ästhetische Studien.* Frankfurt a.M.: Suhrkamp (suhrkamp taschenbuch wissenschaft 1249).

Seel, Martin (2002): „Kleine Phänomenologie des Lassens", in: ders.: *Sich bestimmen lassen. Studien zur theoretischen und praktischen Philosophie.* Frankfurt a.M.: Suhrkamp (suhrkamp taschenbuch wissenschaft 1589), 270–278.

Seel, Martin (2003): *Ästhetik des Erscheinens.* Frankfurt a.M.: Suhrkamp (suhrkamp taschenbuch wissenschaft 1641).

Seel, Martin (2007): *Die Macht des Erscheinens.* Frankfurt a.M.: Suhrkamp (suhrkamp taschenbuch wissenschaft 1867).
a) „Ästhetik und Hermeneutik" (27–38)
b) „Ein Schritt in die Ästhetik" (11–26)
c) „Form als eine Organisation der Zeit" (39–55)
d) „Über die Reichweite ästhetischer Erfahrung" (56–66)

Shapiro, Meyer (1968): „Das Stilleben als persönlicher Gegenstand", in: Simmel, Marianne L.: *The Reach of Mind: Essays in memory of Kurt Goldstein.* New York: Springer.

Sloterdijk, Peter (1987): *Der Zauberbaum. Die Entstehung der Psychoanalyse im Jahr 1785. Ein epischer Versuch zur Philosophie der Psychologie.* Frankfurt a.M.: Suhrkamp (suhrkamp taschenbuch 1445).

Slunecko, Thomas (Hg.) (2009): *Psychotherapie. Eine Einführung.* Wien: Facultas (UTB 3247).

Toman, Walter (1991): *Psychotherapie im Alltag. Vierzehn Episoden.* München: C.H. Beck.

Vetter, Helmuth (1992): „Heideggers Denken und die Psychotherapie", in: Kühn, Rolf/Petzold, Hilarion (Hg.): *Psychotherapie & Philosophie. Philosophie als Psychotherapie?* Paderborn: Junfermann (Reihe Innovative Psychotherapie und Humanwissenschaften 50), 225–256.

Weiß, Martin (2003): „Der Stoß der Kunst und die Stimmung der Angst. Einige Bemerkungen zur Rolle der Befindlichkeit in Heideggers Kunstauffassung", in: Esterbauer, Reinhold (Hg.): *Orte des Schönen. Phänomenologische Annäherungen.* Würzburg: Königshausen & Neumann.

Welsch, Wolfgang (1987): *Aisthesis. Grundzüge und Perspektiven der Aristotelischen Sinneslehre.* Stuttgart: Klett-Cotta.

Welsch, Wolfgang (1996): *Grenzgänge der Ästhetik*. Stuttgart: Reclam.

Wilde, Oscar (2000): „Der Verfall der Lüge". Übers. v. Christine Koschel und Inge v. Weidenbaum, in: ders.: *Sämtliche Werke in sieben Bänden*. Hg. v. Norbert Kohl. Übers. v. Christine Hoeppener u.a., Frankfurt a.M.: Insel, Bd. 7 (Essays II), 9–44.

Wucherer-Huldenfeld, Augustinus Karl (1985): „Sein und Wesen des Schönen", in: Pöltner, Günther/Vetter, Helmuth (Hg.): *Theologie und Ästhetik*. Wien u.a.: Herder.

Wurmser, Leon (2013): „Urscham und tragischer Teufelskreis", Vortrag, gehalten am 07.03.2013 in der Aula der Karl-Franzens-Universität Graz im Rahmen des Kongresses "Sucht & Spiritualität: Ein interkultureller Dialog", http://a-research.info/kongress-2013-vortraege.

Michael Musalek

Der Wille zum Schönen I

Auf dem Weg zu
einem schönen Leben

978-3-938880-71-5
Broschur, ca. 150 Seiten
15,00 EUR [D] / 15,50 EUR [A] /
21,90 CHF UVP

parodos.de

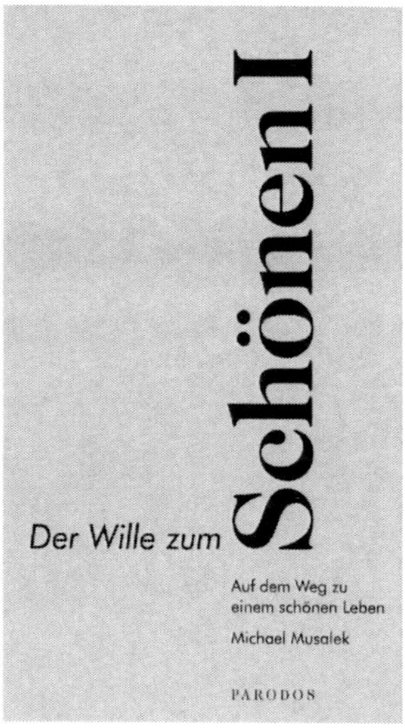

Das Schöne ist nicht nur Zierleiste des Lebens, die quasi als Ornament unter einen arbeitsamen und erfolgreichen Tag gesetzt werden darf. Schönheit bzw. das Erleben von Schönem sind auch nicht nur die durch tägliche Mühsal erworbenen Zahlungsmittel, deren Erhalt uns erst dann zusteht, wenn wir all das gut und brav erledigt haben, was uns ein arbeitsreiches Leben, als Vorgabe unserer Gesellschaft, an Aufgaben abverlangt. Das Schöne ist viel mehr. Es ist zugleich Kraftquelle und Kraftstoff unseres Lebens.

Jener auf das Schöne ausgerichtete Wille, jenes Drängen, jene basale dunkle Kraft ist es, was uns dazu bringt, nicht nur zu überleben, sondern überhaupt als Menschen leben zu können – der Wille zum Schönen ist die aus dem Dunkeln kommende Urkraft des Lebens, die uns das Tor in einen lichtvollen Kosmos des als angenehm, freudvoll, begeisternd und genussreich Erlebten öffnet.

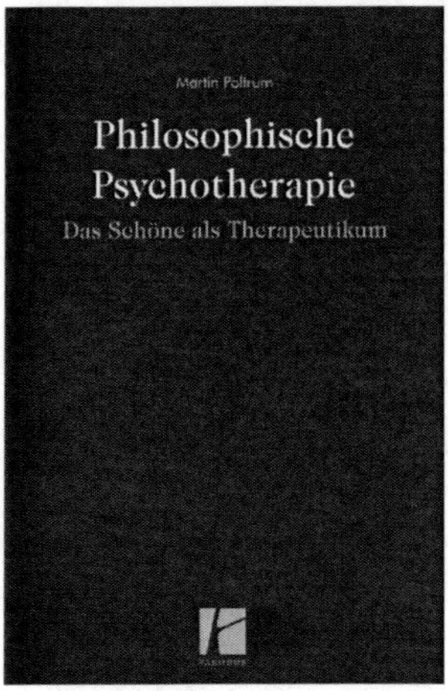

Martin Poltrum

Philosophische Psychotherapie

Das Schöne als Therapeutikum

ISBN 978-3-938880-82-1
Hardcover, 16 x 24 cm, 310 Seiten
40,00 EUR [D] / 41,20 EUR [A] /
53,90 CHF UVP
parodos.de

Wenn man die großen Philosophen befragt, gibt es keinen Zweifel: Das Schöne ist ein Medikament. Es enthüllt das Wahre und das Gute (Platon), es zeigt die harmonische Ordnung und den Glanz der Dinge (Pseudo-Dionysius Areopagita), es ist eine der transzendentalen Bestimmungen Gottes (Thomas von Aquin), in der Schönheit scheint die Welt in ihrer Vollkommenheit (Baumgarten), das Schöne ist Symbol des Sittlichguten und befördert die Lebenskräfte (Kant), es ermöglicht die Erfahrung der Freiheit (Schiller), es ist Aufenthaltsort und Anschauungsmedium des absoluten Geistes (Hegel), es ist die Instanz, die dem Verfall der Werte und dem Nihilismus Einhalt gebietet (Nietzsche), das Schöne ist eine Erfahrung, die zu einer temporalen Erlösung vom Leiden am Dasein führt (Schopenhauer) und die Seinsvergessenheit aufhebt (Heidegger). Durch die ästhetische Erfahrung des Schönen wird der kapitalistischen Kolonialisierung der Wirklichkeit ein Korrektiv entgegengehalten (Marcuse, Adorno) und der Vorschein des Schönen und das Einleuchten des Verständlichen sind wesensverwandt (Gadamer).

Eine Philosophische Psychotherapie, welche die Erfahrung des Schönen ins Zentrum der therapeutischen Bemühungen stellt, geht davon aus, dass durch ästhetische Erfahrungen das Urvertrauen und die Seinssicherheit zurückgewonnen werden können. Die Erfahrung des Schönen sagt uns nicht nur: »Du mußt Dein Leben ändern« (Rilke), sondern verankert diese Erfahrung im Vertrauen darauf, dass die Neugestaltung des Lebens gelingen kann. Damit werden ästhetische Erfahrungen zu Transformationserfahrungen und ästhetische Objekte zu ins Gelingen verliebten Verwandlungsobjekten.

Das Buch des Philosophen und Psychotherapeuten Martin Poltrum zeigt, wie die Erfahrung des Schönen in der Psychotherapie eingesetzt werden kann und was diese Erfahrung zu denken gibt.